协和医学院系列规划教材
医院领导力及管理系列教材

医院评审与认证

（供卫生管理、医疗管理专业使用）

主　编　刘庭芳　马丽平
副主编　马　昕
编　者　（以姓氏笔画为序）
　　　　马　昕（复旦大学附属华山医院）
　　　　马丽平（国家卫生健康委医院管理研究所）
　　　　王惠英（复旦大学附属华山医院）
　　　　刘庭芳（北京协和医学院卫生健康管理政策学院）
　　　　张　丹（清华大学医院管理研究院）
　　　　陈　晔（北京市体检中心）
　　　　高　天（山东第一医科大学附属中心医院）
　　　　梅宇欣（国家卫生健康委医院管理研究所）
　　　　蒋　锋（上海交通大学健康长三角研究院）
　　　　戴晓娜（浙江大学医学院附属第二医院）

U0218477

中国协和医科大学出版社

北　京

内容简介

　　《医院评审与认证》为"医院领导力及管理系列教材"之一，系统阐述了医院评审与认证的历史沿革、发展趋势、常见类型、基本方法与常用技术等，并介绍了国际前沿进展及相关的新理念和新方法。全书共分为八章，包括：医院评审起源、发展沿革及作用、国内外医院评审模式及标准制定方法、医院评审方法、国外医疗机构评审、国际医疗机构认证、国内医院评审第一周期阶段、国内医院评审第二周期阶段、医院评审进展与展望。本教材主要供卫生管理、医疗管理专业教学使用，也可供临床及相关专业人员参考使用。

图书在版编目（CIP）数据

医院评审与认证 / 刘庭芳，马丽平主编 . —北京：中国协和医科大学出版社，2022.7
（医院领导力及管理系列教材）

ISBN 978-7-5679-1935-8

Ⅰ.①医…　Ⅱ.①刘…②马…　Ⅲ.①医院—评定—世界—教材　Ⅳ.①R197.32

中国版本图书馆 CIP 数据核字（2022）第 112530 号

医院领导力及管理系列教材
医院评审与认证

主　　编：刘庭芳　马丽平
责任编辑：高淑英
封面设计：许晓晨
责任校对：张　麓
责任印制：张　岱

出版发行：**中国协和医科大学出版社**
　　　　　（北京市东城区东单三条9号　邮编100730　电话010-65260431）
网　　址：www.pumcp.com
经　　销：新华书店总店北京发行所
印　　刷：三河市龙大印装有限公司

开　　本：787mm×1092mm　　1/16
印　　张：19.5
字　　数：360千字
版　　次：2022年7月第1版
印　　次：2022年7月第1次印刷
定　　价：87.00元

ISBN 978-7-5679-1935-8

医院领导力及管理系列教材

建设指导委员会

Introduction
出版说明

　　随着我国医药卫生体制改革的深入，卫生事业对医院的要求在不断提高。医疗管理工作是医院建立正常医疗秩序、提高医疗服务质量的重要保证。医院的管理系统非常复杂，发展极其迅速，且面临不断深化的改革要求，这对医疗管理人才提出了更高的要求。目前，我国医院的管理干部，大部分为医务人员转型而来，虽具有精深的专业知识，但仍缺乏系统、全面的管理知识。随着公立医院整体进入转型发展期，我国亟须培养高素质的职业化卫生管理及医疗管理人才队伍。

　　教材作为承载知识的重要载体，对于培养高素质人才发挥着重要作用。党的十八大以来，党中央高度重视和关心教材建设。在我国高等教育体系中，教材建设是提高高校教学水平、丰富教学内容以及促进教学方法改革的基础性工作；是发展高等教育，培养综合型人才、创新型人才的基础。

　　为适应卫生管理及医疗管理的新要求，培养适应新时代卫生管理及医疗管理的相关人才，中国协和医科大学出版社深入贯彻《关于推动公立医院高质量发展的意见》《关于建立现代医院管理制度的指导意见》及《关于加强公立医院运营管理的指导意见》等文件精神，在中国医学科学院北京协和医学院的支持下，开创性地组织了本套医院领导力及管理系列教材的编写工作。编委会集结了二百余名业内知名专家、学者、教授及一线教学老师，在鲜可借鉴同专业方向教材编写经验的情况下，对医疗管理理论、方法、人才培养机制等进行探索研究，悉心编撰。

　　本套教材涵盖卫生管理、医疗管理专业课程共计17门，定位清晰、特色鲜明，具有如下特点：

一、建设成体系的卫生管理、医疗管理专业教材，引领学科发展步伐

本套教材作为成体系的卫生管理、医疗管理专业教材，充分研究论证相关专业方向人才素质要求、学科体系构成、课程体系设计和教材体系规划，代表了卫生管理、医疗管理学科的发展方向。

二、引入国际最新理念和方法，与时俱进

教材紧密结合卫生管理及医疗管理专业培养目标、高等医学教育教学改革的需要和卫生管理及医疗管理专业人才的需求，引入国际最新医院管理理念及方法，内容与时俱进、开拓创新。

三、融入经典管理案例，突出实践性教学

教材内容对接医疗管理职业标准和岗位要求，将国际最新案例融入其中，重视培养学生理论联系实际、实践操作和独立思考的能力。

四、纸数融合，使学习更便捷更轻松

教材采用纸数融合形式出版，即在纸质教材内容之上，配套数字化资源，通过图片、动画、视频、课件等多种媒体形式将内容进行呈现，以优化教学内容，丰富教学资源。读者可以直接扫描书中二维码，阅读与教材内容相关联的课程资源，从而丰富学习体验，使学习更加便捷。

希望本套教材的出版，能够推进高质量卫生管理及医疗管理专业人才的培养，促进我国卫生管理、医疗管理学科或领域的教材建设与教育发展，为引领我国医疗卫生机构管理走向科学化、规范化、标准化与现代化作出积极贡献。

Preface
前　言

在管理科学理论的指引下，医院评审与认证经过100余年的不断发展，已渐趋成熟，并在医院的管理与日常运营中扮演着越来越重要的角色。

纵观全球的医院评审与认证可以发现，不论具体模式还是操作技术，均具有极强的时代特征与地域特点。因此对各时期、各国家与地区的医院评审与认证的认知，必须结合当时、当地的社会背景来深刻理解，方能把握其科学内涵与发展规律。从这个角度来说，没有完美的医院评审与认证，只有适宜的医院评审与认证。

医院评审与认证一直处于不断迭代的动态变化过程中，因此本教材尽量避免刻舟求剑似的指引，而重在帮助读者建立对医院评审与认证的科学认知框架，并树立顺应时代潮流发展，不断与医院评审与认证共同成长的观念。医院评审与认证在变化，年年在变化，月月在变化，天天在变化，唯一不变的就是变化。我们唯有从现有思维定势、现有模式、现有方式中跳出去，才能认识到医院评审与认证的真实面目。因此本教材的编写特点就在于纵横交贯、博古通今，以期相对完整、准确地向读者呈现出医院评审与认证的前世与今生。

囿于编者水平有限，若读者在使用过程中发现任何问题，敬请不吝反馈给编者，以便形成PDCA闭环，使本教材的质量得到不断的迭代提升。

编　者

2022年5月

Contents
目　录

第一章 医院评审起源、发展沿革及作用

> 学习目标
>
> 1. **掌握** 医院评审的作用。
> 2. **熟悉** 科学管理理论的产生和各国医院评审工作的起源。
> 3. **了解** 医院评审工作的发展历程。

第一节 医院评审起源

一、科学管理理论的形成

医院评审的起源可以追根溯源到19世纪末20世纪初管理理论的产生，那时正值世界工业革命以后，资本主义经济得到较快发展，可是由于很多企业管理落后，西方经济发达国家迫切需要科学的管理模式来适应当时社会发展带来的新形势。距现在百年前，美国工程师弗雷德里克·泰罗提出生产过程的标准化管理，即"泰罗制"，开拓了现代科学管理的新思路。与此同时，法国行政管理学学者亨利·法约尔、德国社会学家和哲学家马克斯·韦伯也产生了科学管理的思想，三人发起的科学管理革命推动了古典管理理论的产生。随着新的科学管理思潮的兴起和较为广泛的交流，越来越多的学者、专家开始注重管理科学的研究，科学管理理论体系逐步形成并不断完善。

医院评审就是伴随科学管理理论的形成首先在美国产生的。20世纪初的美国医院，由于工作缺乏相应标准，医院管理非常混乱，直接导致医疗程序不规范，政府和民众对医疗服务质量十分不满。这种局面促使一些有远见、有责任感的医生萌发了制定标准、对医院相关工作进行评审的想法。1905年，一位名叫富兰克林·马丁的美国芝加哥外科医生创办了一本《外科学和妇产科学》杂志，主要目的是提高相关领域专家们的专业知识。逐渐，马丁医生认识到，外科医生必须要做的不仅仅是了解最前沿的理论知识，还需要学习外科手术实际操作。为此，1910年，他在芝加哥组织了一届非常

成功的临床外科医生大会，吸引了来自不同地区的1300名外科医生赴芝加哥多个诊所进行参观交流。随后的1911年和1912年，他又在费城和纽约分别举办了会议，共吸引了2600名医生前来。然而在会议中出现了一些问题，如会议人员出席较多不良组织，还有一些水平较高的外科医生不想和水平不如他们的外科医生一同参加会议等。于是在纽约会议结束时，马丁提议要以英格兰、爱尔兰和苏格兰的精英皇家外科医生学院为模型，成立一个美国外科医师学会（American College of Surgeons，ACS），用来区分那些受过系统训练的外科专家和其他外科医生，于是1913年，ACS在美国伊利诺伊州正式成立了，来自美国和加拿大的450名外科医生参加会议，并成为该学院的成员。到1914年底，共有2700名专家加入。除了发起ACS，1912年的纽约临床外科医生大会还通过了一项决议，即应该开发研制一些医院设备使用和医院工作的标准化系统。于是来自波士顿的欧内斯特·科德曼等5名著名外科医生被选举为医院标准化委员会委员，其中一名委员是梅奥诊所的创始人之一威廉姆·梅奥。科德曼在1910年提出"医院标准化的最终结果系统"，主要希望医院对接受外科治疗后的患者进行跟踪评估，以确定治疗是否有效。对于每个患者，科德曼建议保留一张结果卡片，上面包括症状表现、初步诊断、给予的治疗、住院并发症、出院诊断以及一年后的治疗结果。然而，在他自己的辖区内，科德曼却遭到了抵制和冷漠，原因是他提出的"最终结果系统"无法带来收益。然而ACS还是支持他，认为"最终结果系统"应作为医院的明确目标，虽然一些医院采用了该系统，但最终还是由于其成本过于昂贵且缺少激励机制没能大范围施行。

ACS在成立之后将"医院标准化"作为组织的目标之一，并开始与美国医院协会（American Hospital Association，AHA）联合发起医院标准化运动。1914年，ACS聘请了约翰·鲍曼作为其首任主任，因为其曾是卡耐基基金会的秘书，所以他从基金会筹到了一笔3万美元的拨款，用于启动一个真正的医院标准化项目。1917年，由ACS和AHA组织在芝加哥召开一场为期3天的大会，300名ACS委员和60名医院负责人参加了会议，会议就医院的条件以及为确保患者疾病获得改善所必需的护理和治疗手段进行交流研讨。这次会议确立了一个原则，即具有丰富知识的专业人员应该为确保患者疾病获得改善形成标准共识，并将其作为评估医院的条件。这一原则后来成为医院标准化和医院评审的基础。在会议结束后，ACS任命了一个由21名委员组成的医院评审委员会，负责制定《医院评审最低标准》（The Minimum Standard）。在标准正式发布之前，委员会决定先在2700多家美国和加拿大的医院进行试评审，并希望最终至少有1000家医院能够达到标准。试评审工作从1918年4月开始，但是一度被第一次世界大战和流感疫情所延误，直到1919年纽约举行的另一届临床外科医生大会上才得以宣布评审结果：所调查的美国和加拿大692家拥有100张或更多床位的医院中，只有89家达到了ACS的最低标准，只有264家医院定期召开员工会议，只有301家医院拥有他们治疗病人的病历记录。由于怕被媒体和别有用心的人用来炒作，最终这些医院的名单没有被公布，但是仅仅是这些数字就足以震惊医学界，从而推动了标准化工作的发展。

1917年，富兰克林·马丁和约翰·鲍曼合作起草并出版了《医院评审最低标准》。该标准虽然仅有一页纸、五条内容，但是却具有划时代的意义，不仅成为了ACS医院标准化项目以及后续一系列标准的基础，还开启了医疗机构评审的先河。五条内容包括：在医院工作的医生必须成立医生组织；医生严格限定为医学院校毕业并取得行医执照的人员，并且应具备相关专业的工作能力和良好的职业道德；医生在医院行医必须要得到医院理事会（或董事会）的批准，医生应遵守医院和医疗服务的各项规章制度和法律法规，至少每月召开1次医生会议，医院定期对医生的专业水平进行考核；在医院就诊的每个患者都应有准确、完整的病历记录；医院需具备相应的检查治疗设施，包括临床化验室和X线检查室等。最低标准公布后很快被ACS理事会正式采用。1920年，医院标准化项目组有7位医生开始在全国开展自愿的免费医院评审工作，当年100张床位以上的医院中有29%达到了标准。1921年，ACS改变了做法，开始公布符合最低标准的医院名单，这个数字很快增加到76%，1922年达到了83%。与此同时，ACS也开始调查床位在50~99张的中等规模医院，1922年的数据称43%的医院达到了最低标准。评审项目得到了医院的认可，申请参加评审的医院越来越多。

经过数年的发展，ACS于1926年出版了18页的第一版《医院标准化手册》，强调了医院组织、设施、人员和协调等方面内容，该手册被成千上万册的印刷和分发，成为每个寻求ACS批准医院管理者的"圣经"。该手册每隔几年修订一次，并增加了更多解释性章节，到1946年，内容已经有118页，较最初增加了100页。此后直至20世纪50年代，美国一直采用最低标准。1950年，美国内科医师学会（American College of Physicians，ACP）、美国医院协会（AHA）、美国医学会（American Medical Association，AMA）以及加拿大医学会（Canadian Medical Association，CMA）一同加入ACS组成了"医院认证联合委员会"（Joint Commission on Accreditation of Hospitals，JCAH），这是一个位于美国芝加哥的独立非营利性组织，专门为自愿进行评审的医院提供认证。1953年，ACS将医院标准化项目正式转让给JCAH并再次发表了《医院认证标准手册》。

JCAH对医院的认证工作逐渐被重视。1965年，美国国会通过了《社会保险法案》，该法案提到通过JCAH评审的医院有资格成为65岁以上老年人口以及贫困人口医疗保险的定点医院。《社会保险法案》的颁布提高了JCAH的威望和影响力，极大地推动了JCAH的发展。JCAH在国民眼中俨然成为了颁发执照的"准公共机构"。虽然医院可以通过州政府认证获得医疗保险的定点资格，但大部分医院更倾向于选择JCAH认证。

1966年，美国医院加入CMS医疗保险参保条件（Conditions of Participation，CoPs）被具体化地拟议为法规条款，并在联邦公报上作为最终法律公布，自此，JCAH认证医院成为联邦保险计划支付的必需要求。在接下来的数十年时间里，JCAH逐渐强化与完善，并建立起来更加详细的认证体系，包括：长期照护认证体系、心理与精神健康认证、门诊与流动医疗认证、医院检验实验室认证、家庭护理认证等内容。进入20世纪80年代，医院认证联合委员会（JCAH）发展更加迅猛，1986年更改名称为国际医疗卫生机构认证联合委员会（Joint Commission on Accreditation of Healthcare Organizations，JCAHO）以覆盖更多的健康行业机构的认证，并且开发出衡量医疗机构表现的评估指标（Indicator Measurement System®-IMSystem®），同时还成立了"医疗质量资源公司"（Quality Healthcare Resources®-QHR, Inc.）作为JCAH下属的分支机构专注于医疗质量的改善。1994年，QHR与JCAHO联合成立国际联合认证委员会（Joint Commission International，JCI）以提供针对美国以外的世界各国医院的认证。1998年，JCAHO发表了第一期"警讯事件报告"以提倡医疗机构要主动发现和报告医疗差错，并主动发现根源进行改进，与此同时，QHR也更名为联合委员会资源公司（Joint Commission Resources-JCR, Inc），并将重心转移到患者安全的方向。

进入2000年后，JCAHO更加进行了一系列的改进与发展。2000年，JCI发表了第一版国际医院质量认证的全面手册，随后，JCAHO增加了新的认证标准，扩大了对疼痛评估与管理、门诊外科、危重症医学等方面的认证。2002年，国家患者安全目标（national patient safety goal，NPSG）首次发表并建立了约翰-艾森伯格患者安全奖（John M. Eisenberg patient safety awards）。2003—2007年，JCAHO增加了一系列专科评估认证，包括脑卒中、心脏支架、慢性肾脏疾病、糖尿病、慢性阻塞性肺病认证等。同时，世界卫生组织（World Health Organization，WHO）宣布JCAHO与JCI为其官方合作机构，JCAHO更名为联合委员会（The Joint Commission，TJC），更加突出要以患者为中心、保障患者利益为主的目标。2008年，美国《社会保险法案》第十七章修正案废除了将联合委员会作为唯一认证机构的条款，美国医疗保险和医疗补助服务中心（centers for medicare and medicaid service，CMS）陆续增加了挪威船级社和德国劳氏船级社（DNV GL）、医疗质量改善中心（the center for improvement in healthcare quality，CIHQ）、医疗设施认证项目（healthcare facilities accreditation program）、医疗质量改善中心（center for improvement in healthcare quality）等4家机构的独立认证权，与TJC一道，这5家机构成为医疗机构取得公共医保资格的重要认证机构。TJC在最近的十年增加了更多的评审标准，如家庭全科标准、综合脑卒中中心、心脏专科、护理与康复中心、姑息治疗、围产医学、髋膝关节置换术、高血压管理等。2015年，全面增加了患者安全体系至医院认证的手册之中，2016年，为满足医院不断增加的需求，创新了"质量先驱项目"（pioneers in quality program），同时在CMS的领导下，还提出"生命安全编码"（life safety code，LSC）来评估有关安全的要求。

二、各国医院评审工作陆续开展

20世纪80年代末伊始，国际上一些发达国家和部分发展中国家，对医院评审作为医疗质量保证措施的重要组成部分以及其对促进医疗服务水平的积极作用达成了共识，医院评审作为医院管理的一项重要管理制度，逐渐被许多国家所采用。其中日本和我国台湾地区都借鉴了美国评审模式，而泰国得到了加拿大的技术支持，德国、英国以及我国大陆地区也结合国家机制和国情开始了医院评审工作。下面主要就一些典型国家和地区的医用评审起源进行简要阐述。

（一）德国医院评审起源

1994年，《德国社会法典》第五部分第137条规定"医疗机构要进行质量管理，接受管理体系认证"。据此，德国联邦医疗保险公司、联邦医师公会等组织开始着手研发对医院质量及持续质量改进的评估工作。1996年，德国联邦医疗保险公司制订"医疗质量报告"程序，规范地开展评估各医院医疗质量情况。1997年，联邦医师公会组织编写了医疗质量管理的教科书，同年7月，两者决定共同规范医院的质量管理，并开始关注国际医院认证工作动态。

1997年，德国卫生部立项委托德国联邦医疗保险公司、联邦医师公会、全德医院协会、德国护理协会和图宾根大学医疗信息研究所共同研发制定《医院认证标准》，即德国医疗透明管理制度与标准委员会（Kooperation fuer Transparenz und Qualität im Gesundheitswesen，KTQ）。1999年，以上5家机构对《医院认证标准》[《KTQ手册（版本3.0）》，实验版]进行了可行性研究。在25家医院参与，历时3年（1999年夏至2001年8月）的认证试验基础上，修订成为《KTQ手册（版本3.5）》，即《KTQ医院认证标准（第1版）》。

（二）英国医院评审起源

英国医疗服务主要依靠政府财政资金支持，为此，英国构建了全民医疗保障制度，也称国家医疗卫生服务体系（national health service，NHS），成为以政府为主导的医疗服务提供体系的杰出代表。英国大部分医院是公立医院，其为患者提供均等、可及、廉价的医疗服务，很好地实现了医疗服务的公益属性，但是医院存在的运行效率低下、患者等待时间长、负面事件频发等也是英国政府长期以来不得不面对，以及试图解决的问题。在20世纪90年代，英国政府尝试采取加强服务提供方竞争的方式促进医疗服务体系质量的改进和绩效的提升，但是这种做法的效果不是很理想。于是，政府逐渐意识到无论是市场竞争还是政府管理，只要"有用的原则，就是重要的原则"。2000年前期，英国政府医疗市场改革思路转变为：促进公平竞争和患者选择，医疗服务市场通过监管和体系管理来支撑。在此后的10年中，英国政府通过建立医疗服务监管机构和实行医疗质量评估项目等方式来加强对医疗质量的监管和控制。

2000年，由于发生了一系列医疗质量方面的负面新闻，英国政府建立了卫生促进委员会（Commission for Health Improvement，CHI）来加强对医疗服务的监管。CHI最主要的任务就是实施"临床医疗管理回顾评价"（clinical governance reviews，CGRs）。CGRs是一个以4年为周期的滚动评价项目，目的在于评估NHS医疗服务提供者实施临床医疗管理的系统和过程。CHI的职责还包括对严重和固有的系统质量问题进行调查、与审计委员会（Audit Commission）合作研究"国家医疗服务框架"（national service framework）的操作实施等。

在当时，英国政府对医院实行的惩罚方式是卓有成效的，但是奖励方式却是失败的。一所医院宁可在18个月内看完所有的患者，也不会在9个月或者12个月提前看完，因为如果按期或者超额完成任务，则意味着今年获得了过高的收入，明年的收入就会减少。相反，如果医院延长患者的等待时间则会被给予财政补贴，虽然等待时间长的根源在于医院工作方式落后而非资金匮乏。为了改变这种情况，一种新的绩效管理体制——"星级医院"评审制度开始运用起来。星级医院评审是一套强有力的绩效管理方式，它根据医疗机构的绩效表现从低到高将其分为从0~3级的4个级别。如果被评为0级，会对医院的声誉造成严重影响。不仅如此，在评审刚开始实行的两年（2001年和2002年）医院CEO也可能会被撤换。而被评为3级的医院会获得一定的"自治权"，这项权利随后还会成为医院获得基金赞助的重要条件。星级医院评审最初由英国卫生部负责，2003年改由CHI负责执行。经过几年的实施应用，星级医院评审制度在缩短患者等待时间以及提高急救车急救反应速度上取得了明显的改善，但是其指标体系选择的合理性以及透明度却存在一定争议。并且，如果被评为0级，对医院员工的士气会带来非常严重的打击，不利于医院下一步的改进和发展。根据《护理标准法案2000》（*Care Standards Act 2000*）的规定，星级医院评审于2010年6月30日被终止。

从2002年开始，英国政府实施了"促进患者选择和医院竞争，同时依靠行政命令和国家制定的目标和标准对医院进行管理和控制"的卫生政策。为给所有的医疗服务提供者创造一个"相对公平的竞争平台"（level playing field），医疗保健委员会（Healthcare Commission，HC）于2004年正式成立。在HC成立之前，英国的公立和私立医疗机构分别由CHI和国家护理标准委员会（National Care Standards Commission）进行评估，HC成立之后，这两个机构都被废除，其职能由HC承担。HC代替CHI继续实施CGRs项目，并于2004年和2005年进行星级医院评审。从2006年开始，HC实施了一项新的医疗机构评估项目——年度医疗服务检查（annual health check，AHC）。2009年，HC被废除，其职能由新成立的医疗质量委员会（Care Quality Commission，CQC）承担。目前，在英国负责医疗服务质量监控的机构是CQC，它主要通过AHC对公立和私立医疗机构进行质量管控。

（三）日本医院评审起源

1976年，日本的医师会成立了医院委员会，开始研究医院评审相关的方法。1985年日本医师会和厚生劳动省共同成立了医院质量评审研究会，研讨医院评审的相关问题，并于当年出版了《医院评审指南》。随后该研究会于1991年开始发行《医院机能标准化指南》期刊。由于社会各界越来越关注医院医疗质量和所提供的医疗服务的适宜程度，因此，依据客观信息对医院运作进行合理的管理已经成为时代的要求。1993—1994年，为确保医疗机构为患者提供适宜的医疗服务，研究会多方听取患者和医疗保险方代表的意见，确定在日本建立作为事业单位的第三方评审组织，采用一套合理的标准对医院进行公正的评审工作。在当时，美国医疗机构评审委员会（TJC）开展的医院评审工作已相对成熟，日本的多位专家赴美考察，并参加了TJC组织的评审员培训。根据TJC的调查纲要，结合日本的具体国情，日本医师会医院委员会制定出了适合在日本使用的调查内容和调查表，并于1993年发表了包括第三方评审的具体标准的报告书。

1995年7月27日，由厚生劳动省、日本医师协会、日本医院协会和健康保健联合会共同发起组建的公益财团法人——日本医疗机能评价机构（Japan Council for Quality Health Care，JCQHC）正式成立。该机构先对日本的医疗机构开展了为期2年的试评审，并于1997年正式开展评审工作。2001年，修订版的《医学事业法》规定凡医疗服务提供者必须提供JCQHC的评审合格证，或ISO颁发的证书，日本医疗机构评审从此走上了法制的轨道。JCQHC拥有授予和吊销执照的权力，医院与公立医疗保险系统结账，须凭JCQHC评审的认定证书。截至2012年10月5日，全日本8580家医院中，已有2616家医院通过了评审。

（四）中国大陆地区医院评审起源

我国医院评审萌生于20世纪70年代末，最早是由辽宁省丹东市开展"文明医院评比"活动拉开了我国医院评审工作的序幕。当时，我国在尚未了解国外医院评审活动和趋势的情况下开展了评比工作，说明我国医院管理思路与国际上医院管理发展不谋而合，反映了实行医院评审已成为国内外医院管理者的共同需要，是医院管理发展的必然趋势。

虽然"文明医院评比"在各地竞相开展，取得了一定成效，对我国医疗卫生事业发展起了推动作用。所以"文明医院评比"工作开展几年后，卫生部日益认识到这项工作的重要性，并将其确立为卫生部医政工作的重要任务。但是，由于这是各地自发开展的评比活动，存在缺乏统一指导，评比标准不统一、方法不规范，培训不足，临时性突击色彩重等问题，尚不能从根本上解决我国医院标准化和科学化的管理问题。

1987年11月7日，全国"文明医院"建设研讨会在浙江省宁波市召开，会议经过讨论，一致认为推动"文明医院评比"实现标准化、常规化、规范化、科学化之路，就要将"文明医院评比"引向医院评审。会议随即对制定我国医院评审标准进行部署和分工，并于半年之后在辽宁省大连市召开了第二次医院评审工作会议，会上即确定了我国"医院分级管理"和"医院评审标准"的框架和原则。1988年8月，第三次医院评审工作会议在吉林省吉林市召开，会上讨论各分组起草的标准初稿，并汇总成为草案。1989年4月，在河南省洛阳市召开了第四次医院评审工作会议，重点部署试点、验证标准可行性和摸索实施方法。1989年8月在北京召开全国医政工作会议，各地总结交流试点经验，审议医院评审标准，11月29日卫生部正式发布《关于实施医院分级管理的通知》《综合医院分级管理标准〈试行草案〉》[卫医字（89）第25号]，提出"积极稳妥、因地制宜、循序渐进、由点到面"的工作方针，允许地方自行选择医院扩大试点，深入探索，积累和总结经验。1991年6月卫生部在河北省唐山市召开全国医院分级管理经验交流会，唐山市工人医院以"三基三严"（即基础理论、基础知识、基本技能、严格要求、严密组织、严谨态度）培训为中心内容的医院评审经验在会上进行了重点推广，卫生部有关领导讲话提出要把医院评审的重点放在医院的基础建设上，要注重医院内涵建设引导医院达标等，走标准化、规范化、科学化发展道路。唐山会议结束后，医院评审工作在全国各地普及开展起来。同年，卫生部成立了医院评审委员会并下设办公室，卫生部为此下发的卫医发（91）第11号文规定：卫生部医院评审委员会，是在卫生部领导下，从事医院评审的专业性组织。此后到1992年底，先后有28个省（自治区、直辖市）相继成立省级医院评审委员会，先后出台了医院分级管理与医院评审实施细则，划分了医院评审和审批权限。有13个省（自治区、直辖市）先后出台医院分级管理与评审的部分配套政策，规定通过评审的医院实行门诊挂号、住院床位按等级收费，医院人员编制、职称评定也逐渐与医院评审等级挂钩。医院分级管理和评审有了实质性的进展。

医院评审经过20世纪80年代末至90年代初，由试点、扩大试点到全面开展起来，经过四五年的全国业内、外广泛实践、不断总结，从理论、方法、专业队伍建设方面基本形成体系，规范条件基本成熟。直到1994年9月，国务院颁布《医疗机构管理条例》，条例第41条中明确规定："国家实行医疗机构评审制度，由专家组成的评审委员会按照医疗机构评审办法和评审标准，对医疗机构的执业活动、医疗服务质量等进行综合评价。"条例第43条又规定："县级以上地方人民政府卫生行政部门根据评审委员会的评审意见，对达到标准的医疗机构，发给评审合格证书；对未达到评审标准的医疗机构，提出处理意见。"卫生部先后颁布实施了《医疗机构管理条例实施细则》《医疗机构设置规划指导原则》《医疗机构基本标准》《医疗机构评审标准》《医疗机构评审办法和评审标准实施细则》《医疗机构评审委员会章程》等系列相关配套文件。由此，我国医院评审制度开始纳入法制轨道，国家在法规中确立了医疗机构评审制度的法律地位，成为卫生行政特别是医政管理依法行政的重要举措。卫生行政部门配置卫生资源、审批医疗机构设置及各级医院布局、功能、规模都有了标准依据。而且，《医疗机构评审办法》中规定："各级各类医疗机构均应按照本办法参加评审。"这样，医院评审就从自愿申报参评转变成为卫生行政部门依法行政行为。有的省如四川省对医院评审还立了地方法规。

第二节 医院评审发展沿革

一、国外医院评审工作的发展历程

美国是世界上开展医院评审最早的国家，随后欧洲、亚洲、南美洲等地区的其他国家也相继开展了医疗机构的评价。这些国家或地区根据自身的国情、文化、医疗机构管理的模式等建立起了适用于本国的医疗机构评价的体制和机制，目标一致，又各具特色。随着经验不断积累，各国评审组织的运行机制、评审程序和方法等都在不断改进，评审人员的确定和培训也有了特定的规程，以此保证评审工作更具科学性、专业性和公正性，评审结果更加真实可信，因此评审工作越来越多地得到医院、患者和政府的认同、信任和支持。

本节采取文献内容分析的方式，对典型国家（美国TJC、德国KTQ、英国CQC、澳大利亚ACHS、日本JCQHC、泰国HA研究所）以及国际标准化组织和国际医疗质量体系医院评审的主体、评审员制度、评审标准、实施过程、评审方法、评审结果的表达及应用等发展情况进行总结、归纳。

（一）评审主体

各国的医院评审主体模式都是其政治和社会经济发展的产物，与其实际国情相适应。从20世纪50年代开始美国和澳大利亚的研究机构就开始着手医院评审项目的研究。可能是由于发展程度、国家体制和医院的管理方式相似，这两个国家的评审主体模式比较近似。20世纪80—90年代，其他国家纷纷仿效已经成熟的美国的评审模式，建立起本国的医院评审制度。按照评审开始时间顺序排列的国外典型国家医院评审主体模式的比较见表1-1。

表1-1　国外典型国家医院评审主体模式比较表

国家	机构（项目）	评审开始时间（年）	机构起源	机构性质	筹资模式	管理模式
美国	国际标准化组织（ISO9000）	1947	1926年标准化协会国际联合会成立，1947年国际标准化组织正式成立	非政府非营利	中央秘书处的运营费用由各国捐款及出售标准收益获得，特殊标准项目的开发由各成员和企业组织负担	最高权力机构是"全体大会"，日常办事机构是中央秘书处，技术工作由各技术委员会和工作组负责
美国	美国医疗机构评审联合委员会	1951	美国外科学会、美国内科医师学会、美国医院学会、美国医学会、加拿大医学会共同创立	非政府非营利	评审收费、出版收益、培训收益、其他	由理事会负责，理事会成员都是美国医院协会、医疗协会、医科学院选派的代表
澳大利亚	澳大利亚卫生服务标准委员会（ACHS）	1974	1959年由澳大利亚医院联合会和医学会开始研究建立医院评审项目，1974年联邦政府许可成立澳大利亚医院标准委员会，1989年更名为ACHS	非政府非营利		成员由澳大利亚卫生服务管理学院、医院协会、内科协会、护士联合会、学院等21个单位的专家学者组成
英国	医疗质量委员会（CQC）	1990	2000年英国政府成立卫生促进委员会（CHI），2004年成立医疗保健委员会（HC）取代CHI，2009年成立医疗质量委员会（CQC）取代了HC	政府委托非营利	政府财政补助、注册机构缴纳费用	理事会是决策组织，董事会对公众、议会及卫生国务大臣负责
美国	Press Ganey责任有限公司（IQIP）	1991	由马里兰医院协会提出	非政府营利	服务收费	由Press Ganey公司承办，在全球还分布着多家协办机构，包括大学、健康管理公司、专业协会等

国家	机构 （项目）	评审开 始时间 （年）	机构起源	机构 性质	筹资 模式	管理模式
日本	日本医疗机能评价机构（JCQHC）	1997	1976年日本医师会成立医院委员会，1985年日本医师会和厚生劳动省共同成立医院质量评审研究会，1995年由厚生劳动省、日本医师协会、日本医院协会和健康保健联合会共同发起组建JCQHC	非政府非营利	评审收费、咨询指导、捐款、赞助会员集资、出版发行刊物	由理事会负责运营管理。理事由各医疗团体负责人、知名医院院长、著名律师、健康保险机构负责人、医科大学教授、医院协会、口腔学会、妇产科学会、护理学会、药剂学会等的代表组成
泰国	医院质量改进与认证（HA）研究所	1999	由泰国公共卫生部所属的卫生系统研究所研发	政府委托非营利	WHO、泰国研究基金、评审收费	
德国	KTQ责任有限公司	2001	1999年受德国卫生部委托联邦医生公会、法定联邦医疗保险公司协会、全德医院协会和德国护理协会及图宾根大学的医疗信息研究所研发，2001年成立KTQ公司	非政府营利	评审收费、培训收费	董事会，股东有联邦医生公会、法定联邦医疗保险公司协会、全德医院协会、德国护理协会、哈特曼医生联盟

　　筹资模式方面，医院评审从最初美国的由捐款或通过评审、培训等收益，发展到后来筹资模式非常多样，如出版物发行、企业或社会捐赠、会员集资、保险补贴、政府投入等。"评审收费"是几乎所有国外医院评审工作都会采用的方式，但没有国家（地区）将收费作为筹资的唯一来源。评审前后的培训和辅导同样是许多评审机构必不可少的组成，且成为其筹资方式中的重要组成，如美国TJC、德国KTQ、日本JCQHC等。基金支持、企业赞助、社会捐赠、政府的短期投入虽然不能成为评审机构稳定的收入来源，但是对于评审机构启动之初还是能够起到重要的作用，如泰国在评审工作开展初期在资金上得到了WHO和泰国研究基金的支持，日本JCQHC在成立之初也得到了政府的资金支持。有的机构没有向医院直接收取评审费用，而是采取收取注册费或会费的方式筹资，如英国CQC；有的机构既向参评医院收费，又收取会费，如日本JCQHC。

机构性质方面，最初的医院评审组织都是非营利的，这在很大程度上与医疗服务的公益性、医院的非营利性以及行业协会和政府的公益性和非营利性有关。非营利组织能够最大限度排除与利益相关的各种对评审不利的影响，保证评审的公平、公正和客观性。不过在市场经济的环境下，非营利性的工作不容易调动社会资源的参与，从而影响组织和服务的推广和发展。随着评审工作的发展，以德国KTQ公司和美国Press Ganey公司为代表的营利性评审评价机构相继出现，营利性机构其本身的营利属性会导致评审的公信力下降，因此，他们需要通过一系列制度设计来有效避免这个问题。

早期的评审机构以非政府为主，意思是该类机构设置与政府无相关性，其中，美国TJC无疑是这一模式的杰出代表，其行业协会对本行业未来发展需求的预知要远远早于政府，因此，由行业协会而不是政府来开展类似于行业自律和自我发展行为的评审实属必然。不过值得注意的是，TJC和KTQ的发展都得到了该国政府和医疗保险的支持，这也成为他们能够吸引医院参评，迅速发展，并维持较强公信力的原因。政府委托则是介于政府承担和非政府组织承担的一种"中间"形式，英国、泰国医院评审采用了这种模式，他们的评审工作的共同特点是，在历史上评审工作首先由政府开展，政府是理事会成员，政府对机构进行补贴，评审组织的工作需要对政府负责。在历史上评审工作首先由政府开展即说明该国家的整体条件没有达到行业协会等非政府组织自发开展评审的要求，因此，才由政府作为评审的首先发起人。在这种情况下，政府在评审中的威信和地位也已确立，因此，其委托的机构便顺承政府承担评审时的种种优势。此外，受政府委托的组织具有完整的组织机构和人员配备，与政府直接承担评审相比，机构的专业性和稳定性都相对较好。由于其与政府关系的紧密性，能够更好地配合政府的各项卫生政策，使得评审与其他监管手段有机结合，更有利于行业监管的整体性和高效性。不过，也是由于其与政府的关系，机构的生存发展与政府的政策和指令息息相关，其稳定性和可持续性反而不如非政府的行业组织。如英国，在2000—2009年的10年间，负责评价的机构就变更了3次，评价项目也更换了3次。而且一般来讲，在这种模式下评审办法的制定、评审标准的更迭、评审员的任免、评审结果的发布都需要经过政府批准，管理的层级多，制定和审批的周期长，不利于评审办法和标准的及时更新。评审标准的制定亦会受到当时卫生政策的影响，可能会引起重点内容的变化，影响评审标准的延续性。评审结果也可能会受到行政指令的干涉，而降低其科学性、公平性和可比性。

（二）评审员制度

美国ACS早在推行医院标准化项目过程中，就雇佣了许多全职的评审员到全国各地进行医院评审。这些评审员全部都是医生，且多数为ACS的成员。在1953年刚开始接管ACS医院标准化项目时，TJC并没有自己的评审员，所有的医院标准检查都由各成员组织的评审员在进行责任内认证项目时顺带完成。这样就存在着评审员同时要操作两套标准、服务于两个组织的情况，其间难免发生矛盾。为了解决这个问题，1956年TJC决定雇佣自己的评审员，并对他们进行培训和监督。到1963年，TJC一共有16个全职评审员，每个评审员每年需要进行110~130次评审，每次评审通常都由一位评审员单独完成。1967年，卫生救济顾问委员会认为TJC现有的"单人评审"的模式不能够满足医院评审这种复杂的工作，并为此向TJC提出了批评。TJC对委员会的意见十分重视，立即引入"评审小组"的形式对医院进行检查。评审小组中除有一位医生之外，还加入了一位护士和一位医院管理专家。此外，TJC也积极解决有关反映评审员年龄过大的意见，通过不断培养新的评审员将他们的平均年龄从1977年的62岁降低到1981年的58岁。TJC的评审员既有全职也有兼职，例如，负责家庭护理项目认证的评审员都来自于该专业领域的兼职评审员。评审员的选拔和培训方面，TJC也是十分重视，不断通过各种努力来提高评审员的素质，但上述努力也未能使各界对评审员完全满意。

随着发展，开展医院评审的国家也深刻认识到评审员在医院评审质量中的重要作用，通过各种方式方法不断建立健全评审员制度，例如，选拔、管理、考核和培训等，对其选拔方式、结构组成、资质要求、监督管理、培训管理、回避和退出机制等进行了规定。

（三）评审标准和评审方法、流程

伴随医院评审目标、方法的变化，各国医院评审标准也在不断演变更新，引导医院的发展方向。美国JCI医院评审标准每3年修订1次，从最初版本到现在，标准的数量呈现递减的趋势，特别是"患者的医疗护理"部分精简明显，标准数量从70条减少到22条。与此相对，标准的衡量要素却处于不断丰富中，第4版标准的衡量要素比第2版增加了1218条，接近12%。截至2021年11月12日美国JCI医院评审标准已发布第7版。德国的KTQ标准也历经了多次改版，标准的更新也拥有固定周期，一般每两年更新1次，但其标准制定宗旨却始终如一，都是以患者为中心，严格遵守PDCA原则并贯穿整个认证标准设置、赋值和调整的全过程。各国医院评审标准版本的更新都体现了对人类健康事业进步的把握，以及不断引导医院良性发展的目标与初心。

各个国家医院评审的方法和流程比较类似，方法主要包括书面审查和现场审查。在现场审查中，除通常使用的交流访谈和座谈之外，美国TJC还使用了追踪方法，这种现场检查法具有科学、客观、低成本、高效率等特点。评审流程大致包括以下几个过程，但是各国先后顺序略有区别：评审前对标准的遵从、对照标准的自查自评、评审前的咨询辅导、提交评审申请、召开评审说明会、对申请材料进行审核、确定现场评价时间、现场评价、评审结果的初步反馈、最终评审结果的提交、为获得通过的医院颁发认证、没有获得通过的医院在进行整改后可以申请再次评审。其中现场评价一般包括书面资料审核、现场巡查、交流访谈、座谈和技能考核等。

（四）评审结果

评审结果分为评分结果和最终评审结果。各个国家在评分结果中基本都采用按照程度、分值或百分比将其进行划分。美国TJC对最终结果的划分最为细致，它依据医院违反评审标准时对患者安全和医疗质量造成的影响，以及是否存在严重的需要进一步被随访的趋势和倾向等方面，将结果分为6种类型，而其对结果的要求也甚为严格，只有通过不断地持续改进，直至符合每一项认证标准后才会获得TJC的认证证明。澳大利亚ACHS标准是围绕促进医院不断进步的内涵将评审结果分为5级的不同程度。英国CQC标准则是只采用了"符合"和"不符合"两级来表达，这种表达方式比较适用于核心的、要求医院必须达到的标准，不仅可以简化评分，更容易突出标准的重要性。

评审结果应用方面，最初的美国TJC是将其评审结果在网站发布以供公众查询的，既可以加强评审结果宣传的目的，还有利于公众进行查询和比较，并对患者在医院选择方面提供专业的指导。除此之外，通过美国TJC评审还成为了医疗保险对医院进行支付的依据，通过评审的医院可以获得医疗照顾计划和穷人医疗援助计划的支付补偿。各国医院评审结果应用或多或少借鉴了美国的模式，英国CQC评价结果除在网上公布供公众查询外，其发布机构还可以在必要时对医疗服务提供者采取强制措施督促医院改进。同样，日本JCQHC也拥有授予和吊销医疗服务提供者执照的权利。泰国HA研究所除和该国医疗保险支付相关联以外，还会对通过评审的医院直接给予一定的经济奖励。

二、我国医院评审工作的发展历程

我国自20世纪90年代启动等级医院评审工作以来，已走过30余年的发展历程。经过30余年的实践和探索，我国医院评审不断完善，评审理念、标准、方法都有了很大的发展，逐渐形成了具有中国特色的医院评审评价体系。

（一）评审理念

第一周期医院评审坚持精简高效、公正准确的原则，以及积极稳妥、循序渐进、因地制宜，由实到面的方针，重点放在医院的人、财、物等硬件标准的达标，强调对医疗机构的执业活动、服务质量和管理水平等进行综合评价的专业技术性活动。主要目的是为了有效地促进医院的基础建设和质量管理，加速医院硬件设施更新，促进房屋和设备条件的改善。

第二周期医院评审坚持"政府主导、分级负责、社会参与、公平公正"的原则和"以评促建、以评促改、评建并举、重在内涵"的方针。以医疗品质和医疗服务绩效作为评审重点，将医改任务完成情况作为重要指标，围绕"质量、安全、服务、管理、绩效"，重视医疗质量和管理的持续改进，接轨国际通行的"以患者为中心"的核心理念。主要目的是促进医院实现三个转变（即在发展方式上，要由规模扩张型转向质量效益型；在管理模式上，从粗放的行政化管理转向精细的信息化管理；在投资方向上，医院支出要从投资医院发展建设转向扩大分配，提高医务人员收入水平）和三个提高（即提高医疗质量、服务效率和医务人员待遇）。

第三周期医院评审开始于《三级医院评审标准（2020年版）》的发布实施，随着医药卫生体制改革的深入，第二周期标准已不能满足医疗服务管理需要，特别是在卫生计生委2017年按照国务院"放管服"改革要求取消了"三级医院评审结果复核与评价"行政审批事项后，更需要制定新的标准以发挥医院评审工作在推动医院落实深化医药卫生体制改革、提高管理水平中的作用。

三个周期的医院评审对于加强医院分级管理这一核心要素并未改变。不同的是，第一周期医院评审重点强调医院的规模、收入、专业技术评价等硬件条件的评价，而第二周期医院评审则把重点放在医院的内涵建设，强调以问题为导向，强调安全质量，强调以患者为中心。第三周期医院评审则继续围绕"医疗质量安全"这条主线，秉承了"继承、发展、创新，兼顾普遍适用与专科特点"的原则，推动医院评审由以现场检查、主观定性、集中检查为主的评审形式，转向以日常监测、客观指标、现场检查、定量与定性评价相结合的工作思路和工作方向，既符合当前医院管理工作需要，又对于进一步促进医院践行"三个转变、三个提高"，努力实现公立医院高质量发展具有重要意义。

（二）评审标准

第一周期医院评审时我国医疗机构建设还处于起步阶段，硬件设施和设备配置不达标的现象普遍存在，因此，第一周期的医院评审的评审依据包含《医疗机构基本标准》和《医疗机构评审标准》两个部分。《医疗机构基本标准》主要对医院的床位数、科室设置、人员配备、房屋面积、设备以及各项规章制度进行了硬性规定。医院评审标准又分为综合医院（含一级、二级、三级）、精神病医院、乡（镇）卫生院、口腔医院、中医院评审标准。其中《综合医院评审标准》包含医院的功能与任务、科室设置、人员配备、医院管理、医疗管理与技术水平、教学科研管理与水平、思想政治工作与医德医风建设等7个具体指标，并附有统计指标和临床科室技术标准。其中在评审中发现医德医风、医疗质量和医疗安全方面存在重大缺陷、违反血液管理的有关规定者，可对评审结论实行单项否决。第一周期医院评审标准的制定采用千分制办法评定。在评审中，合格医院所得总分的分数段来评定等次。各个等级的判定方法见表1-2。

表1-2　医院、乡（镇）卫生院评审结论判定标准

	甲等	乙等	合格	不合格
总分	≥900分	750~899分	600~749分	<600分

第二周期医院评审标准制定中，除了总结第一周期医院评审的经验，还借鉴了国内外发达国家和地区医院评审的成功经验，例如，美国JCI标准和中国台湾地区医院评审的经验。评审标准依据的是当时卫生部相继出台的三级综合医院、三级专科医院（含传染病、肿瘤、儿科、妇产、口腔、眼科、心血管、精神病）、二级综合医院评审标准等。各类标准的内容在三级综合医院评审标准基础上，根据所评价医院的类型特点进行了一定调整，但设计思路和基本框架保持不变。在评审标准的操作方法和评价方法上也发生了转变。例如，将原来评审结果采用的千分制转变为国际公认的根据质量管理PDCA原理确定的"A、B、C、D"4档。包括对《疾病和有关健康问题的国际统计分类》和《国际疾病分类手术与操作》等国际公认的医院评价标准的引用，使得评价体系进一步与国际接轨。

以《三级综合医院评审标准（2011年版）实施细则》为例，共设置7章73节378条标准与检测指标。第一章至第六章共67节342条636款标准，用于对三级综合医院实地评审，并作为医院自我评价与改进之用，包含坚持医院公益性、医院服务、患者安全、医疗质量安全管理与持续改进、护理管理与质量持续改进和医院管理。第七章共6节36条监测指标，用于对三级综合医院的医院运行、医疗质量与安全指标的检测与追踪评价。这一版标准的核心要求是坚持"六重三不"原则，即重服务、重管理、重质量、重安全、重基础、重保障、不搞运动、不搞形式、不弄虚作假，民营医院可以与公立医院平等参与等级评定。考核的主要项目，包括医疗服务与管理、医疗质量与安全、技术水平与效率。

第三周期医院的《三级医院评审标准（2020年版）》共3个部分101节，设置448条标准和监测指标。其在第二周期标准条款基础上进行精简合并，一方面，全面梳理整合原标准中的重复条款，提高工作效率；另一方面，对原标准中操作性不强，或者可以用日常数据监测替代现场检查的条款进行了剔除或调整，提高标准的可操作性，

如2020年版标准中现场检查部分共24节183条，较2011年版标准的66节354条有大幅度压缩。

案例讨论

【案例】我国上海市第二周期医院评审工作于2010年10月正式启动，由上海市卫生局委托上海市医院协会组建上海市医院综合评价（评审）中心（以下简称市医院评审中心）负责具体实施，其制定的《上海市三级综合医院评审标准（2010年版）》，具有以下三个特征：①以国家最新标准为框架，引入国际评价理念，"以患者为中心"，聚焦"质量、安全、服务、管理、绩效"，注重持续改进。②坚持同质化标准与差异化标准结合，坚持周期性评审与日常性管理结合。③评审标准制定符合国家卫生行政部门要求，坚持"标准只升不降，内容只增不减"原则，体现时代特征、突出上海特点。截至2014年11月，市医院评审中心按计划完成全市34家三级医院、31家二级甲等综合医院的现场评审工作，指导全市各区卫计委对二级乙等综合医院与二级专科医院评审标准的解读与现场评审，截至2015年6月，各区卫计委完成14家二级乙等综合医院和31家二级专科医院的评审工作。其间，市医院评审中心还推动落实了上海市人民政府于2009年启动的郊区三级医院建设项目，即"5+3"工程（"5"为5家三级甲等综合医院在医疗资源相对稀缺的郊区新建分院，"3"为青浦、奉贤与崇明3家郊区二级甲等综合医院通过创建达到三级综合医院水平）。市医院评审中心多次对"5+3"中的3家郊区二级甲等综合医院开展系统性的指导，使其在准入标准、技术服务能力与管理水平等方面的成绩持续提升，在2012年顺利通过正式评审。同时评审中心在评审通过后，又连续3年对上述3家医院实施追踪评审，巩固评审成果。

【讨论】通过进一步查阅文献资料，谈谈上海市第二周期医院评审工作有哪些经验、做法值得推广和借鉴？上海市第二周期医院评审工作在促进城乡医疗卫生事业均衡发展上是如何发挥作用的？

（三）评审方法

相较于第一周期医院评审，第二、三周期医院评审在评审方法上，探索采用了更多种方法开展医院评审评价工作。在评审材料审核和现场评审的基础上，增加了利用疾病诊断相关分组（Diagnosis Related Groups，DRGs）等方法开展医院评价，采取以病案首页信息、电子病历、医院信息系统等为基础，对反映医疗质量、医院运行效率和单病种诊疗水平的有关数据信息进行综合分析、排序比较的方式，从而更加客观全面地反映医院工作状态。同时，探索应用由独立第三方组织负责的更加科学、客观的患者满意度调查方法和手段，保证调查过程的科学性和调查结果的准确性。

知识拓展

疾病诊断相关分组（DRGs）是建立在医学与经济学基础上的新型病种分类系统，是根据患者病情临床相似程度和资源消耗水平将住院患者进行分组的管理工具。病例组合被普遍认为是一种更加合理有效的医疗产出计量单位，基于病例组合的打包付费制度，打破了医保控费的两难现状，在保障医疗服务质量的同时，能更好地控制医疗资源消耗，是目前国际公认的比较科学合理的医保费用支付方法。

第一代DRGs诞生于20世纪70年代，由耶鲁大学研制，并于1983年应用于美国的医疗付费体系，在美国之后，很多发达国家如德国、英国、瑞典、法国、西班牙、韩国、日本、澳大利亚等都先后研发出具有本国特色的DRGs体系并用于实际工作中。目前DRGs系统已广泛应用于医疗费用报销、医疗成本控制、医疗服务绩效评估、医院精细化管理等多个领域，并取得了瞩目的效果。

我国对DRGs的研究始于20世纪80年代，第一批DRGs的研究对象多以北京和上海等地的医院为主。2011年我国卫生部办公厅发布了《关于推广应用疾病诊断相关分组（DRGs）开展医院评价工作的通知》，该通知建议我国加速设置一批DRGs系统，以便对不同行政部门和各大医疗机构及诊疗行业的医疗规范、医生医院绩效进行客观评价比较，并将评价结果应用到DRGs试点的进一步改革中。2015年国家卫生计生委医政管理局发布了《关于进一步加强疾病诊断相关分组协作工作的函》，要求我国加快建设DRGs分组工作，从而能够通过DRGs达到卫生计生行政部门对管理区域医院开展住院诊疗服务、业绩效果评价等工作的目的。DRGs的试点工作在全国范围内推行是在2018年12月10日，由国家医疗保障局正式颁布了《关于申报DRGs付费国家试点的通知》。

第三节 医院评审的作用

医院评审在全球范围内推广应用，众多国家建立了适合国内医疗行业实际情况的医院评审体制和机制，每一次评审，都是对医院一次深度考察和体检的过程。概括来讲，评审工作作为衡量医院综合实力、整体服务水平和质量保障的有效手段，对患者在医院选择方面提供指导作用，同时其还是医疗保险给付以及政府对医院实施管理的重要依据。下面主要就一些典型国家医院评审的作用进行简要阐述。

一、国外典型国家医院评审的作用

（一）美国

美国评审与保险赔付关系密切，美国联合委员会（The Joint Commission，TJC）为全美医院进行评审并发放证书，同时将评审结果上报给国家医疗保险与医疗保障服务中心（Center for Medicare and Medicaid Services，CMS），由其判断是否对参保医院进行赔付的决定。CMS有权终止甚至取消政府对未达标医院的保险支付，这对医院来说是非常严重的问题，有些甚至因此而不得不关闭。因此，全美任何一家医院与机构在医疗质量与安全上均不敢有丝毫马虎，各级监管与执行部门也层层落实到位，使得TJC的理念与标准深入人心。对于商业保险机构而言，TJC的评审同样是一个重要的评判风向，离开了TJC的检查与肯定，各家保险机构是很难做出全面赔付决定的。此外，美国医院评审过程中质量监控指标的收集、分析和改善需要强有力的信息系统支撑，因此，其在很大程度上对提高医院信息化管理水平起到了促进作用。

（二）德国

正如德国医疗透明管理制度与标准委员会（Kooperation fuer Transparenz und Qualität im Gesundheitswesen，KTQ）其名，德国医院评审更加强调对医院、患者以及执业医师、医院工作人员的信息透明。同时还格外注重"持续质量改进"，德国KTQ标准严格按照PDCA循环设计，每一条标准都要求按照PDCA循环来进行描述。德国医院评审还在促进医院职工培养和发展方面有突出作用，KTQ标准中的第二部分即是以员工为导向，其权重占了整个标准的13%，它不仅要求医院要有明确的员工需求计划，而且要求对不同专业的员工都要有系统的继续教育计划，以及以员工为导向的领导力培训计划，如让有资质的员工参与医院的管理层战略规划。另外，标准也要求医疗机构要重视员工的建议、请求和投诉等。

（三）英国

英国医院评审作用的独特之处主要体现在监管质量的质量保证委员会（Care Quality Commission，CQC）具有的强制执行权利，CQC是英国政府授权的医疗服务监管机构，不仅有检查的职能，还有对医疗服务提供者进行强制督促改进的权利。如有必要，CQC会根据情节的轻重采取相应行动，这些行动包括合规行动、警告（可以是民事或刑事诉讼的前兆）、特别措施（special measure）以及民事或刑事诉讼等4种方式，强制执行的权利在很大程度上保证了CQC检查的威信以及督促改进的成效。英国的医院评审从标准制定、评价和监督的方方面面都做到了"以患者为中心"，不仅考虑到患者的经历和感受，还设计种种便利条件促进患者对于医疗服务评价的关注和参与，提高了评价的透明度和影响力，在医疗服务使用者、提供者和评价者之间搭建起了良好的沟通桥梁。

（四）日本

日本进行医院评审的主要目的在于对医院的功能进行学术的、中立的评审，因此，其作用更加倾向于通过对医院各方面数据的收集，使用评审标准对医院开展多角度的评价，促使被评审对象能够客观地把握自己所处的位置，更加具体、现实地了解包括经营状况在内的医院客观状况，并据此提出相应的改进意见或建议。日本医院可以通过评审获得该地区居民、患者的社会人口学资料，以及今后打算从事医院医疗服务的人才和打算与该医院进行联系合作的周围医院等方面的信息。此外，通过评审，患者信赖的医院不断增加，从而提高居民对医疗服务整体的信赖程度。

（五）泰国

泰国医院评审除注重持续改进外，还很注重医院的风险管理。其分阶段阶梯性评审具有多元化属性，在不同时期评审侧重点不同，一般情况下，医院首先进入培养阶段，随着医院的发展可进入卓越评审阶段。卓越评审阶段，医院可申请进行高级医院评审、特定疾病评审和精神卫生保健卓越奖评审。以精神卫生保健卓越奖评审为例，医院的评审工作与获奖有了紧密的关系，如通过评审的医院将获得精神卫生保健评审奖。

二、我国医院评审的作用

我国医院评审工作具有独特的特点，其是与医院分级管理结合进行的。自第一周期评审10多年来，在各级卫生行政部门组织领导下，经过卫生行政管理人员、医院管理者和广大医务人员的共同努力，我国31个省（自治区、直辖市）共评审了17 365所医院（含乡镇卫生院），其中三级医院558所、三级甲等医院376所，占67.38%；二级医院3084所，二级甲等医院1765所，占57.23%；一级医院（含乡镇卫生院）13 726所，一级甲等医院7561所，占55.09%。第一周期的医院评审实践验证了我国医院评审工作的思路和标准，探索了方法，收获了体会，总结了正反两方面经验教训。

　　1999年，由中华医院管理学会会长张自宽和卫生部咨询委员董炳琨牵头开展"我国医院评审工作评估"课题，该研究向全国各省卫生厅（局）长、医政处长、医院院长、医科大学校长、医院职能科室负责人、临床科室主任、医生、护士等发出5572份问卷调查，结果显示：95.3％以上的调查对象对我国医院评审工作充分肯定，多数医院管理者和医务人员对此项工作表示欢迎，认为其推动医院管理达到历史较好水平，医院分级管理与评审使医院建设具有了明确的目标，实际抓工作落实过程心中更有数了。可见人们在实践中已体会到医院评审发挥的积极作用。

　　1998年8月，卫生部发出《关于医院评审工作的通知》，决定暂停全国医院评审工作。此后，卫生部于1998—2011年期间先后开展了医院管理年、"以病人为中心"医疗安全百日专项检查、大型医院巡查、医疗质量万里行等一系列活动，使一些适合我国国情的医院管理措施得到加强，探索了加强行业管理和医疗监管的新模式。直至2011年，在充分借鉴国际上的成功经验，以及全面总结我国第一周期医院评审和医院管理年活动等工作经验的基础上，卫生部医管司启动了新一轮医院评审工作。新一轮医院评审更加体现"以病人为中心"理念，突出"质量、安全、服务、管理、绩效"，以质量、安全及其持续改进为核心；卫生部出台了《三级综合医院评审标准（2011年版）》等10个医院评审标准和6个实施细则，对评审内容进行了更新，促进医院实现"三个转变、三个提高"（即在发展方式上，要由规模扩张型转向质量效益型转变，提高医疗质量；在管理模式上，从粗放的行政化管理转向精细的信息化管理，提高服务效率；在投资方向上，医院支出要从投资医院发展建设转向扩大分配，提高医务人员待遇）。新一轮医院评审对评价方法进行了更新，引入了更多对过程质量管理起到有效监控和整体评估的追踪方法学，建立完善了新的医院评审、评审员遴选培训考核及回避等一系列制度。

　　新一轮医院评审公布实施9年以来，全国31个省（自治区、直辖市）均采用新标准、新方法开展医院评审工作，促使医院不断加强系统管理，注重运用质量监测指标等数据信息来监管医疗质量，并运用管理工具指导实践。医院在战略规划、运营绩效、人力资源管理、财务管理、医疗服务流程、医疗质量与安全、护理管理、药事管理、医院信息化建设等方面持续改进薄弱环节、完善体系建设，进一步提升了医院管理的规范化、标准化、科学化水平。2019年，国家卫生健康委医院管理研究所研究员马丽平牵头开展"我国医院评审工作比较研究"课题，该研究对全国29个省份的医务人员进行问卷调查和对上海市、江苏省、浙江省、广东省、吉林省、北京市进行实地调研。结果显示，调研对象对新一轮医院评审的认同感很高，认为其在促进"以病人为中心""公立医院公益性"等12个方面中"作用很大"的平均比例为51.4％，"有作用"

的平均比例为44.7%。可见，医院评审工作为医院带来了积极促进作用，具体表现在以下几个方面。

（一）继承和发扬我国医疗服务体系构建的成功经验

我国医院分级管理与评审，是在已有的城乡三级医疗预防保健网、划区分级分工医疗，以及"文明医院"评比工作等成功经验基础上形成的，它不仅需要继承新中国成立以来医疗卫生工作的管理体制，同时又要做到适应新的形势要求不断发展和提高。

为此，我国医院分级管理和评审二者结合进行，这是我国医院评审工作有别于国际上医院评审的一大特点，是我国特色，也是国情需要。医院分级管理是根据医院功能、任务的不同，将医院划分为一、二、三3个级别，对于不同级别的医院，实行标准有别、要求不同的标准化管理和目标管理，在此基础上，为了鼓励医院在管理水平、医疗质量、技术能力，以及医德医风等方面进行有序竞争，同一级别内进一步实行分等评定，即各级医院通过评审被确定为甲、乙、丙三等，其中三级医院增设特等，因此共分三级十等。这使医院评审标准更适应我国地域辽阔、经济发展不平衡，以及医院建设和发展存在较大差距这一现实情况。

（二）发挥政府对医疗卫生事业的主导作用

医疗卫生工作是国家实行一定福利政策的社会公益事业，是政府管理社会职能中的重要工作内容。医院评审、医院规划定级、评审达标等，是政府设计的关注医疗卫生、支持医疗卫生工作的机制。

第一，国家层面高度重视医疗机构评审工作。1994年国务院颁发了《医疗机构管理条例》（中华人民共和国国务院令第149号），文件规定国家实行医疗机构评审制度，评审标准和评审办法由政府卫生行政部门组织制定，评审工作由卫生行政部门组织领导，医疗机构评审委员会具体实施。在政府机构职能转变中还可赋予有权威的专业学术团体在评审医院方面发挥更多的职能作用，政府主要起监督检查的作用。

第二，强化政府对医疗卫生工作的宏观调控力度。我国的医院评审是加强微观管理和宏观调控力度的产物。《医疗机构管理条例》颁布以后，进一步明确了医疗机构的级别和设置、布局和数量都要由《医疗机构设置规划》确定，这就从宏观层面增强了卫生资源合理配置及有效利用。

医院分级管理和评审的实施，有助于促进区域医疗规划的实施，增强总体效益。许多省和地区都按照规定制定了《区域医疗卫生规划》或《医疗机构设置规划》，对现有医疗机构级别进行了划定，部分地区对现有医院布局进行了一定调整，强化了分级医疗服务模式，对巩固合理的城乡三级医疗预防保健网起到了积极促进作用。这样，我国医院评审就旗帜鲜明地阐明了医疗资源要以"规划为导向"合理配置的根本原则。而医院盲目攀比、扩大规模、求大求洋、基层发展困难、分级医疗体系举步维艰、人民群众看病难等问题的出现，就是这一原则受干扰或冲击、不能贯彻落实的原因。

第三，实行医院分级管理和评审进一步促进政府和社会各界对医院的关心和支持，为医院营造了良好的发展环境。许多地方政府对医院评审工作重视得到加强，将其纳入年度工作目标，主要领导亲自动员、亲自部署，分管领导将其列入个人责任目标，积极采取措施，狠抓组织落实。对医院评审工作积极给予政策倾斜，如湖北、河南、广东、福建、河北等省份，较大幅度增加了政府对医院基础设施建设的投入；上海、山东、吉林等省份按医院级别调整了医疗收费标准；河南等省份对评上甲等的医院给予鼓励性奖励。社会各界也看到了医院经历评审工作后精神面貌发生了深刻的变化，服务态度好转、医疗质量提高、医德医风改善，纷纷给医院捐款捐物。这种局面前所未有，中国医院迎来了良好的发展时期。

（三）促进医院内涵建设，提高医疗质量

我国医院评审标准特别强调内涵建设，重视基础医疗质量、医院管理、技术水平，强调"三基三严"培训（即基础理论、基础知识、基本技能和严格要求、严密组织、严谨态度），把精神文明建设摆在突出位置，并以患者利益为出发点，把社会效益放在首位，对医院的医疗流程和管理活动进行全面有效的评价。

第一周期中，医院评审工作着重强调基础质量，注意内涵建设。为此，各地、各医院着重加强医务人员"三基三严"培训和考核；建立完善院科两级质量保障体系；制定和贯彻落实各项规章制度、技术操作规程；加强医院感染等领域管理，在组织、技术、制度建设上缩短与国际上的差距；改善了基本医疗条件和医疗环境，第一次把医疗环境作为基础质量的一部分列入标准并狠抓落实。这些都为提高医院基础医疗质量创造了有利条件。

医院评审探索阶段开展的医院管理年、大型医院巡查、医疗质量万里行等系列实践活动，进一步强化各地、各医院重视质量管理、构建管理体系的思想理念。卫生部于2008年5月出台的《医院管理评价指南（2008年版）》更加注重医院内涵建设，其中36个三级指标（占三级指标总数的28.57%）、116个四级指标（占四级指标总数的100%）的条款布局将"医疗质量管理与持续改进"作为医院管理的核心内容，特别强调了全过程的医疗质量管理和质量的持续改进。我国各地区各级各类医院在开展医院管理年活动中，进一步健全完善了各项医疗规章制度、操作规范和工作流程，认真执行医疗质量核心制度，夯实了"三基三严"培训，强化了质量管理意识，探索实施全

面质量控制。部分省市的大型医院推行临床路径管理和单病种质量控制的质量管理。自2007年至今的大型医院巡查和2009—2012年的医疗质量万里行活动均以每年督导检查的方式开展，督促医院在标准化管理、提升医疗服务质量与水平等方面不断整改，逐步升级。

新一轮医院评审强调全面质量管理，持续加强医院内涵建设。新标准的目标强调由原来的各专业技术评价向"以病人为中心"的医院系统性评价转换，更加关注医院管理和医疗服务质量的持续改进，注重患者安全和主观感受，重点考核医院规章制度执行，重点疾病、病种和手术的质量监测等日常工作情况。运用新的评审方法和评审结果体现对医院工作的全面评价，更加有利于医院发现医院管理和医疗服务中的短板和隐蔽的缺陷。全国各级各类医院以新一轮医院等级评审为契机，逐步健全完善了院科三级质量管理组织体系和相关规章制度，在质量管理上实现了规范化、制度化、系统化、全员化，日常管理、考核和监督机制得到提升，建立了质控指标反馈机制，能够依托信息化监测管理系统加强医疗管理水平。

（四）促进医院科学管理水平的提高

第一，帮助医院管理者理清思路。就国家制定的医院评审标准来看，其覆盖了我国医疗卫生行业各项法律法规，对医院的发展方向、发展重点、关键点均做出了明确规定，医院评审标准细则中也明确指出了医院内部管理的具体事项，为医院自我管理、自我约束指明道路，不同医院之间还可以依据评审标准进行对比，找到自身差距和不足，从而制订医院进一步的工作方向和改善方向。医院管理人员在参与医院评审过程中系统学习了相关法律法规，有助于形成更好的管理工作思路，避免出现管理分散、无序、盲目等问题。

第二，划清医院管理部门责任归属。医院管理部门往往存在责任不清楚，区域划分不明显等问题，这对于医院管理工作的开展具有不利影响。通过开展医院等级评审使医院职能管理部门的工作目标更明确，工作任务更清楚。除此之外，等级医院评审促进了不同部门之间的协作，实现了微观改进和整体提升。

第三，完善医院质量安全管理体系。在医院评审工作的推动下，医院开始主动探索制约医院发展的因素，设置了质量、安全、护理、药事、伦理等多个委员会，一同致力于达成标准，医院质量安全管理体系得到优化。

第四，促使医院各项工作持续改进。医院评审工作提出了PDCA循环等科学的管理手段，推动了医院质量管理工作的持续改进，这些管理手段广泛适用于医院多个方面，对于医院全面可持续发展具有重要意义。

知识拓展

　　PDCA循环是美国质量管理专家沃特·阿曼德·休哈特（Walter A. Shewhart）首先提出的，由戴明采纳、宣传，获得普及，所以又称戴明环。PDCA是英语单词Plan（计划）、Do（执行）、Check（检查）和Act（修正）的第一个字母，PDCA循环就是按照这样的顺序进行质量管理，并且循环不止地进行下去的科学程序。全面质量管理的思想基础和方法依据就是PDCA循环。在质量管理活动中，要求把各项工作按照作出计划、计划实施、检查实施效果，然后将成功的纳入标准，不成功的留待下一循环去解决。这一工作方法是质量管理的基本方法，也是企业管理各项工作的一般规律。

（五）促进学科建设和人才培养

　　医院的技术水平和重点专科建设是医院评审工作的重点内容。据此，很多医院结合实际，因地制宜出台各项提升技术水平和加强重点专科建设的政策和办法，积极鼓励医务人员开展科研工作，创造条件完善科研工作必备设备设施。与此同时，医院按照评审标准设置了人力资源管理部门，制订了人力资源发展规划和人才梯队建设计划，健全完善一系列人事管理和卫生专业技术人员资质的认定与聘用等制度，医院管理者为进一步促进重点学科建设和新技术的顺利开展，更加注重人才培养和梯队建设，进一步加大了在人才引进和培养上的投入，提出一系列激励人才机制。

（六）增强医院的凝聚力

　　各地医院在评审过程中，上下层层动员，形成了人心齐、干劲大、热情高、心往一处想、劲往一处使，以及"千斤重担大家挑，人人肩上有指标"的全员参与局面。大多数医院都在"创"字上下功夫、花力气，指标分解到科室，责任落实到个人，形成了院兴我荣、院衰我耻的群体意识。

（七）促进医院适应医疗制度改革

　　医疗保障制度改革要求医院配套改革，包括选好定点医院、保证基本医疗、规范医疗行为、合理分流患者、降低医疗成本等。医院评审工作规划确定了一、二、三级医院，强化了分级诊疗的观念，为构建分级诊疗体系做了准备，为医院纵向以大带小、分组划片、分工协作、建立双向转诊制度、按医院级别适当拉开收费档次等工作打下基础。医疗保障制度规定只有通过评审的医疗机构才有资格承担医疗保险，并向社会主动公布评审结果，为群众和保险部门提供选择或取消定点医院提供了依据。

（八）提升医院救治能力和服务效能

医院评审工作明确划分了医院各科室的工作职能，优化了各科室的工作流程、管理方法、服务体系等。国内医院评审与国外不同，着重强调医院的公益性，如承担突发公共事件的医疗救援和突发公共卫生事件防控工作、对口支援等，如医院未达到相应标准，则可一票否决其等级医院评审，以至于医院将更多的资源投入到应急管理体系等建设中，医院救治能力和服务效能得到大幅提升。医院评审最大的特点就是量化了各种指标，管理水平、医疗质量等均以数据的形式呈现出来，如平均住院日、住院床位数等，这些指标都将成为评估医院质量效益的标准，也将成为医院在提升医疗质量过场中的关键切入点。医院评审工作强调了"以人为本"的理念，在这种模式下，医院不断对门诊流程、服务体系进行优化，设计并落实各种便民措施，如医院床头的呼叫器、就诊的预约取号等，这种管理手段让医疗服务质量得到很大程度上的提升，对于完善医疗质量管理具有重要意义。

（九）加强医院信息化建设

医院信息系统是评审要求的重要内容之一，医院评审制度促使着医院高度重视信息管理工作的发展，特别是一些大医院积极应用计算机进行科学管理，提高工作效率。

我国医院于20世纪80年代初开始开发和应用医院信息系统，早期侧重于经济运行方面的管理，2007年后，国内的大部分医院探索利用现代化技术落后的病案管理流程，2009年又出台了一系列的政策和指导意见，自此医院信息系统初具规模，各项业务的信息化建设取得了积极进展。

新一轮医院评审开展后，更将医疗信息统计评价列为评审方法之一，因此各级各类医院以此为契机，大力加强信息化建设。近几年来各级医院除普遍建成了以HIS、EMR、LIS、PACS、RIS为主要布局的医院基础信息系统外，信息化比较先进的医院还建设完成了质量控制、合理用药管理、临床路径管理、临床辅助决策、人力资源管理、设备物资管理等精细化管理系统。比较典型的大型三甲医院，信息化系统达到100多个。通过系统数据的采集、整合、分析、反馈，为医院开展质量评估提供了全面、可靠的决策依据，并利用PDCA循环持续改进质量，实现医疗质量的精细化管理，从而降低医疗风险，保障患者安全。医院通过构建数据中心，打通了医院的信息孤岛，发挥出医院的数据潜能，对提升医院的整体信息化水平及医院管理水平具有重要意义。

总之，上述成效显示，医院评审是切实可行的，是卓有成效的，是广泛认同的，是应该继续坚持，并进一步加以完善的科学管理制度。

本章小结

本章讲述了医院评审工作的起源、发展沿革及主要作用。医院评审是19世纪末20世纪初伴随科学管理理论的形成首先在美国产生的，当时混乱的医院管理、不规范的医疗程序促生了医院评审工作。1917年，美国外科医师学会出版的《医院评审最低标准》开启了医疗机构评审的先河。随后欧洲、亚洲、南美洲等地区的其他国家也相继开展了医疗机构的评价。这些国家或地区根据自身的国情、文化、医疗机构管理的模式等建立起了适用于本国的医疗机构评价的体制和机制，目标一致，又各具特色。随着经验不断积累，各国评审组织的运行机制、评审程序和方法等都在不断改进，评审工作对医院全面可持续发展带领的积极促进作用越来越多地得到医院、患者和政府的认同、信任和支持。

（马丽平　梅宇欣）

第二章 国内外医院评审模式及标准制定方法

学习目标

1. 掌握　医院评审模式的组成部分。
2. 熟悉　评审组织的分类、评审员制度构成、评审标准、评审方法与流程、评审结果应用等。
3. 了解　国内外医院评审的特点。

第一节　医院评审模式概况

医院评审这项工作究竟应当由谁开展，如何开展，与各国的经济、社会、政治、文化等具体国情相关。美国和澳大利亚是最早开始评审研究工作的国家，随着其评审模式的成熟，日本、泰国以及我国台湾地区纷纷开始借鉴引入。英国、德国从1990年开始开展医院评审工作，但采用了更适宜本国国情的政府主导和社会组织承担的模式。

为了系统进行医院评审工作相关研究，2012年由国家卫生健康委医院管理研究所马丽平研究员首次在其主编的《中外医院评审——研究与实践》中提出从评审组织、评审标准、评审员制度、评审方法、评审程序（流程）、评审结果以及结果应用7个维度的医院评审模式框架。

一、评审组织

（一）组织性质

按照政府的角色以及营利性质，可将评审组织的性质划分为3类，分别为：非营利非政府型，如ISO9000、美国TJC、澳大利亚ACHS和日本JQ；非营利政府委托型，如英国CQC、泰国HA研究所、中国大陆和台湾地区；营利非政府型，如德国KTQ、美国IQIP。

1. **非营利非政府型**　非营利非政府型评审组织通常由第三方社会组织发起成立，如ISO是典型的国际非政府组织，美国医疗机构评审联合委员会由美国外科学会、美国内科医师学会、美国医院学会、美国医学会、加拿大医学会共同成立，澳大利亚ACHS最初由澳大利亚医院联合会和医学会开始创建，日本JQ由日本医师会医院委员会发展而来。除ISO外，上述国家均是以市场经济为主体的国家，社会组织高度发达，行业自律体系较为成熟，因此由行业协会而不是政府首先开展医院评审工作实属必然。非营利的性质能够减少和避免各利益相关方对评审结果的不利影响，最大程度保障评审工作的公平、公正与客观。政府不参与评审工作一方面可以避免行政指令和利益的干扰，另一方面通常不涉及严重的行政处罚，医院更愿意接受与配合。

2. **非营利政府委托型**　政府在医院评审中的主导地位与当地医疗服务的提供方式、医疗机构举办方式相关。英国、泰国以及中国大陆地区均是以政府举办的公立医疗机构为主体的国家。因此，在上述国家和地区，政府成为评审工作的主导方。但是，政府直接组织评审工作却难免陷入"既是裁判员又是运动员"的悖论，因此，政府主导，委托第三方组织或政府下设的专门办事机构承担成为主要路径。例如，英国政府成立了卫生促进委员会、医疗保健委员会、医疗质量委员会等专门的机构从事评审工作；泰国由公共卫生部委托其所属的卫生系统研究所开展评审工作。政府通常是首次评审工作的主要推动者，政府担任评审组织理事会成员，对评审组织的运营给予一定补贴，评审工作需要对政府负责。

3. **营利非政府型**　非营利机构虽然有利于保持评审的公正性，但是难免会对组织的运行带来一定压力。故许多非营利机构也会接受赞助，或变相放宽评审标准，推广评审活动，如美国JCI对初次参加医院评审的医疗机构就存在适度放宽标准的现象。部分国家的评审组织选择了营利性质的公司维持运营，同时设计出一套机制尽量避免营利属性带来的公信力危机。如德国KTQ公司和美国的Press Ganey公司就是这一方面的杰出代表。KTQ公司的股东是由德国医学界最具权威的联邦医学会、法定联邦医疗保险公司协会、全德医院协会、德国护理协会和哈特曼医生联盟组成，很大程度上保证了其专业性和公信力。此外，KTQ公司旗下的认证公司、培训公司和视察员均与KTQ公司签订合同，但相对独立，形成互相监督，既松散，又有序的关系，从制度设计上保证了评审工作的客观、准确和公平。而公司化的运行模式发挥了其在组织协调中的高效率、低成本的优点，并且充分调动了各方参与评审工作的主动性和积极性，促使评审工作进入良性循环。

（二）筹资模式

评审机构资金筹集的模式多种多样，主要包括评审收费、会员集资、辅导收费、接受捐赠、出版物发行、保险资金补贴和政府补偿。

评审机构的主要工作是评审，但"评审收费"却并非其资金的唯一来源。帮助医疗机构发现问题，并获得持续改进已经成为公认的评审目标。但并非所有的医疗机构都善于理解并遵从评审标准，因此，评审前后的辅导与培训成为评审机构的重要组成，培训的收入来源日渐成为评审机构主要的筹资方式。美国TJC、我国台湾地区的TJCHA、德国KTQ和日本JQ这些较为成熟的评审体系均提供收费的培训服务，且收入在其整体收入中占比较高。

会员缴费和政府拨款也可以为评审组织提供稳定的收入来源。有的国家或地区采用会员缴费的方式筹集评审资金，如英国CQC；我国台湾地区的TJCHA虽不向医院收费，但医院需向政府缴费；日本JQ既向参加评审的医院收费，又收取医院会员费。评审机构成立之初，来自政府的资金支持对评审组织的稳定运行具有重要意义。例如，日本JQ以及我国台湾地区TJCHA在成立之初都得到了官方的资金支持，其中TJCHA的启动资金半数以上都来源于台湾"卫生署"。我国大陆地区许多省级卫生行政部门将评审工作纳入年度财政预算，对评审工作持续开展以及评审公益性的维持起到了重要的保障作用。但完全依赖政府拨款有可能会增加经济欠发达地区财政负担。不充足的政府投入可能会限制评审组织的发展，降低评审工作的积极性，同时也会减少评审组织为医疗机构提供服务的水平和质量。

除上述稳定的经济来源外，接受社会捐赠、基金支持等收入来源较为不确定，但在评审工作启动的初期也能起到比较好的推动作用。如泰国在WHO和泰国研究基金的帮助下成功地启动了本国的医院评审工作，实现了该项工作从无到有的飞跃。

（三）管理模式

评审组织的管理模式主要有3种。一是由董事会作为决策机构，如德国KTQ和英国CQC。二是采用理事会作为其决策机构，如美国TJC、日本JQ等，他们通常是社团/财团法人机构。三是采用半行政化的管理模式，如中国大陆地区承担政府委托职能的事业单位，其职能和内设机构由政府决定，工作成效对政府负责。医院评审的利益方不仅包括医院和医务工作者，还包括政府、医疗保险机构以及患者。为充分平衡上述利益方的权益，无论是董事会还是理事会都采用多元化组成，其成员既包括医院协会、护理协会、医师协会和药剂师学会，也包括政府、医疗保险机构和患者代表。只有在相关方充分知情并参与的情况下，医院评审才能具备充足的公信力，并且沿着正确的方向发展。

二、评审员制度

虽然数据统计分析在医院评审中占有越来越重要的地位，但医疗服务本身的特殊性和复杂性决定了现场评价在评审中也具有不可替代的地位。评审员是现场评价的主导者，评审员素质的高低对现场评价的顺利开展，乃至评审结论的公正与否起到决定性作用，因此，评审员制度是否完备成为衡量评审体系是否成熟的重要参照。评审员制度主要分为选拔、培训、管理3个方面。

（一）选拔

1. 选拔方式　评审员的选拔主要有公开招聘和推荐遴选两种方式。公开招聘是由评审组织发布岗位需求，从社会中公开招录符合资质的人员担任评审员工作；推荐遴选通常由学协会或政府机关组织，从医疗机构或学协会中推荐具备一定资质的人员，最终由上级部门或主管机关批准。美国TJC、德国KTQ和日本JQ均为独立法人，所以其评审员自行招录。我国大陆和台湾地区医院评审工作均由卫生行政部门委托，因此评审员均为推荐遴选，最终由卫生行政部门根据条件任命。

推荐遴选和公开招聘这两种方式各有优势。无论候选人多与少，推荐遴选都能够有效控制候选人的来源、资质与数量。推荐名额通常按照机构来匹配，有利于平衡各机构之间的权益。公开招聘所面向的人群更广，更加有利于社会资源的调动。同时，主动应聘者其工作的主动性和积极性更强。但应聘者的素质参差不齐，且缺乏对其工作背景的了解，遴选的难度较高。

2. 资质要求　对评审资质的要求通常包括身体条件、个人品质、专业技术能力、医院管理能力、沟通能力、医院评审和质量改进的经验和能力。如我国大陆地区要求评审员具有高度的责任感，坚持客观、公正、实事求是的科学态度，身体健康，能够承担评审工作，以及具备副高级以上专业技术职称等；日本要求评审员担任部门或科室以上级别管理职务3年以上；我国台湾地区对评审员提出了要具备良好沟通能力、认知能力和观察能力，具备质量改善的知识及经验的要求。在医院管理能力方面，不仅日本JQ，我国台湾地区TJCHA和德国KTQ也提出了评审员需要具备医院管理经验的硬性要求，可能是考虑到具备管理经验的专家更能够超越专业技术思维，从规范化管理和质量持续提升的角度为接受评审的医院带来更好的指导和更准确的评价。

（二）培训

合理的培训制度是评审员是否能够胜任评审工作的关键。评审员培训大致包含理论培训、实践培训和继续教育3个阶段。理论培训的主要内容为评审标准和方法的解析、评审流程的介绍、现场访谈的技巧、评审报告的撰写等。其中，对非定量标准的理解和一致性的把握是培训的重点和难点。为使评审员对标准的判定达成共识，我国台湾地区TJCHA将理论培训的授课方式改为"共识会"，让评审员在相互的讨论中不仅加深对标准的理解，又使得互相之间的判定标准趋于一致。

鉴于现场评审的复杂性，实践培训成为各国培训课程设计中必不可少的环节。如ISO的审核员需要作为审核组成员，在审核员及以上资格人员的指导下完成至少4次以上完整的体系审核，现场审核经历不少于15天。为保证实践培训的效果，许多评审组织还要求带教教师对实习人员进行考核评估，并上交评估结果。如日本JQ要求参加完理论培训的评审员要参加实习并通过考核，才能最终获得评审员资格。

继续教育培训的对象是已经获得资格的评审员。随着医疗技术的发展，医院管理的进步，医院评审标准和方法也会定期修改。而且，在许多国家和地区，评审员大多为兼职，日常参加评审的频次不高。因此，为了使评审员能够充分了解最新的标准和方法，在持续的学习中不断地获得巩固和提升，定期开展继续教育就显得尤为重要，如德国KTQ、日本JQ和我国台湾地区TJCHA都对评审员的继续教育有明确的要求。继续教育的形式可以为网络授课或集中培训。网络授课的优点是便捷、高效、低成本，但缺点是对评审员的自觉性有比较高的要求。

除重视对评审员的培训外，日本JQ还十分重视对培训师资的培训。只有对评审工作非常关心，具备一定研究经历以及丰富实践经验的人，才能被选作培训教师。

（三）管理

1. 现场分组 评审员的现场分组需要在最优的人力资源投入和最佳的评审效果保障之间进行权衡。分组较少则每组评审员需要检查的范围较大，需要熟悉的标准数量多，培训和现场评审的难度较大。分组较多则需要更多的评审员参与到现场评审中，每位评审员需要承担的标准数量少，且通常更加符合自身的专业特长，但人力资源消耗更大，彼此之间的沟通以及同质性的把握难度也会增加。美国TJC、德国KTQ、日本JQ和我国台湾地区TJCHA都将评审员分为医疗、护理和管理3组，每组有1~2位评审员。但根据医院的规模和性质不同也会适度增加，如日本JQ在教学医院评审时会增加安全管理人员和药剂师。我国大陆地区亦有不少省份的评审采用上述分组方式，但为保证评审的专业性，也有很多省份倾向采用更加细化的分组，如上海市分为医疗组、护理组、后勤组、药事组、财务组、信息组共6组，江苏省按照管理、临床和医技各专科、药事分组，总计30~40组。

2. 监督管理和退出机制 对评审员进行监督管理并建立退出机制是评审员队伍能力能够适应评审工作要求的保障。我国大陆地区要求评审员资质的周期与评审周期保持一致，到期后需要重新审核。德国KTQ的评审员资格有效期为3年，有效期满前半年需要再次进行资格申请。我国台湾地区TJCHA建立了委员互评、医院反馈和培训考核等严格的监督和淘汰机制，没有达到标准的委员会被取消资格。ISO对审核员的监管最为严格细致。他们会采取年度确认的方式对审核员的能力、素质、个人行为进行监督，还会通过投诉处理、机构反馈等方式收集信息，有必要时会对审核员启动专项调查。

3. **回避制度**　评审员与评审医院之间的利害关系有可能对评审结果的公正性造成影响，因此各国评审组织均通过建立回避制度减少这一问题。如我国大陆地区提出评审员和受评机构均可主动提出申请进行回避；我国台湾地区则提出若受评机构与评审员所任职机构地理位置、体系相近或为曾任职机构，应当进行回避；ISO提出评审员不得隐瞒任何可能影响公正判断的关系。德国KTQ则采用了跨区域评审的方法，同时规定评审员在两年内以及一年之后没有也不会接受认证机构或其附属机构的聘任，且认证机构对评审员有否决权。我国大陆地区某些省份也采用省际交叉互评的方式提高评审的公正性，但由于各省评审标准有一定差异，因此对评审员的能力提出了更高的要求。

三、评审标准

评审标准是医院评审中的核心内容，是评审员开展工作的重要依据，对医疗机构的服务行为起到重要引导作用。每个国家的评审标准从结构、数量和内容上都不尽相同，主要与其医院管理的发展水平和医疗服务的文化相适应，但"以患者为中心，持续质量改进"目前作为公认的评审理念被贯穿在标准制定的始终。

（一）标准类型

医疗机构按其种类可细分为急性病医院、长期护理机构、综合医院、专科医院、医学中心、教学医院、精神病医院、门诊部等，彼此之间的运行特点有一定区别。因此为覆盖上述各类机构，各国的评审标准设计主要采用以下4种类型。

第一种类型是对所有医疗机构采用一套标准，如ISO9000和澳大利亚ACHS标准。ISO9000来源于工业产品标准，本身并非为医疗机构量身定制，所以并不会考虑到各类医疗机构的运行区别，其标准对医疗机构的适宜性也一直受到争议。相比其他标准体系，澳大利亚ACHS标准内容和数量都较为简单，只选取了所有机构通用的质量和安全标准，故可用于各类机构的评价，此外还可用于海外机构的评审。但较少的标准数量和要求只能保证最具普适性的质量和安全，对其他有价值的改进领域覆盖不足。

第二种类型是对所有类型医院采用一套基础标准，又根据不同类别医院的特点以补充条款或补充标准的形式增加标准,如日本 JQ 和中国台湾地区 TJCHA 标准。该种方式不仅缩减了标准数量,减轻了评审员的负担,也使得不同类型机构的特点更为突出。

第三种类型是为急性病院、慢性病院、康复医院、精神病院、门诊部、社区卫生服务机构等差异较大的医疗机构分别设立评审标准,如德国 KTQ、美国 TJC 和 IQIP 标准。这种按照大类划分的形式能够充分体现出各个类型机构之间的特点,也不至于划分过细而使标准体系显得过为庞杂。

第四种类型是我国大陆地区 2011 版医院评审系列标准,按照级别分为二级医院和三级医院标准,按照机构类型分为综合医院、传染病医院、肿瘤医院、儿科医院、妇产医院、口腔医院、眼科医院、心血管病医院和精神病医院标准。根据每类医院的特点单独制定标准可以使得标准具有较强的针对性,但是标准总量较大,之间交叉重复的内容较多,为评审员培训带来一定困难。

(二)标准数量

对各国的标准,包括:TJC 美国医院认证标准(2018 年版)、JCI 医院评审标准(第 6 版)、IQIP 急性病院护理指标和门诊护理指标、ISOGB/T19001-2016/ISO9001:KTQ 认证标准(2015 年版),英国 CQC 医疗质量和医疗安全基本标准(2014 年版),澳大利亚 ACHS 评价和质量改进标准(第 6 版)、卫生服务安全和质量国家标准(2017.9),日本 JQ 关于医院评审的运用大纲 6.0 版,我国台湾地区医学中心任务标准(2012 年版)、医院评审标准(2012 年版)、教学医院评审标准(2012 年版)以及我国大陆地区三级综合医院评审标准实施细则(2011 年版)进行梳理发现,标准的数量差距比较大,标准所涉及的方面或领域从 6~26 个不等,标准的条款数量从 10~636 条不等。其中德国 KTQ 标准最为简洁,只包含 6 个一级指标和 55 个二级指标。我国大陆地区《三级综合医院评审标准实施细则(2011 年版)》共设 636 条标准,对三级医院提出了非常全面细致的要求。

(三)标准结构

各国评审标准在编写中多采用树状结构,根据内容的简繁,分成 2~4 层。第一层是评审标准框架,是重点评审领域和评审目标的概括。最后一层为具体指标或衡量要素,是用以判别医疗机构是否遵从标准的关键点。德国 KTQ 标准数量较少,分层也较为简洁,只分为"方面""条"两级。我国大陆地区《三级综合医院评审标准实施细则(2011 年版)》分为章、节、条、款共 4 级。在衡量要素的内容结构设计方面,在美国 TJC 医院评审标准的影响和带动下,越来越多的国家倾向将 PDCA 循环的理念贯穿其中。该种模式并不是给受评机构某个固定的指标值或执行方式,而是要求医疗机构在内部建立持续改进的机制,并与自身对照不断取得进步。如德国 KTQ 标准要求受评机构按照PDCA循环中的每个步骤完成标准要求。我国台湾地区TJCHA和大陆地区评审标准亦采用了PDCA循环的改进模式，但将其简化为"C（计划、执行）、B（检查）、A（处理）"三步。

（四）评审内容

各国评审标准的内容框架主要围绕医疗机构所提供服务以及机构自身的运行设计，主要可分为医疗和管理两大部分。在其框架下，医疗质量与安全、医疗服务、护理服务是各个国家标准中均涉及的内容。另外，服务环境、设施设备管理以及一些关键环节如医院感染、麻醉、手术、输血、移植和患者识别等安全指标也是被重点提及的内容。管理领域的标准内容则主要涉及医院的运营和绩效、人员资源、信息管理及医院领导等。值得注意的是，许多国家的评审标准都采用了"以患者为中心"的理念和视角，如美国JCI将国际患者安全目标作为评审标准的第一部分予以突出，德国KTQ的第一部分标准内容为"以患者为导向"，英国CQC标准提出"以患者为中心的医疗及护理"，日本JQ标准中有"确保患者的权利与医疗的品质以及安全"的相关内容，我国台湾地区TJCHA标准中则提出"患者导向的服务与管理"。

此外，日本JQ、我国台湾地区TJCHA以及大陆地区医院评审标准都对医院在地区中的定位和所承担的作用提出了明确的要求，是因为上述三个地区的医疗机构均为分级分类管理。所以医院评审标准不仅能够对医疗服务与质量起到规范作用，也能够对医疗资源在地区间的合理配置起到良好的调节作用。

四、评审方法与流程

（一）评审方法

书面评审、现场评审、医疗信息统计评价和社会评价是2011年我国大陆地区第二周期医院评审时所提出的四种方法，其他国家医院评审的方法也与其类似。书面评审包括对医院自评报告、接受其他检查所获得的评价报告和整改报告的评价。现场评审指由评审专家到现场对评审标准在医院中落实的情况进行核查。在现场评审中，评审员会综合运用文件审查、交流座谈、操作考核以及追踪评价等方法，其中追踪评价法是目前被广泛认可的比较科学、客观、低成本和高效率的现场评审方法，在美国以及我国大陆和台湾地区广泛应用。医疗信息统计评价指通过分析出院患者病案首页、医院运行、患者安全、医疗质量、合理用药等监测指标，对医疗机构的质量与安全、运行与绩效进行定量评价的方式。

随着医院信息化管理水平的不断提升，医疗信息统计评价在医院评审中占有的地位越来越高。英国CQC采用了以信息化手段为基础的智能监测，通过收集分析十余个国家数据中心的监测数据来使得现场评审更加有效及有针对性。在数十年医院信息化发展和医疗质量数据监测系统建立的基础上，我国大陆地区已有地区将医疗信息统计评价结果充分应用到医院评审当中。

社会评价指以某个项目、工作或者组织的相关人群的社会发展为出发点，综合运用社会学、人类学及其他社会科学的理论与方法，通过系统的实地调查其对社会的影响与社会效益，分析社会环境对该项目、工作或组织的接受程度，并提出相应的发展策略及建议。我国大陆地区《三级综合医院评审标准实施细则（2011年版）》的第六章第十一节设置了社会评价，要求医疗机构建立质量控制体系与数据库，定期收集院内外对医院服务的意见和建议，对服务内容和质量进行改进。除此之外，地方政府和行业协会开展的行风调查也属于社会调查的范畴。

（二）评审流程

现场评审是医院评审中较为重要的环节。如果以现场评审为节点，评审流程可以分为现场评审前、现场评审时和现场评审后。

1. **现场评审前**　现场评审前的流程主要包括提交评审申请和申报材料、开展自评并撰写报告。英国CQC通过收集不同来源的数据对机构进行初评，并决定评审的计划和重点。此外，评审前咨询辅导是许多评审组织非常重视的工作。如ISO的评审前辅导不仅包括对标准释义的理论培训，还从实践的角度对医院管理的体系进行反复的调查和指导，真正达到了以评促建、以评促改的目的。德国KTQ以及美国TJC和JCI也都成立了专门的机构或部门对受评医院开展辅导工作。值得注意的是，上述提供咨询服务的评审组织都采用将其评审工作和咨询工作完全独立的作法，保证评审结论的公正性和客观性。如ISO和德国KTQ的咨询工作都由有资质的公司的承担，美国TJC和JCI的评审部和咨询部是完全独立的两个部门。

2. **现场评审时**　在现场评审时，评审员会综合运用各类方法对受评医院进行审查。这种审查可以是横断面式的，既按照评审标准的要求，以医院的部门或提供的服务为单位逐项开展；也可以是纵向深入式的，如采用追踪方法以患者的视角切入医院服务的各个流程进行评价。追踪评价法最早在企业应用，后转入医疗领域。先在美国，后在日本和中国台湾等国家和地区得到了推广使用。我国大陆地区从2011年第二周期医院评审引入该种方法，目前在很多省份都有应用。但追踪评价法对评审员的素质要求非常高，并非所有地区的评审员都能掌握，因此，我国大陆地区许多省份在现场评审时仍延用传统的听取报告、现场检查、交流座谈、操作考核的方法。

3. **现场评审后**　现场评审后最主要的工作是督促医院进行改进，ISO、澳大利亚ACHS、美国TJC和JCI、英国CQC以及我国大陆和台湾地区都对医院有相应要求。如

ISO要求医院进行内审，并对医院进行监督检查；美国TJC和JCI要求医院提交标准遵从的报告，并对医院开展随访调查。澳大利亚ACHS会对所有"必评"指标开展周期调查，并对现场评审时提出的改进建议进行评价。我国台湾地区TJCHA在现场评审之后会对医院进行追踪辅导访查，访查的结果会提交给卫生行政部门作为下一次评审的参考资料。我国大陆地区许多省份都开展了"回头看"行动，即对评审中发现问题的改进情况以及关键指标进行再评价，防止评审后质量滑坡。

五、评审结果

（一）评分结果

标准或衡量要素达成的程度、百分比或分值是常用的评分结果表达形式。如美国TJC将每项标准的评价结果按照3个等级进行划分，分别为"2分——完全符合""1分——部分符合""0分——不符合"。澳大利亚ACHS审评标准的评价结果包括5个层次：很少进步（LA），有进步（SA），明显进步（MA），较大进步（EA），显著进步（OA）。德国KTQ在评分中充分融合了PDCA的理念，计划、检查、实施在每个标准中都是3分，而执行是9分。我国大陆地区第二周期医院评审的评分细则和我国台湾地区比较接近，都按照C级、B级、A级标准的总达标比例制定。有部分省份在评审标准的判定中综合运用了分值和等级评分的方法。如《上海市综合医院评审标准（2018年版）》在准入标准和技术标准中采用了分值记分，在现场评价的管理标准中采用了"A、B、C、D、E"的等级计分。

（二）最终评审结果

最终评审结果通常分为2~5个级别。以2级划分的评审结果通常表达为"合格、不合格"，如我国台湾地区TJCHA的中心医院任务和教学医院评审。该种表达方式比较简洁，比较适用于非常重要的，要求医院必须达到的标准。美国JCI的评审结论也只分为"通过"和"否定"。英国CQC的评审结果用"优、良、有待改进以及不合格"来进行表达。在结果的划分中最为细致的是美国TJC，最后的评审结论分为"初步通过，完全通过，通过但需随访调查，认证基本不能通过，不能通过"5类，而且对医院改进的要求也十分严格。医院只有不断改进，直至最终符合其每一条标准要求才能获得TJC评审通过的证明。

（三）评审结果的应用

评审结果的应用主要分为服务医院、服务患者、服务医保以及服务政府4个方面。

1. 服务医院　通过参加某些机构的评审，受评医院不仅可以获得自身存在问题的分析，还可以了解国内、地区乃至国际上医院之间的平均水平以及上、下线值，从而清晰地了解自身医院的管理水平在同类医院中所处的位置以及差距，从而为持续改进获得目标。如IQIP即可为参加评审的医院提供上述服务。

2. **服务患者** 英国CQC、美国TJC、日本JQ以及德国KTQ会在网站上发布医院评审的结果供患者查询比较，为患者的就医选择提供指导。在我国大陆地区，三级甲等医院的评审结论作为最优医疗服务的代表深入人心，是患者就医的首选。医院评审结果的公布除可起到宣传和引导作用外，还可以形成很强的社会监督作用，促进医院的不断完善和进步。

3. **服务医保** 美国、泰国、日本和中国台湾地区医院评审结果最主要的利用方式就是和保险支付挂钩。医疗保险在医院收入中占有举足轻重的地位，因此，和保险支付挂钩的评审工作虽然为自愿参加，但是却能够充分调动医院参与的积极性以及对标准的遵从程度。医保支付与医院评审的结合，不仅可以使医保资金的管理更加精细化，提高资金的使用效益，也可以利用资金杠杆，引导医院不断提升医疗质量和绩效管理水平。

4. **服务政府** 医院评审是对医院管理、绩效、服务、质量等的全面评价，可以作为政府对医院投入、监管以及医院领导职务任免的依据。例如，英国CQC的评审结果作为医院是否可获得自主运营权的依据，如果评审结果出现问题，则可能面临被监管的风险。在我国大陆地区，医院评审所决定的等次可能会成为医学中心、临床重点专科等评选的准入门槛，部分省份会对医院评审的分数进行排名，对连续排名倒数的负责人做出更换的决定。

案例讨论

【案例】 英国的评审结果会在CQC的网页上公布，质量改进进展报告会向公众和新闻界公开。一些评审结果里会有相当严肃的批评，对表现差的医院，政府有权对医院采取从合规要求、罚款，到撤换管理层乃至吊销执照等行为。这样既保证了患者的知情权，使他们可以有比较、有依据地选择就诊机构，也使各医院产生提高服务质量和效率的压力。

【讨论】 我国对质量或绩效表现不佳的医院都有哪些管理方式？请结合我国的国情讨论，是否应该将各省医院评审的结果在官网上公布以供民众进行查询？借鉴英国的经验，我国还应该从哪些方面加强对医院质量以及绩效的管理和处罚？又有哪些方式在我国不适用？其面临的深层次问题和障碍在哪里？

第二节　国内外医院评审的特点

由于国情、文化、医院发展程度的差异以及医院评审所承载职能不同，各国医院的评审模式有很大差异。但是，由于医疗服务价值观和目标的一致，又使得各国的医院评审在不同当中又有很多相似点。最早在国际上开展医院评审工作的国家是美国，所以它的组织管理体系、标准框架、评审方法等影响了很多后续开展工作的国家。在本节中，我们选取了各国医院评审工作中最具有先进性、代表性的方面，对国内外医院评审的特点进行了概况总结。

一、医院评审主体的选择具有多样性

医院评审主体指医院评审组织的性质。评审组织的性质影响组织的管理架构和运作模式，继而影响医院评审整体工作的开展，是在评审工作开展之初就需要决定的工作。正如前文所述，当前国内外医院评审组织的类型主要可以分为非营利非政府型、非营利政府委托型和营利非政府型。这三种类型各有特点。非营利非政府型，由于其具有非营利和非政府的属性，可以很好地避免营利性资本以及政府的干预对评审工作的影响，维护评审工作的公正性和权威性，有利于受评机构对评审结论的认可和该项工作的推广。但同时非营利的属性不利于调动市场活力和吸引资本投入，给评审机构的运行带来了一定的困难。而非政府的背景为评审工作最初开展时的公信力建设带来了一定难度。非营利非政府评审组织的杰出代表是美国TJC。美国是高度市场化的国家，行业组织自治的能力在一定程度上不亚于政府。所以TJC在成立之初选择了几个美国最具权威的行业协会、学会作为理事会成员，虽然没有政府背景，但却极具公信力。与美国TJC组成成员相似的还有日本JQ以及德国KTQ等。虽为非营利性机构，美国TJC选择采用商业化的运行模式，不仅为医院提供高效的评审，还通过咨询培训和教育出版等途径丰富其收入来源，有效地维持了机构的良好运行。

非营利政府委托型评审组织多存在于以公立医院为主的国家或地区。与政府天然的不可分割关系使评审组织在成立之初就拥有政府的公信力作为保障，但同样也会受到来自政府对评审组织工作的干扰。例如，英国负责医疗质量评审的组织，在十几年的时间中更替了3次，就是受到政府改革政策的影响。同时，政府对评审工作的考量通常会超过评审工作本身，评审标准、方法的更新改良、评审委员的换届若需经过政府批准则通常效率较低，难以跟上评审工作日新月异的发展速度。但政府的支持在评审工作开始之初往往能够起到巨大的促进作用。如泰国、我国大陆和台湾地区的医院评审工作都是在政府的推动下从无到有。

营利性非政府型是较少被采用的评审组织模式，尤其是在一个国家只有1~2个权威评审组织的时候，德国KTQ公司是其中为数不多的代表。通过签订契约建立评审管理、组织实施和评审员几方之间的关系，使得利益相关方之间彼此独立又协调有序。这种精巧的制度设计不仅成功解决了营利性公司最容易出现的因逐利而降低评审公平性和公信力的问题，又充分发挥出公司化运作所带来的责权清晰、高效、有活力的优势。

我国大陆地区在第一周期医院评审时采用的是"第四类"评审组织的形式，即"政府承担型"。这是在改革开放初期各类第三方组织不健全的情况下必然的选择。第一周期全国医院评审历时11年后戛然而止，充分暴露出了完全由政府承担评审工作时所容易出现的公正性不足和持续性不够的问题。此后，我国大陆地区便进入到对医院评审组织主体模式选择的艰难探索中。根据《医院评审暂行办法》（以下简称《暂行办法》）中第八条、第九条的规定：卫生部和卫生部医院评审委员会负责全国医院评审的领导、组织及监督管理。委员会下设办公室。各省级卫生行政部门成立医院评审领导小组，负责本辖区的医院评审工作。领导小组组长由省级卫生行政部门的主要负责同志兼任。所以，第二周期全国医院评审工作重新启动之时，仍然延用了由政府承担评审工作的方式。但是随着评审工作的展开，中央卫生行政部门参与具体工作过多，人力资源难以满足需求等问题开始逐渐暴露，这有违于第二周期医院评审总体设计的初衷。因此，卫生部迅速做出了调整，于2013年撤销了成立仅1年的全国医院评审办公室，将评审的主体责任更多地下放到地方。省级卫生行政部门在第二周期医院评审中因地制宜地发挥了更多的主导作用，并从海南省探索开展了第三方专业机构主导评审的模式，顺利地推进了第二周期医院评审工作。为了简政放权，进一步激发市场活力，2017年9月国务院发布了《关于取消一批行政许可事项的决定》（国发〔2017〕46号），取消了国家卫生行政部门对于三级医院评审结果的复核权，同时明确提出行政人员不得在评审委员会中任职。在进一步去行政化的政策要求下，对于是否应该继续由卫生行政部门主导医院评审工作，还是放弃行政领导，走市场化的道路，让专业公司承担评审工作的问题引起了业内的争论。国家卫生健康医院管理研究所2018年启动了《我国医院评审工作比较研究》的课题，专门就上述的问题与受访医院进行了深入交流，所有医院就此问题都给出了一致的答案，即应该继续坚持在行政领导下的医院评审工作。此外，受调研医院均表示公司的逐利性太强，对评审结果的公正性会带来影响，不认可其开展的医院评审工作。由此可见，继续坚持行政领导下的第三方机构实施的组织模式是最有利于推动我国大陆地区评审工作发展的选择。综上所述，医院评审主体与行业自治的力量、医疗机构的隶属关系有高度的相关性。每一种主体模式都有其优缺点。只有经过不断地探索和尝试，才能理性地做出最适宜的选择。

二、稳定的收入来源是机构运行的保障

解决了主体模式选择的问题后，以何种模式运营就成为评审组织管理中最重要的问题。评审组织收入的来源主要有评审收费、培训收费、会员缴费、出版物发行、保险补贴、接受捐赠和政府投入等。评审收费、培训收费和会员缴费是最常见收入来源，在美国、德国、英国、日本、泰国、中国台湾地区广泛采用。向被服务方收取费用是服务价值的最直接体现，不仅可以激励服务提供方提供更多有用的服务，同时也充分体现了"谁使用，谁付费"的基本交换原则。规范的评审收费制度不仅可以保证机构的正常运作，也可以减少医院向评审员提供不合理报酬的机会。如美国TJC、日本JQ、德国KTQ，都有非常清晰规范的收费规定，成为其机构稳定运行和快速发展的保障。我国大陆地区的评审组织和英国CQC都接受来自政府的经费支持。但是英国CQC服务人口仅相当于我国大陆地区一个省，其2014—2015年的政府投入经费已经达到了1亿元英镑，而我国大陆地区诸多省份的年度评审经费只有几十万元，很多省份由于财政预算困难更无经费支持，在一定程度上限制了医院评审组织规范发展。因此，无论采用何种筹资模式，稳定充足的收费来源是评审组织得以正常运转的前提。在政府投入有限的情况下，应该考虑给予评审组织收费的权力，更加有利于评审组织的持续发展。

三、完善的评审员制度是评审工作成功的关键

现场评审是医院评审的重要环节，而评审员是现场评审的主要执行者，因此，评审员素质的高低、对标准操作的熟练程度和对标准一致性的把握程度是评审工作顺畅与否和成功与否的关键。评审员管理不仅包括遴选和培训，还包括考核、资质的授予、继续教育以及资质的保持等环节。只有建立评审员从进入到退出的闭环管理，才能够有效地维持现场评审所需的人力资源以及评审质量。国际上，越是成熟的评审组织，其评审员管理越加完备。如在国际上影响力较大的ISO，其对审核员的管理就非常细致严格。与其他评审体系不同，ISO将审核员资质纳入国家认证体系统一管理，从制度层面保证了审核员资质的严肃性与合法性。ISO审核员资质的申请、考核、确认都由中国认证认可协会完成。在获得审核员资质后，中国认证认可协会会继续对审核员进行监督与年度确认，为审核员认证水平的保持奠定了制度基础。监督和确认的工作是由

中国认证认可协会完成，而非审核员的聘用机构，这一制度设计可以最大程度保证对评审员评价的公正性。对审核员资质的严格把关，保障了ISO评审的可信度与美誉度，使得ISO认证成为国际上最具影响力的认证标识。

除ISO外，德国KTQ公司也建立了严格的评审员管理制度。KTQ认证标准较为简洁，重点放在医院管理方面。因此，KTQ对评审员在医院管理方面的经验提出了比较高的要求，如必须有院级或部门级负责人的经历，并且专门接受过200小时质量管理培训的方可通过遴选。在继续教育方面，KTQ公司每年都会组织相应的培训以提升审核员能力。同时KTQ公司会对审核员进行持续监督，如发现问题，可以随时取消其资格。每3年，KTQ公司会对审核员资质进行一次再评价，只有通过评价的人才能继续保持资格。

日本JQ也非常重视评审员的培训工作。与KTQ相同，日本JQ也要求评审员全部具有医院部门及以上负责人的管理经验。除建立完整的遴选、培训、继续教育体系外，日本JQ格外重视评审员培训师资的能力。能够为评审员授课的师资都是在评审领域具有相当经验的人员。泰国评审员的培训周期则长达1年。被遴选的评审员首先需要进入新生培训项目，而后进入STA项目阶段，即See（见习）—Try（实践）—Act（实操）阶段。

在我国大陆地区，对评审员水平、能力以及腐败现象的争议成为第一周期医院评审矛盾的触发点。在第二周期医院评审开展的初期，国家卫生行政部门想要通过统一的国家培训和资质认可来解决这一问题。但随着评审组织权限的下放，国家级评审员的培训工作也相继停止。由于没有统一规范的模式，各省对评审员的管理宽严不一。目前，各省评审员理论培训集中在2~4天，实践培训2轮左右，与其他国家相比较短。在如此短暂的理论培训中消化600余条标准显然是不现实。我国《医院评审暂行办法》第十四条规定，评审专家应当按照规定参加卫生行政部门和评审组织举办的培训、考核。考核合格的方可参加评审工作。但在实际操作中也有相当一部分地区没有对评审员进行考核，也没有颁发相应的合格证书。经过多年的建设，我国大陆地区对评审员管理的重视程度仍然不够，还没有形成从遴选到退出的闭环管理。所以，在第二周期医院评审中，对评审员同质性的质疑依然存在。

四、"以患者为中心"和"持续质量改进"成为国际公认的评审理念

医疗服务的本质是向患者提供能满足其治疗需求的服务。无论是政府还是其他机构主导的医院评审都是从第三方的专业角度评估医院为患者提供服务能力的优劣，是患者利益的代表，因此"以患者为中心"逐渐成为各国评审组织采用的评审理念。评

审组织的"患者视角"往往能够通过其制定的评审标准体现出来。例如，美国TJC评审标准第一部分就是"以患者为中心"的标准，其中的"国际患者安全目标""医疗可及性和连续性""患者与家属权益""患者与家属教育"等内容都是从患者利益维护的角度出发对医院进行评价。我国大陆地区第二周期医院评审标准编制强调由各专业技术评价向"以患者为中心"的医院系统性和内涵建设评价转变，其中的"医院服务"和"患者安全"章节都充分体现出"以患者为中心"的思想。

除评审标准的编写外，英国CQC和澳大利亚ACHS在评审体系的设计上更为开放，更加强调"以患者的需求为出发点和落脚点"的思想。在评审标准制定前，英国CQC会做大规模的群众调查，借此了解普通群众对于医疗服务的意见、建议和期待，并将其总结为医疗服务所要达到的"目标"。这些目标与评审标准挂钩，但是却不要求医院一定要按照标准执行，"目标"的实现程度才是判定医院合格与否的标准。在评审的过程中，CQC评审员会与患者代表进行现场交流，了解患者的感受。CQC编写了供普通民众阅读的《医疗质量和医疗安全基本标准指南》。该指南将专业的医学术语简化成民众易于理解的语言，增加民众对医疗服务质量的了解程度和参与程度。CQC的网站上有专门的公众服务版块，为患者提供医疗机构的查询服务，并随时收集患者的意见。英国CQC在评审目标的设定、评价、监督到结果利用等各个环节都非常强调患者的参与度，可谓将"以患者为中心"的思想贯穿始终。与英国CQC相似的是，澳大利亚ACHS也将"以患者为中心"贯穿在评审的各个环节。如以患者的需求和期望而非医学专家或政府官员的期待作为评审的首要目标，在评审的过程中强调摆脱专家视角，而以普通患者的视角去评价医疗机构提供的服务等。

与"以患者为中心"类似，"持续质量改进"因其科学性和有效性已经成为在医院评审中普遍被认可的理念。由于地域、经济和文化的差异，医疗机构管理水平之间的差距很大，很难用一套标尺对所有的医疗机构进行评价，即便在同一个国家也是如此。况且质量的改进没有穷尽，今天的方法很可能成为明天的问题，因此，只有引导机构不断地发现问题、改进问题，才能获得持续的进步并使质量逐渐臻于完善。在国际上较早应用持续质量改进的理念开展评审工作的组织是美国TJC。随着TJC影响力的不断扩大，PDCA作为一种持续质量改进的有效工具在加拿大、德国、澳大利亚、日本、泰国、韩国以及我国大陆和台湾地区被广泛应用。

美国TJC在许多标准的衡量要素中要求医院既要有相应的制度，还要建立不断检查和自我改进的机制。澳大利亚在标准中对医院的员工和管理者提出要开发和使用质量管理工具的要求，同时要求持续质量改进的重点和措施应与患者的需求保持一致。德国KTQ标准严格地按照PDCA的循环进行设计，每一条标准都按照P、D、C、A的步骤进行描述和评价。我国大陆和台湾地区的评审标准都是按照从D到A逐步递增的

4个层次演绎受评机构的达标情况，分别对应"有持续改进，成效良好""有监测有结果""有机制且能有效执行""仅有规章制度或流程，未执行"。

知识链接

"以患者为中心"的医疗模式指在强调疾病的诊断、治疗的同时还需关注患者的发病与经历、思想与感受，对治疗方案和措施的态度等。与传统的"以疾病为中心"的诊疗模式相比，"以患者为中心"更加强调患者充分的知情与参与，医患双方有效的沟通和交流，对患者需求应答的准确与迅速以及维护患者的尊严等。1955年，Balint教授首先在文献中提出了"以患者为中心"（patient-cented medicine）的概念。在我国，1996年卫生部提出了"以患者为中心"的概念，并指出该种模式将带来医疗服务的变革。2005年，卫生部开展了"以患者为中心，以提高医疗服务质量为主题"的医院管理年活动，此后该理念逐步被越来越多的医院接受和引用。

五、在医院评审中贯穿"循证"的思想

循证医学是实现医院现代化、精细化管理的基石，也是许多国家在医院评审中非常强调的内容。循证的医院管理要求管理者不断地了解患者的真实需求，收集和分析各类可获得的资料和数据，从而做出科学的决策。只有通过循证的手段进行过程和结果的测量和改进，才能证明医院内部持续改进的机制是完备的、有效的。只有通过科学的方法展示发现问题、改进问题的成果，才能够获得员工、患者和社会公众的信任。澳大利亚ACHS标准中要求医疗机构要建立机构级的系统，对服务质量、服务结果、管理效率以及持续改进的效果进行测量。泰国在医院评审中大力推广数据回顾、根本原因分析等多种基于循证的方法，帮助医院持续改进。美国TJC要求医疗机构提供基于数据监测的改进证据，以评估其对标准的遵从程度。我国大陆地区在2011年版评审标准中设立了日常统计学评价，引导医院对医疗质量、安全以及运行效率开展循证学评价。

六、追踪评价法在现场评价中被广泛应用

鉴于医疗服务系统的复杂性和异质性，现场评价成为医院评审中必不可少的

环节。从1918年美国开始进行医院评审以来，医院评审在国际上已经经历了百余年的发展历程，医院的管理水平也发生了翻天覆地的变化。在信息化水平高度发达的今天，即便是在发达国家，也没有在系统的医院评审中完全用信息统计评价替代现场评价的先例。现场评价最大的优势是可以直接观察到医疗服务的环境，设施设备的状况，员工的精神面貌，以及医院文化，而这些因素都与医疗服务的质量和安全有一定的关联。但现场评价的劣势在于，评审员只能看到某时某地医院的情况，对非评审时期医院的状况无从知晓。而且，分部门进行的现场评价难以发现不同部门在进行交接过程中的质量问题，而交接环节被证明是医疗质量问题的高发点。

为了能够在短暂的现场评价中发现更多的质量问题，2006年美国JCI率先在医院评审评价的过程中使用了追踪方法学。追踪方法学的最大特点是能够对患者就诊的全过程进行系统的观察和了解，从而发现医疗服务各流程和环节中存在的问题。由于追踪路线具有一定的随机性，所以医疗机构无法事先准备，因此，现场评价结论的真实性也得到了提升。除美国JCI外，日本、泰国、我国台湾地区都在现场评审中对追踪方法进行了应用。我国大陆地区从2011年第二周期医院评审开始正式引入该种方法，并首先在海南省医院评审中应用，获得较好效果，然后推广到上海、江苏、浙江等省份。追踪方法学的应用提升了现场评审结论的真实性，得到了受评医院的肯定。但是追踪评价法对评审员综合素质要求较高，我国大陆地区能够熟练运用该种方法的评审员数量不足，限制了该种方法的广泛开展与深度运用。因此，追踪评价法更大作用的发挥需要建立在完备的评审员管理制度以及高素质的评审员队伍的基础上。

七、信息化手段的运用占有越来越重要的地位

随着经济水平的快速发展，当今社会已经全面进入信息化时代。信息化手段的运用可以有效地加速信息流转，提升工作处理的效率和准确率，加强各行各业的合作。如今，一家医院信息化水平的程度几乎成为其管理能力的代言。伴随着医院信息化管理水平的长足发展，使信息化手段在医院评审中的大量运用也成为了可能。

首先，在医院评审组织工作的信息化方面，美国JCI、德国KTQ、英国CQC等评审组织都建立了专门的评审工作网站，从组织愿景、工作介绍到网上资料下载、评审申报以及结果公示都在互联网上直接操作，为评审工作的推广以及评审结果的传播提供了便利。

其次，从各类渠道收集来的资料和数据在评审重点的选择和评审结论中占有越来越重要的地位。美国JCI、英国CQC和中国台湾地区的评审标准中都包括指标监测体

系。对监测指标分析的结论在最后的评审结果中占有一定比重。除要求医院上报监测指标外，美国的评审组织还会从医院协会数据库、医疗保障与医疗服务救助中心数据库等收集信息，进行更加全面的指标分析。基于"开放、透明、坦诚"的医院管理文化，英国建立了信息上报和共享机制。除承担医院评审的职能外，英国CQC还承担着医疗质量与安全信息协调中心的职能。CQC可以采集到十几个国家数据中心的大量数据，并据此研发了智能监测系统。在智能监测系统的帮助下，CQC可以更加精准地制定现场检查的方案，极大地提升了现场检查的效率和资源的利用率。我国大陆地区在2011年版的评审标准中也列有专门的章节要求医院对日常统计评价指标进行监测分析。部分信息化建设比较先进的地区，如上海、浙江、江苏等已经开始将病案首页信息、DRGs系统中的数据作为对医院质量和绩效评价的依据，并开始探索建立数据平台，采用从医院日常管理数据中实时抓取的方式收集数据，减轻医院准备资料的压力。

最后，在现场评审的过程中，美国TJC、澳大利亚ACHS、德国KTQ以及我国大陆地区都使用了评审软件进行现场评审。评审员根据软件进行操作，评审结果及时上传到系统，不仅提高了工作效率，规范了评审员的操作过程，还可以减少评审员人为修改评审分数的机会，保证了评审的公平性。总之，随着信息技术的进一步发展，信息化手段将会在医院评审中发挥越来越重要的作用。信息化手段能够弥补现场评审的诸多缺点，使有限的评审员资源得到更好的利用。

第三节　医院评审标准制定方法

医院评审的标准是医院评审活动得以开展的基石，医院评审机构和专家必须使用特定的评审标准才能衡量出医院的实际水准，因此，编制适宜的医院评审标准就至关重要。

医院评审的标准一般由条目内容和条目权重所组成。医院评审标准的制定涉及条目的内容编制和条目权重的设置两个方面。

一、医院评审标准的条目编制

医院评审标准的条目编制方法众多，一般有专家会议法、头脑风暴法、改良德尔菲法等。

（一）条目编制的原则

无论采用何种方法，条目的编制中，一般需要基于如下原则。

1. **目的性**　编制条目首先要必须从医院评审的目的出发，确定评审项目的内在要求，与评审目的密切相关的关键条目绝不可以遗漏，非密切相关的条目尽量不要选入，以保证评审体系的简约性。

2. **全面性**　医院评审项目是一种整体性的评价，但医院的特征纷繁复杂，而条目的数量是有限的，因此，为了保证医院评审项目的相对全面性和完整性，就需要遴选出有代表性的条目来全面地衡量医院的主要特征。同时还应注意，遴选出的条目需要既能反映医院的全貌，又能一定程度上从不同的侧面或角度来具体分析医院的特点。

3. **科学性**　医院评审的条目应具有相当的科学性，即所选的条目应具备以下特性：①客观性，即这些条目的数据来自于客观事实；②敏感性，即能够用这些条目能灵敏地反映出医院在评审项目中的差异；③特异性，即这些条目与当前医院评审项目的目的密切相关，与其他的医院评审项目的相关性相对较低；④稳定性，即这些条目在一定的时间内变化不大，不会出现受偶然因素的影响而发生大起大落的变化。

4. **可行性**　在编制医院评审的条目时，必须要注意数据的可获得性，同时对于获取到的数据必须有一定切实可行的量化方法可以使用。对于非常重要的条目但是又无法获取到相关信息的，要选取相近的条目进行替换。

（二）专家会议法

专家会议法，也称为专家座谈法，一般指由资深专家和行业人员组成工作小组，针对某个具体话题进行深度研讨，并达成共识的一种方法。在专家会议上，与会专家围绕医院评审的特定主题，各自发表自己的意见，充分讨论，以期最后达成共识，遴选出医院评审的条目。

该方法在既往的医院评审条目的编制中较为常用，该方法简单易行，操作效率高，但是同时也存在一些缺陷，包括参会专家的代表性不足；由于权威的影响，不同的意见未能得到有效的吸纳；不同场次的会议之间同质性较差，会议讨论出来的结果不够稳定等。

（三）头脑风暴法

所谓头脑风暴（brain storming，BS）是指无限制的自由联想和讨论，以便激发创意，产生新想法。执行头脑风暴法时，一般是一群人围绕一个特定的会议主题，在暂缓评论和批判的情况下，进行轻松愉快的讨论，并提出新的办法。因此，在头脑风暴前必须确定一个明确的讨论目标，使与会者明确此次会议需要解决的问题，同时不能限制解决方案的范围。一般而言，为了使头脑风暴座谈会的效果更好一些，需要在会前做适当的会议准备工作。比如，收集背景资料预先给参会者参考，以便使与会者了解与议题有关的信息和动态。

头脑风暴会议的人数不宜太少或者太多，一般以8~12人为宜，人数太少不利于交流信息，激发思想，人数太多则不容易掌控，影响会议效率。在会议过程中，可规定几条头脑风暴的纪律，要求与会者共同遵守。比如，要集中注意力，不要私下议论，不得当场对任何意见做出评价等。在医院评审条目编制的过程中，头脑风暴法主要用于开发新的条目内容。

（四）改良德尔菲法

德尔菲是Delphi的中文译名。Delphi原本是古希腊的一处遗址，是传说中可预卜未来的阿波罗神殿的所在地。20世纪50年代，美国兰德公司与道格拉斯公司合作，研究如何通过有控制的反馈更加科学可靠地收集专家的意见时，开发出了德尔菲方法，此法后被广泛地应用于科学技术领域。德尔菲法的核心是匿名、背靠背地函询专家们的意见，工作小组对每一轮的专家意见都进行汇总整理，并作为参考信息再发送给每位专家，供每个专家在做下一轮分析判断时参考。经过多轮反复征询，专家们的意见逐步收敛，得到比较一致的结论或方案。

传统的德尔菲法在第一周期函询时，仅给出要讨论的话题，由专家提供候选方案，并在后续的讨论中围绕这些方案展开。然而由于参与函询的专家有限，因此所产生的候选方案难免存在不系统、不充分、不全面等方面的问题。为了解决上述问题，改良的德尔菲法应运而生。在改良的方法中，首先由工作小组针对需要讨论的问题，进行系统全面的文献检索，遴选出可行的候选方案，然后进入函询环节。

在医院评审条目编制中，运用改良的德尔菲法，首先需要确定评审的理论框架，构建候选指标池，然后遴选出相应的条目进入到专家函询之中。

1. 评审框架的选择　在医院评审项目中，由于各个项目的目标不同，指导思想各异，因此选择适宜的理论框架来指导指标体系的研发过程就显得非常重要。例如，在医疗质量评价领域中，比较常用的评价框架有"结构－过程－结果"框架，美国医学研究所的六维评价框架（安全、有效、以病人为中心、及时、高效、公平），经合组织（Organization for Economic Cooperation and Development，OECD）的三维评价框架（有效、安全、以患者为中心）。在研发医院评审条目伊始，就必须选定理论框架或者发展出自己的理论框架，以防研究过程被湮没在具体的条目细节之中。

2. 构建候选指标池　所谓候选指标池是指服务于特定的目标，并以一定的层次和结构组织起来的指标体系（图2-1）。

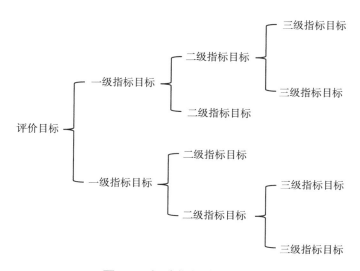

图 2-1　候选指标池示意图

候选指标池的结构是指指标体系内部各个指标的排列组合方式，指标体系的层次性则是指指标体系内的各个指标按照一定的标准划分为不同的层次。图2-1中的第一层是评价目标，第二层是一级评价指标，第三层是二级评价指标，第四层是三级评价指标，直到可以直接量化操作为止。一般情况下，第三级指标就进入到了可以直接测量操作的层面。

在候选指标池的构建过程中，需要尽量全面地收集相关各种评审体系的指标，构建出全面、系统的指标池。各种评审体系的指标在进入指标池时，难免有重叠和重复，因此，需要使用系统图和亲和图的方法，对收集到的指标进行整理和归纳。

知识拓展

系统图和亲和图

系统图法是将达成目的与目标所需要的手段和方法，或者针对某个问题的原因分析，展开成有层次、有结构的图表，经图表化的分析，可以对问题或者目标的全貌一览无遗，并能使得问题的重点得到明确。

系统图可以分为要素分析型和对策展开型两类。要素分析型系统图的目标是使问题的要素得到明确化，因此，将构成问题对象的要素系统性地一层一层展开，使得它们之间的关系更加明晰、系统。例如，为了测量医疗质量，从结构–过程–结果三个维度出发来衡量，在结构维度上，又从人员、床位、医院面积等维度出发进行测量，在人员维度上，又从医务人员的占比、高级职称的占比等角度进行测量，以此类推，得到一张医疗质量评价指标体系的系统图。对策展开型系统图则是为了求得解决问题的对策，而将目标及对策系统性进行展开。

亲和图是由日本学者川喜田二郎在1953年所创，旨在将复杂没有头绪的观念或事实，依据彼此之间的亲疏程度加以归纳和整合，从而促使观念或者事实进一步被明晰化。使用亲和图，可以将收集到的大量的意见或事实等材料，以图解的形式进行汇总，便于求得统一认识。在构建候选指标池的过程中，使用亲和图可以将各个医院评审项目中的指标整合梳理到同一张候选指标池图表中。

3. 改良德尔菲法的操作步骤 改良德尔菲法在科学研制医院评审条目中可以发挥重要的作用，它突破了传统方法的限制，为更合理地制定决策开拓了思路。改良德尔菲法的工作程序一般包括如下几个方面。

（1）设置工作小组：设置工作小组旨在组织和领导改良德尔菲法专家咨询工作，根据咨询项目的大小，工作小组可以由一个人担任，也可以由几个人担任。工作小组的主要任务包括拟订项目评估目标、收集文献资料、构建候选指标池、制定专家函询表、遴选专家、对专家提出的意见及结果整理统计分析等工作。

（2）设计专家咨询表：专家咨询表是应用改良德尔菲法收集信息的主要来源。专家咨询表的设计好坏，直接影响了专家咨询的准确程度。在开展医院评审条目编制之前，首先要根据医院评审项目的主题设计出相应的专家咨询表。在设计专家咨询表时，需要注意以下几点。

1）要有简要介绍：对专家咨询项目要做简要介绍，以使专家全面了解情况。在专家咨询表中一般都应有前言部分，用于扼要说明本咨询项目的目的与任务，以及专家在本研究中的重要意义。同时，还要对轮间反馈做简明的介绍。

2）问题要集中：专家咨询表中所列的问题，要紧密聚焦于候选指标池。问题要有逻辑顺序，先整体，后局部。一般先问一级指标，再问二级指标，以此类推。

在医院评审指标遴选项目中，一般要让专家对候选的每个条目按照从1~9的重要性进行评分，同时，也需要让专家对每个条目的数据可及性进行评价，即评价重要性的同时要评价可及性。

3）咨询表要简洁：专家咨询表应有助于专家做出判断，而不是让专家把时间和精力用在理解复杂、混乱的调查问题上。因此，对于专家咨询表出现的候选指标，特别是不常见或者大部分专家不熟悉的指标，需要给予注释，以便专家在理解之后，给出自己的专业判断。同时专家咨询表中还应设置开放式回馈的环节，以便专家能自由地阐明自己的意见和论点。

4）控制条目的数量：函询专家问题的数量，不仅取决于指标体系的总体规模，同时还取决于专家可能做出应答的上限。如果对函询问题只要求做出简单回应，问题的数量可适当增多，如果问题比较复杂，则数量应适当减少。一般认为，函询问题的数量不宜超过50个，否则专家将会因为需要回答的问题过多而影响应答质量。

在此过程中，若候选指标池中的条目总数多于50条，工作小组则需要对其进行深度梳理和整合，对于雷同、近似的条目，尽量进行合并和筛选，力争将条目总数控制在合理的范围之内。若精简之后的指标体系总量仍远超50条，则需要考虑综合使用其他的方法来编制医院评审条目。

（3）选择咨询专家：在工作小组拟定了专家咨询表之后，就要选择参加函询的专家。在改良德尔菲法，专家的质量和水平将直接影响到项目的成败。如果参与的专家对研究的主题不具备相应的专业知识，就很难提出正确的意见和有价值的判断；同时专家由于学科背景不同，所代表的利益相关方也有所差异。因此，选择函询专家是工作小组的一项重要工作。

在遴选专家时，既要照顾到行业代表性、区域代表性、学科代表性，还好要照顾到年龄层次、工作年限等方面的因素。在改良德尔菲法的操作中，一般将专家定义为从事该领域工作10年以上的专业技术人员。在医院评审条目编制项目中，一般将涉及医院管理、医疗、护理、医技、后勤、医保、公共管理等领域的专家和从业人员，因此需要按专业需要以及对专家的熟悉程度来初步拟定专家名单。此外，完成一项改良德尔菲法研究全部轮回所花费的时间较长，根据既往经验完成一轮一般需要2~4周的时间，因此，专家的时间可及性也是一个重要的考量因素。

在改良德尔菲法研究中，咨询专家人数的多少一般视研究项目的规模而定。一般情况下，评估的精度与参加函询专家的人数呈函数关系，通常随着专家人数的增加而精度提高，达到一定规模之后，精度将逐渐趋于稳定。根据既往经验和研究报道，参与函询的专家人数控制在15~50人为宜。在函询过程中，一般需要专家一直参与到底，不得中途换人，因此，在考虑应答率和脱落率的情况下，在预选专家人数时应适当留有余地。

（4）开展函询：改良的德尔菲法一般分2~3轮进行。第一周期寄发给专家的函询表中，除去函询的研究条目之外，还需要收集征专家的基本信息、专家对评价条目的判断依据以及专家对问题的熟悉程度。第一周期函询表被回收之后，需要进一步统计分析，并适当跟据专家意见进行修订研究条目。在第二周期函询表中，重点描述修订后的研究条目，同时需要附上第一周期函询的专家意见统计结果，以便专家在评估时能参考专家的集体意见，适度修正自身的评价。一般在对第二周期函询进行统计分析之后，根据专家意见的收敛效果决定是否开展第三轮函询，若能达到收敛效果（例如，候选指标认可程度按9分计算的算术平均数≥7.0，且候选指标的变异系数≤0.25），并且没有新的修改意见，则可以考虑结束函询。

（5）函询结果的统计分析：工作小组可以应用常规的统计分析方法对专家的应答结果进行统计分析。首先需要描述分析专家的性别、年龄、职务、专业领域及从事年限等个人特征，以便了解专家的基本情况，说明参与专家的水平与可信程度等。对于研究条目的统计分析指标一般有百分数、算术均数、中位数、四分位数、满分比例、变异系数等。

1）专家积极系数：专家积极系数可以用来反映专家对本研究项目的合作程度和关心程度，专家积极系数的大小在一定程度上可以反映出该改良德尔菲法咨询结果的可靠程度，一般使用咨询问卷的回收率来表示专家积极系数的大小。

2）专家权威程度系数：专家权威程度系数表示专家意见的权威程度，由专家对研究领域的熟悉程度和对研究问题做出判断的依据来共同决定的。专家权威程度系数一般用Cr表示，专家熟悉程度系数一般用Cs表示，专家判断系数一般用Ca表示，并且Cr=（Cs+Ca）/2。Cr越大表明专家的权威程度越高。

3）专家熟悉程度系数：通常情况下，专家熟悉程度被划分为5个等级，每个等级赋0.2~1.0分不等。赋值表见表2-1。

表2-1 Cs赋值表

熟悉程度	分值
很熟悉	1.0
较熟悉	0.8
一般	0.6
不太熟悉	0.4
不了解	0.2

4）专家判断系数：专家的判断依据一般来自4个方面：理论分析、工作经验、对国内外同行的了解、直觉。每类判断依据对专家的影响程度又分成大、中、小，共3个等级。常用的赋值表见表2-2。

表2-2 Ca赋值表

判断依据	影响程度		
	大	中	小
理论分析	0.3	0.2	0.1
工作经验	0.5	0.4	0.3
对国内外同行的了解	0.1	0.1	0.1
直觉	0.1	0.1	0.1

5）专家意见协调程度：专家意见的协调程度反映了专家意见的一致性。专家对指标的分歧越小，则其协调程度越高，专家意见越统一，越具有指导意义。

专家意见协调程度一般用一致性系数 w 来表示，其含义是 m 个专家对 n 个指标的评价意见的一致性程度，w 介于 0~1 之间，w 越大则表示协调程度越好。专家意见一致性系数的计算方法如下。

$$T_i = \sum R_{ij}$$

式中，T_i 为第 i 个指标的秩和；R_{ij} 为第 j 个专家对第 i 个指标评分的秩次，按照评分的大小编秩。

$$\bar{T} = \sum_{i=1}^{n} T_i / n$$

式中，$\bar{T}$ 为各个指标的平均秩和。

$$\sum d_i^2 = \sum (T_i - \bar{T})^2$$

式中，$\sum d_i^2$ 为全部指标秩和的离均差平方和。

$$w = \frac{12}{m^2(n^3 - n)} \sum d_i^2$$

式中，w 为专家意见一致性系数。当遇有相同秩次时，w 需要通过如下公式进行修正。

$$w' = \frac{12}{m^2(n^3 - n) - m \sum (t_k^3 - t_k))} \sum d_i^2$$

式中，t_k 为第 k 个相同秩次的个数。

二、医院评审标准的权重确定

确定医院评审指标权重的方法主要有主观赋权法、客观赋权法和组合赋权法。主观赋权法是根据专家的经验、意愿来赋予指标权重，常用有层次分析法（analytic hierarchy process，AHP）、德尔菲专家咨询法等；客观赋权法则是根据指标的客观数值来计算各个指标的权重，常用的有熵权法、主成分分析法、多目标规划法、离差法、结构方程及均方差法等；组合赋权法就是前两种方法相结合而成，常用的有基于离差平方和的组合赋权法、基于最小二乘原理的组合赋权、基于离差函数和联合熵的组合赋权、线性加权单目标最优化法、熵系数综合集成法等。

主、客观两种赋权方法均有优缺点，例如，主观赋权法简便易行、主要考虑专家的偏好，但是有可能脱离实际情况。客观赋权虽然较好地考虑到了实际情况，但是有可能偏离决策者的主观意图。因此，两种方法最好结合使用。

（一）AHP法

AHP是一种适用于多目标决策的分析工具，由美国著名运筹学家Saaty于20世纪70年代提出。该方法将与决策相关的元素分解成为目标、准则、方案等层级，然后使用定性和定量的分析方法，将专家的经验判断进行量化，从而确定决策方法，该方法具有系统、灵活、简洁的优点，因此，广泛地使用于指标赋权的相关研究上。

AHP的基本思想是，首先构建一个有序的层次结构，然后比较各个层级之中两两元素之间的相对重要性，构建判断矩阵，再通过处理判断矩阵以获得每个因素的相对重要程度。AHP的基本操作步骤如下。

1. 层次的建立 为了确定各个指标的权重，需要将所有指标划到不同的层级之中。通常医院评审指标体系中的一级指标、二级指标和三级指标，对应于AHP中的目标层、准则层和方案层或指标层。

2. 构建判断矩阵 参照表2-3的赋值表，对每一个层级的指标分别进行赋值，获得判断矩阵$A = (a_{ij})_{n \times n}$，并利用相关统计软件对专家们的意见进行统计分析。

表2-3 AHP赋值表

分值	定义
1	C因素与D因素同等重要
3	C因素与D因素稍微重要
5	C因素与D因素较强重要
7	C因素与D因素强烈重要
9	C因素与D因素极端重要
2，4，6，8	C因素与D因素重要性比较结果处于以上结果之间
倒数	假设C因素与D因素的重要性比值是T_{cd}，那么D因素与C因素间的重要性就是T_{cd}的倒数

3. 层次单排序及一致性检验 使用几何平均法得到权重向量W，将A因素按行相乘得到一个新的向量；将新向量的每个分量开n次方；将所得向量归一化，即权重向量。公式如下：

$$W_i = \frac{\left(\prod_{j=1}^{n} a_{ij}\right)^{\frac{1}{n}}}{\sum_{i=1}^{n} \left(\prod_{j=1}^{n} a_{ij}\right)^{\frac{1}{n}}}$$

然后计算判断矩阵的最大特征值 λ_{max}:

$$\lambda_{max} = \sum_{i=1}^{n} \frac{(AW)_i}{nw_i}$$

式中，AW_i 为向量 AW 的第 i 个元素。

在计算出 λ_{max} 后，就可计算出一致性指标 CI（consistency index），进行一致性检验。CI 的计算公式如下:

$$CI = \frac{\lambda_{max} - n}{n - 1}$$

式中，n 是判断矩阵的阶数。

查表获得平均随机一致性指标 RI，如表 2-4。

表 2-4　随机一致性指标

n	1	2	3	4	5	6	7	8	9	10	11	12	13	14	15
RI	0	0	0.58	0.90	1.12	1.24	1.32	1.41	1.45	1.49	1.51	1.54	1.56	1.58	1.59

在获得 CI 和 RI 值之后，计算一致性比例 CR（consistency ratio）:

$$CR = \frac{CI}{RI}$$

当 $CR<0.1$ 时，则说明判断矩阵的一致性可以满足要求，否则需要返回重新调整判断矩阵，直至满足 $CR<0.1$。

4. 层次总排序及一致性检验　为了最终得到所有各个元素的权重，就需要做层次总排序，得到各个要素对系统总目标的组合权重，并同样要做一致性检验。

（二）熵权法

熵的概念源于热力学，表示不能用来做功的热能为热能的变化量除以温度所得的商。在信息论中，信息是系统有序程度的一个度量，熵是系统无序程度的一个度量，这二者绝对值相等，方向相反。熵是对不确定信息的度量，如果一个指标的信息熵越小，该指标提供的信息量越大，在综合评价中所起的作用理应越大，权重就应该越高。

熵权法是一种客观赋权方法。在具体使用过程中，熵权法根据各指标的变异程度，利用信息熵计算出各指标的熵权，再通过熵权对各指标的权重进行修正，从而得出较为客观的指标权重。

熵权法是一种可以用于多对象、多指标的综合评价方法。其评价结果主要依据客观资料，几乎不受主观因素的影响，可以在很大程度上避免人为因素的干扰。

从信息熵的定义可以看出，如果某个指标的熵值越小，说明其指标值的变异程度越大，提供的信息量越多，在综合评价中该指标起的作用越大，其权重应该越大。如果某个指标的熵值越大，说明其指标值的变异程度越小，提供的信息量越少，在综合评价中起的作用越小，其权重也应越小。

（三）结构方程法

在考察若干自变量和若干应变量之间关系时，传统的多因素分析方法中，前提是假设这些自变量是可以直接观测到的，并且因变量之间一般没有联系。然而在许多研究中，很多变量是无法直接测量获得的，并且他们之间还可能存在某种联系，甚至是因果性质的关系。因此，对于这类的研究，传统的分析方法很大程度上受到限制。为了解决这类问题，瑞典学者 Karl G. Jöreskog 和 Dag Sörbom 于 20 世纪 80 年代，提出了结构方程模型（structural equation modeling，SEM）的统计理论。该理论是对传统统计方法中的方差分析、探索性因子分析（exploratory factor analysis）、验证性因子分析（confirmatory factor analysis）、路径分析（path analysis）及多元回归分析（multiple regression analysis）等的综合运用和改进提高。目前已经成为一种通用的、主要的线性统计建模方法，并且在经济学、心理学、社会学等领域中得到了非常广泛的使用，并且被誉为"第二代多元统计方法"。

结构方程模型中包括可观测变量和不可观测变量两种变量。可观测变量是可以直接观测的，在研究中能够收集到数据的变量，也被称为观测变量（observed variables）、显变量（manifest variable）、指标（indicators），作为这些潜变量（latent variables）的标识。不可观测变量常被称之为潜变量，是模型中不能直接观测到的变量，是抽象的概念。

潜变量常由多个显变量进行度量。结构方程模型通过建立一个全面度量的因果关系的模型，可以描述潜变量之间以及潜变量与显变量之间的复杂关系。通过结构方程模型，研究者能够对直接影响和间接影响进行检验和估计。结构方程模型也因此被称为因果模型，它是一种允许研究者调查处于动态系统中的变量之间的关系的方法。

在结构方程模型中，还存在外生变量和内生变量的划分。外生变量（exogenous variable）是指不受其他变量影响的变量。内生变量（endogenous variable）是指被一个或多个变量所影响的变量。

结构方程模型包括测量方程和结构方程。测量方程表示显变量与潜变量之间的关系；结构方程表示潜变量之间的关系。

测量方程由两个方程式组成，即外生的潜变量和外生的显变量之间的关系方程式，内生的潜变量和内生的显变量之间的关系方程式。

测量方程：

$$x = \Lambda_x \xi + \delta \qquad ①$$
$$y = \Lambda_y \eta + \varepsilon \qquad ②$$

结构方程：

$$\eta = B\eta + \Gamma \xi + \zeta \qquad ③$$

其中，①式是外生变量的测量方程。

式中，x是由q个内生变量组成的q维向量；ξ是n个外生潜变量（因子）组成的n维向量；Λ_x是x在ξ上的q×n因子负荷矩阵，描述外生测量变量与外生潜变量之间的关系；δ是q个测量误差组成的q维向量。

②式是内生变量的测量方程。

式中，y是由p个内生变量组成的p维向量；η是m个内生潜变量（因子）组成的m维向量；Λ_y是y在η上的p×m因子负荷矩阵，描述内生测量指标与内生潜变量之间的关系；ε是p个测量误差组成的p维向量。

在结构方程③式中B是m×m系数矩阵，描述了内生潜变量η之间的彼此影响；Γ是m×n系数矩阵，描述了外生潜变量ξ对内生潜变量η的影响ζ是m维残差向量，反映了η在方程中未能被解释的部分。

在一个三级指标体系中，抽象概念是结构方程模型中的隐变量，三级测量指标就是显变量，同时，概念、维度（一、二级指标）是外生变量，三级指标则是外生变量。

作为实证研究的一种方法，用结构方程模型技术建构指标体系十分重视过程。整个建构过程可以分解为以下几个步骤。

（1）概念的澄清与界定：弄清概念定义的范围，并决定一个定义。

（2）发展测量指标，形成不同的指标体系：首先列出可能的维度，再建立测量指标。研究者由于背景不同，对于同一概念会构建出不同的指标体系，可称它们为竞争模型。

（3）形成预试问卷：按照问卷的要求将指标按某种提问方式（或量表）列出，制成预试问卷。

（4）预试问卷检验与修改：采集一个小样本，采用探索性因子分析检验问卷的信度和效度，若需要，则可能删除某些（个）问题，最后形成正式问卷。

（5）数据采集：概率抽样，采集一个大样本，并录入计算机。

（6）模型拟合与评价：采用结构方程模型技术对各种竞争模型进行拟合、修改，并评价以找出最优模型。

（7）权重分配：根据最优模型维度和指标的因子负荷系数计算维度和指标的权重大小。

知识链接

医院科研竞争力排行榜，后变更为中国医院科技量值，其原始评价指标体系即是使用SEM的方法构建出来。研发团队首先通过文献分析，初步遴选出了医院科研竞争力评价指标体系中的候选指标，然后基于国内162家三甲医院的实证数据，使用AMOS软件对指标体系模型进行拟合，在剔除因子负荷不显著的指标之后得到最终3个维度9个指标的评价体系。该指标体系在后续的使用过程中不断完善，进化成为目前的中国医院科技量值评价体系。

本章小结

本章从评审组织、评审标准、评审员制度等7个方面介绍了国内外医院评审模式的概况，从评审主体选择、评审机构收入来源、评审员制度等方面对当今国内外医院评审的特点进行了总结，并对医院评审条目的编制原则、常用方法以及指标制定方法及步骤进行了详细介绍。通过本章的学习可以发现各国的医院评审工作开展的模式不尽相同，但都是适合本国国情的现实选择。因此，在借鉴各国经验开展我国医院评审工作时，尤其应该注意走本土化道路，建立与我国国情相适应的中国特色医院评审之路。此外，医院评审框架和指标制定逐步从"经验主义"走向科学化、循证化，是顺应医院高质量、现代化发展的必然选择。

（刘庭芳　马丽平　蒋　锋　陈　晔）

第三章 医院评审方法

第一节 医院评审方法的基本概念与理论

医院评审方法是医院评审工作中的重要组成部分。为了获得准确、客观、公正的评审结论，评审组织需采用科学正确的评审方法，对医院的标准符合情况进行客观的分析并做出综合判定。

一、基本概念

医院评审是指医院根据医疗机构基本标准和等级医院评审标准，开展自我评价和持续改进，接受卫生行政部门对其所规划的相应级别的医院功能任务达成情况进行评价，并确定医院等级的过程。医院评审是国际上通行的一种医院质量评估制度，国际上通称医疗机构评审，指由一个医疗机构之外的专业权威组织对该机构进行评估，以判断评定这个机构满足质量管理体系标准的符合程度。

医院评审方法是指评审组织对照评审标准，判定受评对象是否达到标准要求所采用的行为方式。医院是医务人员运用医学科学理论和技术，对患者或特定人群实施疾病诊治、医疗照护的场所。现代医院管理是指按照医院工作的客观规律，将现代自然科学和社会科学应用于医院管理工作，对人、财、物、信息、时间等资源进行有效的计划、组织、决策、控制和协调，以实现既定的医院管理目标。评审是为确定主题事项达到规定目标的适宜性、充分性和有效性所进行的活动。在等级医院评审工作中，评审标准是说明评审要求"是什么",而评审方法则是要说明"怎么评"的问题。

二、基本理论

医院评审秉承以患者为中心的理念,在科学理论的基础上,聚焦于质量、安全、服务、管理、绩效等主题开展工作,是保障医院管理与临床工作符合法律法规,促进医院高质量发展的重要活动。

(一)系统科学

20世纪20—40年代,奥地利学者贝塔朗菲、美国科学家维纳、美国应用数学家申农提出了系统论、控制论和信息论,合称"老三论",也称SCI论(system-control-information)。系统论注重从整体上着眼于各要素之间的联系,一个整体的系统变化,可能是内部某一要素改变所导致的连锁反应。控制论与信息论相辅相成,控制的基础是信息,有赖于信息反馈来实现。

从系统论的角度看,任何一家医院的管理系统都是一个以其功能定位为核心,错综复杂、动态变化,且具有地域特色和历史背景的系统。该系统由诸多相互关联的医院管理子系统构成,这些子系统又是由相互关联的管理要素和要素间的关系构成。例如,医院感染管理是医院管理体系中一个重要的子系统,该子系统又由传染病防治、无菌技术、消毒灭菌、隔离防护等方面的管理要素构成。患者从进入医院到出院的整个医疗服务过程中,产生了大量的数据信息,如患者信息、治疗团队、病情分析、诊疗计划、医嘱信息、手术信息、药品信息、医患沟通信息、病情转归、费用信息等。在医院评审中,可通过对患者诊疗过程及医院管理的信息进行分析,来评价医院的临床与管理系统。

知识链接

所谓系统,是由相互作用和相互依赖的若干组成部分结合而成、具有特定功能的有机整体。而系统本身又是它所从属的一个更大系统的组成部分。系统论强调整体与局部、局部与局部、系统本身与外部环境之间互为依存、相互影响和制约的关系,具有目的性、动态性、有序性三大基本特征。因此,要将事物当作一个整体或系统来研究,并用数学模型去描述和确定系统的结构和行为。

控制论是研究生命体、机器和组织的内部或彼此之间的控制和通信的科学。是研究信息提取、信息传播、信息处理、信息存储和信息利用等问题。使用新的统计理论，研究系统的状态、功能、行为方式及变动趋势，控制系统的稳定，揭示不同系统的共同的控制规律，使系统按预定目标运行。

信息论是用概率论和数理统计方法，从量的方面来研究系统，是关于信息如何获取、加工、处理、传输和控制的一门科学。

（二）结构–过程–结果三维评价理论

质量是客体的一组固有特性满足要求的程度。医疗质量是医疗服务与现行的专业知识和最佳实践相符合并增进个体和群体所期望健康结果的程度。质量管理是从最初的质量检测阶段走向统计质量控制阶段，最后迈进全面质量管理阶段。1961年，阿曼德·费根堡姆（Armand V. Feigenbaum）提出了全面质量管理理论。

知识链接

全面质量管理（total quality management，TQM），是指一个组织以质量为中心，以全员参与为基础，通过实现顾客满意和本组织所有成员及社会受益，而达到长期成功的管理途径。全面质量管理原理是医疗质量持续改进的一项重要的基础性原理。要求组织中所有部门和人员都以质量为核心，利用专业技术、管理要素和数理统计技术，建立起一套科学、严密和高效的质量保证体系。控制服务过程中影响质量的因素，以优质的服务和合理的价格，提供满足患者需要的医疗服务。

持续质量改进（continuous quality improvement，CQI）是20世纪20年代由美国学者沃特·阿曼德·休哈特（Walter A. Shewhart）提出的。持续质量改进是在全面质量管理基础上发展起来的，它以系统论为理论基础，强调持续的、全程的质量管理，在注重终末质量的同时，更注重过程管理和环节控制。

美国密歇根大学公共卫生学院多纳伯迪安（Avedis Donabedian）教授于1966年发表的《评价医疗质量》（*Evaluating the Quality of Medical Care*）一书中提出，医疗质量的框架包括结构、过程和结果3个部分。结构是提供医疗服务的环境，过程是提供医疗服务所涉及的步骤，根据各种标准衡量结果。结构–过程–结果质量评价模式是卫生服务研究中最著名的框架之一，至今仍被广泛应用。

医院评审是对医院临床和管理工作的综合评定，其中包含了对医院全面质量管理体系建设与质量保证能力的审核。医院评审也是卫生行政部门推动医院持续改进的一项重要途径：通过评审，督导医院所有人员在日常工作中，以患者为中心，落实评审标准的各项要求；不断完善医院管理体系，达到相应等级医院的技术和管理水平。

（三）政府规制理论

政府规制（regulation）是指政府、政府授权的机构或依法设立的其他组织，从降低风险、保护社会公众利益、维护社会安定等目的出发，依据国家的法律和政策，对组织和各种活动进行的监督、管理、控制与指导。医院规制是卫生行政机构依照相关法律法规，对医院采取的一系列行政管理与监督行为，是政府治理医疗服务市场的一种方式。医院规制的目的，是弥补市场缺陷、矫正市场失灵所带来的各种问题，如医疗资源垄断、信息不对称、道德风险等。通过实施准入规制、价格规制、法律规制等方式，保障医疗服务的公平、质量、安全、效率和医疗机构的可持续性发展。因此，医院评审是由政府对医院进行的一种社会性规制。通过医院评审，使医院提供医疗服务和运营管理的过程和能力符合标准的要求，既能保证患者和公众的权益，又能促进医院的可持续性健康发展。

知识拓展

1. 国外政府规制理论　20世纪70年代，美国经济学家G.J.施蒂格勒发表了《政府规制论》，对规制理论的发展产生了重要影响。维斯卡西（Viscus）认为，政府规制是政府以制裁手段，对个人或组织的自由决策的一种强制性限制。

（1）规制公共利益理论：规制公共利益理论以市场失灵和福利经济学为基础，认为规制是政府对公共需要的反应，其目的是弥补市场失灵，提高资源配置效率，实现社会福利最大化。波斯纳（Posner）指出，公共利益理论包含着这样一个假设，即市场是脆弱的，如果放任自流就会趋向不公平和低效率，而政府规制是对社会的公正和效率需求所作出的有效反应。

（2）激励性规制理论：激励性规制理论强调要在政府规制中引入竞争机制。雪理佛（Shleifer）提出区域间标尺竞争理论，其基本思路是以独立于本区域的其他区域中与本区域受规制垄断企业生产技术相同、面临需求相似的垄断企业的生产成本为参照，制定本区域垄断厂商的价格和服务水准，以刺激本区域垄断企业提高内部效率、降低成本、改善服务。

（3）现代规制理论：现代规制理论使用委托-代理理论的方法对规制者和被规制企业之间的契约关系进行分析。拉丰（Laffont）和蒂罗尔（Tirole）阐述了现代规制理论的框架，即建立一个委托-代理模型，其中委托人是国家或规制机构，代理人是被规制的企业。代理人的信息优势和策略性行为形成了激励性约束机制。而委托人就是在这种激励性约束下，进行社会福利的最大化。规制问题实质上是在不完全信息条件下的最优控制问题。

此外，公共部门具有多个委托人分权的特征，巴隆（Baorn）和马蒂莫（Martimort）对这种多重委托人或公共代理人结构进行了理论分析。他们假设，监督技术决定规制职责，不同规制机构职责的分配是与其监督技术相对应的。每个规制机构只能在自己的职责范围内订立合同，结果势必导致规制过程中规制机构的不合作行为，最终的纳什均衡是每个规制机构以分散化方式向企业提供规制机制。规制机构之间的这种不合作行为将导致给企业提供过强或过弱的激励，具体情况取决于规制机构所控制活动的性质。

2. 我国政府规制理论　我国学者在借鉴国外学者观点的基础上，结合我国实际，在概念、理论来源、效果评估和实践改革等方面进行了研究。研究认为，政府规制是政府根据法律、规章等对市场主体的经济活动进行规范和制约的管理方式。政府规制理论的内涵主要是指规制者对被规制对象采取的系列保障各类活动正常运行的管理和监督行为。政府规制的主要目标是：修复市场机制，优化资源配置，提高市场经济效率，增进社会福利，维护正常的市场经济秩序。

政府规制在实践中被分为直接规制和间接规制，直接规制指的是政府以合法手段直接介入被规制者的运营活动，主要依靠行政手段和法律手段。间接规制则是政府不直接介入，而是依据别的政策从侧面影响经营活动，主要是税收、信贷、货币等经济手段。同时，根据微观经济学的细分原理，依照政府干预性质，采取措施的不同，直接规制又被分为经济性规制、社会性规制。《政府规制经济学》（谢地，2003）提到经济性规制指的是机构通过法律法规，对被规制者提供的商品和服务进行规制，包括数量、质量、价格等方面的规制。从公共行政学角度界定，社会性规制是政府为保障社会成员的合法权益，促进社会经济健康发展而对社会运行主体进行制约，使其按规章流程办事的行为。

（四）评价方法论

评价泛指衡量人或事物的价值，是评价主体根据一定的评价目的和评价标准，对评价客体的价值进行认识的评定活动。评价以科学的方法对一件事物或整个组织依照事前设定的基准，评估其可行性或绩效，进而列举其优劣并提出改进建议。评价方法论是基于评价问题的一般途径和方式方法，其实质就是以一种系统的观点将众多的评价方法以某种形式组织起来，便于理解和选择具体的评价方法。评价方法的广义概念包括评价准备、评价设计、信息获取、评价分析与综合、撰写评价报告等评价活动全过程的方法；狭义概念特指评价分析与综合的方法。

评价的本质在于发现价值和揭示价值。评价主体必须明确评价目的，并确立以评价目的为核心的、恰当的评价参考系统，必须充分地、真实地、合目的地获取关于价值客体、价值主体及参照客体的信息。在此基础上，按照合理的程序，运用合理的方法做出关于价值客体与价值主体关系的结论。

评价活动是一个过程，被评价的事物或人的群体、个体称为评价对象或评价对象系统。作为评价对象，医院服务质量非常复杂，反映了医院服务满足顾客明确或隐含需要能力的特征和特性的总和。按照评价的程序，通常要经历确定评价对象和评价目标，构建综合评价指标体系，选择定性或定量评价方法，构建综合评价模型，分析综合得出的评价结论，提出评价报告等过程。综合评价模型是通过一定的数学模型（或算法）将多个评价指标值"合成"为一个整体性的综合评价值。

评价方法是实现评价目标的技术手段，评价目的与方法的匹配是体现评价科学性的重要方面。评价方法根据评价对象的具体要求不同而有所不同，要按系统目标与系统分析结果恰当选择成熟、公认的评价方法，并注意评价方法与评价目的的匹配，注意评价方法的内在约束，掌握不同方法的评价角度与评价途径。评价结果的可靠性和准确性主要取决于评价信息的拥有量和评价信息的可靠性。

第二节 医院评审方法的内容

一、《医疗机构评审办法》

《医疗机构评审办法》规定，医院评审包括周期性评审和不定期重点检查。周期性评审是指卫生行政部门在评审期满时对医院进行的综合评审。不定期重点检查是指卫生行政部门在评审周期内适时对医院进行的检查和抽查。周期性评审以《医疗机构基本标准》和《医疗机构评审标准》为依据，实施对申报材料的审核和对医疗机构的现场检查考核。现场检查考核采取听取汇报、与管理人员讨论、现场考察、病案与文件检查、理论与技术操作考核、接待患者及群众来访、技术项目评估等方式。

二、《医院评审暂行办法》

《医院评审暂行办法》规定，评审的实施包括周期性评审和针对医院管理、专科技术水平等进行的不定期重点评价。2011年，卫生部印发了《三级综合医院评审标准（2011版）》，后续发布了三级、二级的综合和专科医院的评审标准实施细则。专科医院的评审包括妇产科、儿科、心血管、肿瘤、传染病、精神病等。采用多种评审方法相结合的方式开展评审工作。医院周期性评审包括对医院的书面评价、医疗信息统计评价、现场评价和社会评价等方面的综合评审。

1. 书面评价的内容和项目

（1）评审申请材料。

（2）不定期重点评价结果及整改情况报告。

（3）接受省级以上卫生行政部门组织的专科评价、技术评估等的评价结果。

（4）接受地市级以上卫生行政部门设立的医疗质量评价控制组织检查评价结果及整改情况。

（5）省级卫生行政部门规定的其他内容和项目。

2. 医疗信息统计评价的内容和项目

（1）各年度出院患者病案首页等诊疗信息。

（2）医院运行、患者安全、医疗质量及合理用药等监测指标。

（3）利用疾病诊断相关分组（DRGs）等方法评价医院绩效。

（4）省级卫生行政部门规定的其他内容和项目。

3. 现场评价的主要内容

（1）医院基本标准符合情况。

（2）医院评审标准符合情况。

（3）医院围绕以患者为中心开展各项工作的情况。

（4）与公立医院改革相关工作开展情况。

（5）省级卫生行政部门规定的其他内容。

4. 社会评价的主要内容和项目

（1）地方政府开展的医疗机构行风评议结果。

（2）卫生行政部门开展或者委托第三方社会调查机构开展的患者满意度调查结果。

（3）省级卫生行政部门规定的其他内容和项目。

三、《三级医院评审标准（2020年版）》评审方法

2020年，国家卫生健康委员会发布了《三级医院评审标准（2020年版）》（国卫医发〔2020〕26号）。标准是各地开展三级医院等级评审工作的主要依据。对比2011版标准，新标准增加了医院资源配置、质量、安全、服务、绩效等指标监测以及DRG评价、单病种质控和重点医疗技术等日常监测数据的比重，指导各地由以现场检查、主观定性、集中检查为主的评审形式转向以日常监测、客观指标、现场检查、定性与定量相结合的评审工作模式。引导医疗机构重视日常质量管理和绩效，加强评审结果的客观性。

2021年，国家卫生健康委员会发布了《三级医院评审标准实施细则（2020年版）》。对评审方法进行了细化规定，要求评审员采用下列方法对细则内容逐款进行符合程度判断。

（1）文件查阅：查看医院和科室发布的文件类资料，如职责、制度、规范、流程、计划、报告、总结等资料。

（2）记录查看：查看医院和科室的工作记录，不包括患者个人相关的资料，如会议记录、签到、培训记录，考试记录、各种讨论记录等资料。

（3）员工访谈：指现场对员工进行访谈，提问和讨论，包括开会集体访谈等。

（4）现场检查：评审现场通过目视检查医院和科室的设备设施、环境、标识标牌，员工行为和协作，对照评审标准和医院要求评判符合程度。

（5）员工操作：评审现场要求员工完成特定操作的内容。

（6）患者访谈：评审员对患者或家属开展访谈。

（7）病历检查：评审现场对运行病历进行检查。

（8）病案检查：评审员提前或现场对特定归档病案进行检查。

（9）数据核查：现场检查时，对医疗信息统计数据进行复核。

第三节　基于PDCA理念的评审方法

2010年，我国将PDCA循环正式纳入了等级医院评审标准和评审方法体系，将PDCA持续质量改进的理念贯彻于评审工作中。

一、PDCA循环的基本概念与内涵

PDCA循环最早由美国"统计质量控制之父"休哈特（Walter A.Shewart）提出。美国质量管理专家戴明博士（W. E. Deming）对其进行深度挖掘，并将其推广应用到质量管理的过程中，形成了一套独具特色的科学管理体系——PDCA循环，又被称为"戴明环"。

PDCA循环是组织实现质量管理持续改进的基本框架，是一个循环往复、不断向前推进的、以螺旋式上升的形式展现的科学程序。它是全面质量管理的思想基础和方法依据。

PDCA循环的含义是将质量管理分为4个阶段，即Plan(计划)、Do(执行)、Check(检查)和Act（处理）。在质量管理活动中，要把各项工作按照制定计划、实施计划、检查实施的效果，然后将成功的措施标准化，并寻找进一步的改进空间。这一工作方法是质量管理的基本方法，也是管理各项工作的一般规律。

（1）P（计划）：包括方针和目标的确定，以及活动规划的制订。

（2）D（执行）：根据已知的信息，设计具体的方法、方案和计划；再根据设计，进行具体运作，实施计划中的内容。

（3）C（检查）：总结分析执行计划的结果。

（4）A（处理）：对总结检查的结果进行处理，对成功的经验加以巩固，予以标准化；对于不足之处也要总结，寻找进一步的提升空间。

二、《医疗质量管理办法》

2016年，国家卫生和计划生育委员会《医疗质量管理办法》第二十六条规定：医疗机构应当建立本机构全员参与、覆盖临床诊疗服务全过程的医疗质量管理与控制工作制度。医疗机构应当严格按照卫生行政部门和质控组织关于医疗质量管理控制工作的有关要求，积极配合质控组织开展工作，促进医疗质量持续改进。医疗机构应当熟练运用医疗质量管理工具开展医疗质量管理与自我评价，根据卫生计生行政部门或者质控组织发布的质控指标和标准完善本机构医疗质量管理相关指标体系，及时收集相关信息，形成本机构医疗质量基础数据。第四十七条明确了医疗质量管理工具指为实现医疗质量管理目标和持续改进所采用的措施、方法和手段，包括全面质量管理（TQC）、质量环（PDCA循环）、品管圈（QCC）、疾病诊断相关组（DRGs）绩效评价、单病种管理、临床路径管理等。

三、PDCA理念在医院评审中的应用

医院评审的实施过程主要分为两个阶段，一是自我评估阶段，二是评审组织评估阶段。在两个阶段中，PDCA持续改进是贯穿始终的理念。自我评估是非常重要的环节，医疗机构严格按照标准进行自查，通过PDCA循环的运用，推动医院管理像齿轮滚动一样不停向前，以最大限度地发挥其潜力，使医院在质量、安全、服务、管理、绩效等方面得到提升，实现最大化的贯标、达标水平。在评审组织评估阶段，评审员不仅要观察医院管理的横断面结果，还要了解医院在评审周期内各项标准贯标的过程，以及实现持续改进的管理机制。评审活动整体上遵循了PDCA循环的原理。

（一）标准条款

《三级综合医院评审标准实施细则（2011年版）》在评审条款的设计上遵循了PDCA循环原理，每一条标准均按照"A、B、C"的格式撰写（表3-1）。把医院落实某一项工作的程度，区分为逐级递增的3个层次。

（1）C：主要包括制订规范、制度、计划，建立组织架构，明确人员职责，实施落实机制等基本内容。

（2）B：主要表示具有院、科两级的日常监管机制，并能实施有针对性的改进措施。

（3）A：主要表示管理措施的效果达到高水平要求，并能形成标准化加以维持，持续改进有成效。

标准条款的设计符合PDCA的原理，只有把制度等基础工作做到位，监管才能发挥作用，持续改进才能达到预期的管理成效。

表3-1 评审标准内容实例

4.2.5.1 医院与职能部门领导接受全面质量管理培训与教育，至少掌握1~2项质量管理改进方法及质量管理常用技术工具，改进质量管理工作	【C】 1. 医院领导与职能部门管理人员接受全面质量管理培训与教育 2. 医院领导与职能部门管理人员掌握一种及以上管理常用技术工具
	【B】符合"C"，并 医院领导与职能部门能将管理工具运用于日常质量管理活动，有案例说明
	【A】符合"B"，并 对落实情况进行追踪与评价，医院管理工作有持续改进

（二）评审方法

根据《医院评审暂行办法》要求，申请现场评审前，医院应完成自我评价工作，

医院的自我评价要对评审标准中所有规定的内容逐条逐项进行核查。核查的过程是逐级进行的，只有C项目完全满足或符合要求后再评估B项内容，B符合才能对A项目进行核查。如C不符合，则直接记录该条标准的符合情况为D（不合格）。对每一条评审标准的评价方法，采用A、B、C、D、E五档表述方式。

（1）A：优秀。

（2）B：良好。

（3）C：合格。

（4）D：不合格。

（5）E：不适用，是指卫生行政部门根据医院功能任务未批准的项目，或同意不设置的项目。

在实施评审时，评审员依据PDCA的原理，评估并判断医院管理状况的达标情况，并将评价结果以D、C、B、A的形式进行表达（表3-2）。判定原则是要达到"B－良好"档者，必须先符合"C－合格"档的要求，要达到"A－优秀"档者，必须先符合"B－良好"档的要求。

（1）D（不合格）：医院没有管理规定，或者只有书面的制度、流程或规章而没有执行。

（2）C（合格）：医院有管理机制，能够保障有效执行标准所要求的工作。

（3）B（良好）：医院的院、科两级管理组织，均有监管。能定期或不定期开展检查，对结果进行反馈，采取并落实改进措施。

（4）A（优秀）：有持续改进的自我完善机制，提升至行业标杆的高水准管理实践。

表3-2　标准条款的性质结果

A	B	C	D
优秀	良好	合格	不合格
有持续改进，成效良好	有监管，有结果	有机制且能有效执行	仅有制度或规章或流程，未执行
PDCA	PDC	PD	仅P或全无

（三）评审结果的表达

医院等级的划分，是根据核心条款和基本条款被评价为A、B、C的比例来判定的。48条核心条款要求全部达到C的水平。甲等要有20%以上的标准达到A，乙等要有10%以上的标准达到A，详见表3-3。

表3-3　评审结果

项目类别	第一章至第六章基本标准			其中，48项核心条款		
	C级	B级	A级	C级	B级	A级
甲等	≥90%	≥60%	≥20%	100%	≥70%	≥20%
乙等	≥80%	≥50%	≥10%	100%	≥60%	≥10%

基于PDCA原理的评审方法，除了可以衡量医疗机构的管理状态和持续改进的努力，更能发挥教学指导的作用，指引医院应用科学的方法，按照管理的步骤，循序渐进地完善管理体系。随着等级医院评审的落实与实施，PDCA循环推动了医院实施从传统的经验型管理走向现代的科学化管理，加强了医院全面质量管理体系的建设，促进了医院整体管理水平的持续提升。

第四节　医疗信息统计评价

医疗信息统计评价是以病案首页信息、电子病历和医院上报数据为基础，利用评价指标体系，对医院运营、质量安全、技术水平等数据进行比较分析，以反映医院日常运行状态的评价方法。随着医院信息化平台建设的逐步完善，医疗信息统计评价在医院评审中所占的比重逐步增加，提升了评审的科学化、精准度和客观性。

一、医院评审中的信息评价内容

1. **第二周期评审**　在第二周期评审中，将数据评价前置于现场评价，形成了多层次、多维度的综合评价。《医院评审暂行办法》第二十六条明确规定了医院评审工作中所包含的医疗信息统计评价的内容和项目。

（1）年度出院患者病案首页的信息。

（2）医院运行、患者安全、医疗质量及合理用药等监测指标。

（3）疾病诊断相关分组（DRGs）。

（4）省级卫生行政部门规定的其他基于医疗服务信息。

在现场评审前，医院向评审组织提交全样本病案首页。评审组分析医院的运行基本数据，包括医疗能力、DRGs、质量绩效等信息，形成医院的医疗信息统计评价报告，并作为医院总体评审报告中的一个重要组成部分。在现场评审中，评审员会现场核查各项指标在医院的实际应用情况，尤其是将数据用于管理监测和改进的活动。同时，基于病案首页的信息统计报告，能够给评审员现场检查提供指引，便于评审员更准确地关注医院的重点病种和关键环节。

2011版评审标准中的监测指标主要包括医院运行、医疗质量与安全监测等多类指标。

（1）医院运行基本监测指标：数据来源医院报表，指标包括资源配置、工作负荷、治疗质量、工作效率、医疗费用、资产运营、科研成果等不同类别的指标。

（2）医疗质量与安全监测指标：为了解住院患者医疗质量与安全的总体情况，医疗质量与安全监测指标是以过程与结果质量指标并重的模式展现，主要内容如下。

1）住院医疗质量的重点监测指标：重返率（再住院与再手术）、死亡率（住院死亡与术后死亡）、安全指标（并发症与安全事件等）。

2）单病种监测指标。

3）重症医学监测指标。

4）合理使用抗菌药的监测指标。

5）医院感染控制的监测指标。

医院运行、医疗质量与安全监测指标反映了医院评审期的结构、过程、结果等维度的状态。第二周期的评审工作，首次将全样本的病案首页数据分析纳入评价。从以往的抽样评价，到整体大数据分析，有效防止了抽样误差，实现了定性评价与定量评价相结合的方法。数据评价可客观完整地呈现医院在主要病种、关键环节上的技术水平和管理能力。同时也为评审员现场评价提供了更多的信息，使其能够更加具有针对性地进行医院重点领域的检查。在评审反馈中，评审组除了会向医院反馈现场检查结果之外，还会反馈病案首页分析的结果。目的是帮助医院了解自身管理和主要病种的过程和结果指标变化趋势，通过与区域内均值和历年纵向数据相对比，分析管理系统的优势和改进空间，针对不足之处实施有针对性的改进。

实践表明，建立科学的医疗质量评价指标体系并实施持续性的监测和分析，是实施医院科学评审的基础和推动医院精准改进的重要途径。以数据结果为导向的评价方法，可挖掘数据背后的管理问题，使同级别医院、同类型医院、同级别学科、同级别医生的数量和质量更具备可比性。既能为评审组织提供医院差异化分析的工具，又能够为医院指明管理中的差距和改进建议。

2. 第三周期评审　在国家《三级医院评审标准（2020年版）》中，监测数据评价的比重显著增加。从指标数量和总分占比上，均超过了现场评价，成为最主要的评审方法之一。

（1）监测指标体系：评审标准分为3部分，包括前置标准、监测数据、现场评价。

其中第二部分为医疗服务能力与质量安全监测数据，数据统计周期为全评审周期。共设240项监测指标，包括以下5个部分。

　　1）资源配置与运行数据指标。

　　2）医疗服务能力与医院质量安全指标。

　　3）重点专业质量控制指标。

　　4）单病种（术种）质量控制指标。

　　5）重点医疗技术临床应用质量控制指标。

　　（2）评价权重：为了引导医院重视日常质量管理和绩效，国家评审标准要求监测数据部分在评审综合得分中的权重不低于60%。各省可根据本地区信息化程度和相关数据监测基础性工作情况，酌情调整相关数据监测内容和范围，所占权重不变。对于单病种（术种）质量控制指标和"重点医疗技术临床应用质量控制指标"，各省级卫生健康行政部门可根据评审医院级别、类别选择部分相关病种（术种）纳入评审内容。其中限制类医疗技术仅限于开展此类技术的医院，未开展的不纳入评审范围。

　　（3）数据来源：医疗信息的数据来源主要包括国家和省级层面的医院管理数据库和相关报表（表3-4）。

表3-4　医院监测指标及数据来源

指标	数据来源
资源配置与运行数据指标	卫生资源统计年报及相关报表
医疗服务能力与医院质量安全指标	（1）国家医疗质量管理与控制信息网（NCIS） （2）全国医院质量监测系统（HQMS） （3）各省级相关数据收集系统
重点专业质量控制指标	（1）国家医疗质量管理与控制信息网（NCIS） （2）全国医院质量监测系统（HQMS） （3）各省级相关数据收集系统
单病种（术种）质量控制指标	（1）国家医疗质量管理与控制信息网（NCIS） （2）全国医院质量监测系统（HQMS） （3）国家单病种质量监测平台 （4）各省级相关数据收集系统
重点医疗技术临床应用质量控制指标	（1）国家医疗质量管理与控制信息网（NCIS） （2）全国医院质量监测系统（HQMS） （3）中国人体器官分配与共享计算机系统（COTRS） （4）各器官移植专业国家质控中心相关系统

（4）数据核查原则

1）现场检查时，应当对本部分数据进行复核，复核数据比例不少于医疗机构上报数据的20%。

2）医疗机构应当根据现场评审专家组的要求，按照数据核查准备指引提供相关资料备查。

3）医院提供值与核查真实值差距在10%以上（含正负）、无法提供原始数据或被评审专家组认定为虚假数据的均视为错误数据。

4）所有错误数据，应当按核查后的数据结果再次计算，并根据错误数据占现场核查数据总数百分比，按表3-5中错误数据比例进行惩罚性扣分（扣除第二部分最后评审分数的一定比例）。

表3-5 数据核查扣分比例

错误数据比例	惩罚性扣分比例
1%（含）~2%	5%
2%（含）~5%	10%
5%（含）~10%	20%
10%（含）	以上不予通过

（5）数据核查准备指引

1）医院应当准备所有纳入评审标准的"第二部分医疗服务能力与质量安全监测数据"和"第三部分现场评审"标准中涉及的数据目录清单。

2）该清单应当包含每个数据定义、数据源、采集方式、采集时间范畴、采集结果等要素，数据应当有负责部门，有条件的应当设置汇总部门。

3）对于计算所得的数据，应当有可追溯的原始数据。

二、单病种（术种）质量监测

我国于20世纪80年代开始进行单病种管理探索，近30年来单病种质量管理与控制工作持续发展，常见病、多发病和常见手术、技术被逐步纳入单病种质控。我国单病种质量管理与控制第一个官方标志性工作是：1992年在卫生部医政司的领导下，中国医学科学院和北京市卫生局编写了《单病种质量控制标准（试行草案）》，并将之作为全国《综合医院分级管理的标准（试行草案）》附件之一，该标准将102种临床常见病与多发病列为病种质量评价范围。

单病种质量管理与控制是以单个病种为管理单元，通过构建基于病种诊疗全过程的质量控制指标和评价体系进行医疗质量管理，以规范临床诊疗行为、持续改进医疗质量和医疗安全的管理方法。自2008年起，我国对单病种质量管理逐渐加强。2009年起在全国开展了单病种质量管理与控制工作，国家卫生健康委员会建立了"单病种质量监测平台"（www.ncis.cn），持续监测单病种质控指标并发布质控结果，对提升医疗质量精细化、科学化管理水平，保障医疗质量和医疗安全发挥了重要作用。《医疗质量管理办法》第二十八条明确指出，医疗机构应加强单病种质量管理与控制，建立本机构单病种管理指标体系，制定单病种医疗质量参考标准，促进医疗质量精细化管理。

（一）病种和指标的选择

1. 病种的选择 单病种即病症单一、无并发症的单纯性疾病，如急性心肌梗死、哮喘、结肠癌、糖尿病等。其需同时具备以下条件：具有明确发病原因和机制的临床常见病和多发病，临床可明确诊断、治愈的疾病。单病种的诊疗流程和治愈标准明确，治疗方案个体差异小，疗效确定，医疗成本容易核算。根据我国人群发病和患病情况、危害程度，对医疗资源消耗情况，选择能够体现核心医疗质量，并具有代表性的常见与多发疾病。2020版评审标准中包含了51个单病种（术种）质量控制指标，如急性心肌梗死、脑梗死、帕金森病、社区获得性肺炎、髋关节置换术、剖宫产等。

2. 单病种过程质量指标的选择 以国内外权威的临床实践指南为依托，选择具有循证医学结论，即以经过多中心、大样本论证推荐的1类A、B级指标为重点的核心质量测量要素为指标。结合国际特定病种指标，由本专业权威专家结合中国国情进行论证，并完成医院实地临床试用与验证。

（二）单病种质量评价

由于相同单病种的患者医疗需求和资源消耗相似，以单病种为单位的医疗质量评价更具精确性和可比性。单病种质量评价是以特定病种为评价单元，进行纵向（医院内部）和横向（医院之间）比较，采用在诊断、治疗、转归方面具有共性、统计学特性的指标，通过对客观指标的采集，进行定量分析。对于每个病种，质控标准明确了每一项指标的设置理由、指标类型、信息采集范围、指标的分子与分母、排除病例、信息分析流程图等内容，详见《单病种质量管理手册（4.0版）》。标准中引用的疾病名称与ICD-10编码采用国家卫健委发布的《疾病分类与代码国家临床版2.0》（国卫办医函〔2019〕371号）。手术名称与ICD-9-CM-3编码采用《手术操作分类代码国家临床版2.0》（国卫办医函〔2019〕371号）。每一个病种，设置有一定数量的质控指标，2020版评审标准中共有213个单病种的监测指标。例如，脑梗死（首次住院）主要诊断ICD-10编码：I63.0至I63.9的出院患者，评价指标见表3-6。

表3-6　脑梗死医疗质量控制指标（2020版）

指标意义	指标内容
规范化病情评估	脑梗死患者神经功能缺损评估率
及时检查与评估	发病24小时内脑梗死患者急诊就诊30分钟内完成头颅CT影像学检查率
	发病24小时内脑梗死患者急诊就诊45分钟内临床实验室检查完成率
	发病24小时内脑梗死患者血管内治疗术前影像学评估率
规范再灌注治疗	发病4.5小时内脑梗死患者静脉溶栓率
	静脉溶栓的脑梗死患者到院至给药时间小于60分钟的比例
	发病6小时内前循环大血管闭塞性脑梗死患者血管内治疗率
	发病24小时内脑梗死患者血管内治疗率
	发病24小时内脑梗死患者行血管内治疗90分钟内完成动脉穿刺率
	发病24小时内脑梗死患者行血管内治疗60分钟内成功再灌注率
	发病24小时内脑梗死患者行血管内治疗术后即刻再通率
急性期规范化诊疗	脑梗死患者入院48小时内抗血小板药物治疗率
	非致残性脑梗死患者发病24小时内双重强化抗血小板药物治疗率
	住院期间脑梗死患者他汀类药物治疗率
	住院期间合并房颤的脑梗死患者抗凝治疗率
	脑梗死患者住院7天内血管评价率
并发症评估与处理	不能自行行走的脑梗死患者入院48小时内深静脉血栓预防率
	脑梗死患者吞咽功能筛查率
	发病24小时内脑梗死患者行血管内治疗术中新发部位栓塞发生率
	发病24小时内脑梗死患者行血管内治疗术后症状性颅内出血发生率
康复评估能力	脑梗死患者康复评估率
规范化二级预防	出院时脑梗死患者抗栓/他汀类药物治疗率
	出院时合并高血压/糖尿病/房颤的脑梗死患者降压/降糖药物/抗凝治疗率
结局评估	脑梗死患者住院死亡率
	发病24小时内脑梗死患者行血管内治疗术后死亡率
	发病24小时内脑梗死患者行血管内治疗术后90天mRS评估率
	发病24小时内脑梗死患者行血管内治疗术后90天良好神经功能预后率

国家神经系统疾病医疗质量控制中心的脑梗死质控信息平台以超算中心算力为支撑，开发了脑梗死质量管理实时反馈系统，包括全国质控网络医院的地理分布图、卒

中"1小时急救圈"覆盖范围、各项脑梗死医疗质量控制指标执行率、脑梗死患者在院死亡率等。所有质控监测医院和省级质控中心均可以通过本院或本省账号登录平台查看脑梗死医疗质量数据及与全国比较的可视化图表分析结果。

单病种质量指标是衡量管理效果的标尺，通过对单病种进行质量控制，能够对疾病诊疗进行过程质量控制。单病种质量评价是以患者为中心、以病种诊疗过程中的关键环节为测量点的过程评估方法。以单病种医疗质量控制指标为抓手对疾病诊疗过程进行质量控制和管理，是规范临床医生诊疗行为、改进疾病管理流程、保障医疗安全、促进医疗质量持续提升的有效方法。单病种质量控制是提高医疗技术、进行持续改进的方法，在某种程度上反映出医疗质量的变化趋势，能够评价医师的诊疗行为是否符合规范及其合理性。它是反映全院在医疗质量管理整体能力与层次的一个重要途径，在医院评审中是评价医疗质量的一项重要手段。

三、疾病诊断相关分组评价

耶鲁大学卫生研究中心于20世纪70年代提出了一种新的患者病例组合方案，即疾病诊断相关分组（diagnosis related groups，DRGs）。后来在美国卫生财政管理局的资助下，DRGs得以进一步完善进而推广至全世界。DRGs即根据年龄、疾病诊断、合并症、并发症、治疗方式、病症严重程度及转归等因素，将患者分入若干诊断组进行管理的体系。DRGs的原理是：依据患者的年龄、性别、病症、住院天数、手术、并发症和转归等条件把患者分入相应的诊断相关组，并编制相应编码。每一组拥有既定的支付标准，医保机构据此确定支付给医院的额度。

中国于20世纪90年代开始初步应用。医院评审中强化了对医院住院病案首页信息的评价，借助DRGs，院方可以进行自查自评，卫生行政管理部门可以对医院的医疗质量和绩效等进行较为科学和标准的比较评价。

1. **评审标准中的DRGs指标** 在2020版评审标准中，DRGs用于对医院医疗服务能力的评价。包括六项指标：收治病种数量、住院术种数量、DRGs组数、病例组合指数（CMI）、时间指数、费用指数。主要指标的含义为：

（1）DRGs组数：是医院收治病例所覆盖疾病类型的范围，代表医院的技术范围和综合实力。

（2）病例组合指数（CMI）：表示了医院收治病例的平均技术难度。是某个医院的例均权重，跟医院收治的病例类型有关，值高被认为医院收治病例的评价难度较大。

$$病例组合指数（CMI）=\frac{\sum（某DRGs权重 \times 该医院/该DRG的病例数）}{该医院/该学科的病例数}$$

（3）时间效率指数：该医院DRGs住院天数与DRGs平均住院天数的系数。大于1则高于全省住院天数。表示了治疗同类病例的时间长短。

（4）费用效率指数：DRGs平均费用与全省DRGs平均费用的系数。大于1则高于全省费用。表示了治疗同类病例的费用高低。

2. 数据质量控制 由于数据的质量会很大程度上影响DRGs的分组结果，因此，要首先分析数据质量，列出各医院的数据量、入组率，并分析主要的错误；在入组率合格的基础上，从医院的综合能力、疑难病例治疗能力、效率能力等方面，对医院进行分析。常见的数据问题包括：数据量不足、无法分组的诊断/手术、无效主诊断、不规范诊断、非标准编码、入组率（进入正常DRGs组的病案数/总病案数）偏低等。

3. 大数据分析 DRGs分组软件采用大数据分析技术，依据全国诊断相关分组方案，结合患者病案首页的临床诊断、手术操作、临床路径、合并症与并发症及转归状态等因素，建立病例分组模型，将"临床特征相似性"和"资源消耗相近性"的病例进行合并，输出病例分组结果。

DRGs评价能够有效帮助卫生行政部门、医疗机构、医疗保险经办机构等部门有效控制医疗费用的不合理上涨；激励医疗机构提高医疗质量，促进医疗技术的进步；促进医疗机构降低经营成本，改善运营效率；促进医疗机构建立基于病例的绩效考核分配体系，提升医院精细化管理水平。

四、数据统计分析方法

（一）统计词汇定义

1. 权数 在统计计算中，用来衡量总体中各单位标志值在总体中作用大小的数值叫权数。权数决定指标的结构，权数如变动，绝对指标值和平均数也变动，所以权数是影响指标数值变动的一个重要因素。权数一般有两种表现形式：一是绝对数（频数）表示，另一个是用相对数（频率）表示。相对数是用绝对数计算出来的百分数（%）或千分数（‰）表示的，又称比重。平均数的大小不仅取决于总体中各单位的标志值（变量值）的大小，而且取决于各标志值出现的次数（频数），由于各标志值出现的次数对其在平均数中的影响起着权衡轻重的作用，因此叫作权数。

2. 整群抽样 就是从总体中成群成组地抽取调查单位，而不是一个一个地抽取调查样本。特点是调查单位比较集中，调查工作的组织和进行比较方便。但调查单位在总体中的分布不均匀，准确性要差些。因此，在群间差异性不大或者不适宜单个地抽选调查样本的情况下，可采用这种方式。

3. 抽样调查 是根据部分实际调查结果来推断总体标志总量的一种统计调查方

法，属于非全面调查的范畴。它是按照科学的原理和计算，从若干单位组成的事物总体中，抽取部分样本单位来进行调查、观察，用所得到的调查标志的数据以代表总体，推断总体。

4. **百分数**　是用100做分母的分数，在数学中用"%"来表示，在文章中一般都写作"百分之多少"。

5. **百分点**　是指不同时期以百分数形式表示的相对指标（如速度、指数、构成等）的变动幅度。

6. **平均值**　将样本中某个变量的所有数值相加，然后除以样本量大小即可得到平均值。

7. **中位数**　是指变量的中间值。将样本中的某个变量的所有值从低到高排列，如样本量是奇数，则位于中间的数，就是中位数。如样本量为偶数，则两个数的平均值就是中位数。

8. **众数**　指样本中某个变量出现最频繁的数值。

9. **比例**　将所有分子的总和除以所有分母的总和。

10. **对比值**　计算两数值的对比值，A数值与B数值的对比值，就是A除以B。

11. **标准差**　是一种描述数据分布的离散程度的指标。指各数值与均值的离散程度。标准差等于方差的平方根，方差是指各个数据分别与其平均值之差的平方和的平均数。

12. **概率**　指在随机实验中，对事件出现的可能性大小的一种严格的度量。所谓严格，是指从无限次重复的角度看，度量结果具有唯一性。

（二）数据分析工具

数据的类型分为计数型数据和计量型数据（连续数据）。常用的数据分析方法包括：

1. **描述统计**　描述统计是通过图表或数学方法，对数据资料进行整理、分析，并对数据的分布状态、数字特征和随机变量之间关系进行估计和描述的方法。常用的是集中趋势分析，主要用平均值、标准差、中位数、四分位数等统计指标来表示数据的集中趋势。

2. **直方图**（histogram）　以一个矩形的面积（长×宽）表示每组数值之次数或百分率的多少。直方图是显示频率分布的条形图。它以图形方式描绘了变量的各种值在一组数据中出现的频率。条形的高度表示出现的频率。重叠或相邻的直方图可用于比较两个时间段，以评估性能变化。

3. **趋势图**（run chart）　趋势图用来表示时间与数量的关系，即因时间关系而产生指标相对变化的情形。在趋势图中，数据显示在某种时间单位（天、周、月、年）的特定时段中，展示过程的变化。

4. 控制图（control charts）　控制图用来观察数值如何随时间变化而变化，重点是观察其一致性。控制图帮助观察者区分系统原因变化（由于系统固有的预期的或可预测的原因）和特殊原因变化（由于特定情况导致的意外的和不可预测的原因）。

控制图指定了控制上限（UCL）和控制下限（LCL），它们以图形方式显示在描述平均值线的上方和下方。控制上限和控制下限通常设置在距离平均值3个标准差处。控制上限和控制下限范围内的数据点提示常见原因，而超出这些限制的数据点提示特殊原因。

5. 雷达图（radar chart）　雷达图是一种二维图表，有3个及以上的变量，从同一点开始，用坐标轴表示，图形化地显示五至十个组织绩效领域之间的差距大小。使用多个领域的基准，将实际表现与理想绩效联系起来，展示重要的绩效表现，使优势和劣势集中可见。

6. 散点图（scatter plot）　散点图以图形方式描绘了两个变量之间的关系，以识别其相关性。用来发现过程、结果和性能变量之间可能的关系。

7. 标杆分析（benchmarking）　组织用这种方法把其在某一具体过程的自身表现同某一被认可的领先者在某一可比过程中的"最优绩效"相比较。

五、统计数据的质量控制

（一）常见问题及管理措施

课堂互动

医院的业务流程复杂、内容多、种类多，医疗信息数量庞大，在数据收集中，容易出现哪些问题，使数据的准确性降低？

在病案首页数据的生成和实际使用过程中，可能出现首页内容填写不全、疾病诊断或手术操作的名称及代码错误、数据采集点偏差等问题，导致大量病案首页数据质量较差，无法满足统计使用，病案首页数据价值不能得到充分体现。

对此，国家卫生计生委2016年发布了《住院病案首页数据填写质量规范（暂行）》《住院病案首页数据质量管理与控制指标（2016年版）》（国卫办医发〔2016〕24号），用于病案首页质量的督导检查。

2. 质量指标 质量指标包含结构、过程以及结果的指标体系。现行的医疗质量评估指标还存在一定的缺陷，主要包括指标可操作性不强、患者诊疗过程维度的评估指标不足等。完善的评价指标体系应该能够就某医院的医疗质量为评审机构提供一个比较全面、客观的综合性评估。因此，需特别注意的内容如下。

（1）指标体系的构建，应经过一定的科学研发程序，确保其具有充分的信度和效度。

（2）在基于医院的临床数据对一些定量指标值进行计算时，不可避免地会遇到一些含混不清的数据值或是缺失的数据值，在评审中应合理对其进行处理和转化。

（二）数据平台建设

为强化医疗信息平台建设，2015年国家医疗数据中心成立，搭建了医院评价数据采集平台，统一了数据收集口径与收集方法，并配备专业人员实时统计、整理、分析数据，提升了国家医疗数据平台技术能力，并探索出基于大数据医疗机构信息统计评价模型，为开展医疗信息统计评价奠定了技术保障基础。但由于我国目前医疗信息标准化工作较为滞后，基础数据标准管理不均衡，制约了数据的准确性和可比性。同时，全国各级各类医院医疗信息平台建设差异较大，使得医疗评价指标在各医疗机构之间缺乏比较的基础条件。因此，尚待统一各项标准，如疾病编码标准、常用医学名词、术语标准、住院病案首页填写和质量评估标准等。医院的信息化建设有待加强，尤其是电子病历系统。

2011年，卫生部印发了《电子病历系统功能应用水平分级评价方法及标准（试行）》，将电子病历系统应用水平划分为8个等级。2018年，国家卫健委发布了《关于进一步推进以电子病历为核心的医疗机构信息化建设工作的通知》，进一步强调了电子病历的信息化作用。随着这些医疗信息基础性工作的不断完善以及各级各类医院医疗信息平台建设的不断推进，将使评审机构获得真实、准确、全面的原始数据，并充分应用于医院评审中，确保评价客观、权威、可信。

第五节　现场检查

现场检查是等级医院评审中不可或缺和无法替代的工作方法，用于对医院实地评审以及医院自我管理和持续改进。

一、概念和分类

1. **概念**　现场检查是指医院或评审组织直接深入到工作一线的现场，通过全面深入了解医院临床和管理的工作情况，判断和分析医院对评审标准达标程度的一种实地检查方式。

2. **分类**

（1）按检查范围分类：按检查的范围划分，现场检查可分为全面检查和专项检查。

1）全面检查：是评审组织为全面系统评价被评审医院的管理状况而实施的对该医院在评审期内所有业务活动进行的实地检查。

2）专项检查：是评审组织针对医院可能或者已经出现问题的业务到实地进行详细现场检查。专项检查的重点突出，针对那些对医院管理活动影响较大、涉及面较广的业务或问题来开展检查工作。

（2）按检查的业务分类：按照检查业务的性质不同，可分为医院的内部检查和医院的外部检查。

1）内部检查：医院对照评审标准进行对内部的自我检查。其主要目标是发现薄弱环节和存在的问题，通过整改降低医疗风险。以评促建、以评促改，实施持续改进，以达到相应等级的医疗服务能力和管理水平，并按要求向评审组织提交自评报告。

2）外部检查：是指来自于医院外部的检查组织，对医院进行的现场检查。评审员通过现场检查，核实医院的工作是否符合评审标准及相关政策规范的要求，并评价其落实的程度和管理效果。现场检查是产生评价结果的重要途径，同时也是评审制度发挥医院管理督导作用的重要方式。

二、检查程序

医院评审的现场检查是一种行政行为，必须遵循依法行政的原则，为了规范现场检查行为，评审组织应当制订现场检查程序。由于各地评审标准允许在国家评审标准的基础上可进行一定的调整，因此，实施现场检查的方法和重点可能会有所不同。但医院评审属于同一种业务性质的评价，因此其现场检查的程序或流程应保持基本相同。通常医院评审的现场检查主要包括以下程序。

1. 根据评审申请表、医疗信息统计评价的数据，分析医院的规模、业务范围以及符合评审前置条件的情况。

2. 了解医院前期评审的历史、相关行政检查的问题整改情况、医院的自评情况等。

3．制订现场检查方案。明确检查的内容，确定具体的检查工作时间、检查人员等具体安排。

4．向医院发出现场检查通知。通知检查的时间、内容，应准备提供的有关资料，以及需要访谈的人员等。

5．进入现场开始实地检查。根据制订的检查计划和确定的检查内容，运用现场检查的工具和方法，通过查阅记录、人员访谈、现场观察、病历检查和档案审阅等方式，对医院的运行情况进行评估和分析。

6．向医院反馈检查意见，核实检查中发现的问题和情况。

7．对每一条标准给出评估结果，总结医院的亮点和不足，形成现场检查结论。

8．综合现场检查、非现场检查的评估情况，得出对该医院评审标准达标情况的结果。

9．向评审组织和卫生行政主管部门提交医院评审结论的报告。

三、检查内容

现场评价的主要内容包括评价医院管理是否符合医院基本建设标准、医院评审标准，医院围绕以患者为中心开展各项工作的情况，以及落实政府规定和医院规章制度的情况等。

由于评审组在现场检查之前，已经分析了医院的医疗信息，可以初步了解医院的情况。提前设计出现场检查的工作框架，包括需要走访的科室、查阅的资料等。基于数据分析的情况，明确现场检查所应聚焦的重点问题，制定更加高效、有序的检查路径，避免检查的盲目性和随意性。

评审员进入现场后，通过对医院现场的结构布局、设施设备、环境等进行最直接的访查，以及对各项医疗服务的提供过程进行观察，审核医院实施标准要求的情况，给予一个综合、全面的评定。

在2011年的评审工作中，评审员分为三组进行现场检查，包括综合管理组、医疗药事组、护理医院感染（院感）组。

（1）综合管理组：涉及上级主管机构、院级领导、职能部门、后勤保障、财务运营以及部分临床业务科室。

（2）医疗药事组：涉及医疗相关领导、职能部门、临床科室、药学等医技科室等。

（3）护理院感组：涉及护理相关领导和职能部门、感染管理部门、临床科室、护理单元等。

评审组长应用"医院现场评价管理系统"信息化平台，为各组评审员分配所负责的标准条款。部分条款设置为共同条款，部分条款设置为共同条款，则表明各评审组均要承担这些条款的检查任务。以应急管理为例，标准要求医院全员均要经过突发事件应急预案的培训演练。各个评审组在现场检查过程中，均会对这项标准的落实情况进行评价，但会根据检查对象和场所的不同而有所侧重。如医疗药事组会在急诊科会关注群体外伤的突发事件，综合管理组在后勤科室会关注停电的突发事件，护理院感组在临床科室会关注突发公共卫生事件的应急演练。

第六节　追踪方法学

追踪方法学（tracer methodology）是一种体现以患者为中心的、研究复杂系统的有效方法。由于医疗业务的高度复杂性，患者的医疗服务要依靠各个科室的各岗位医务人员之间进行密切协作才能高质量地完成。在评审中如仅关注个别环节，而忽视相互关联的整个流程，则难以全面评估某项工作的整体效能。为此，可通过应用追踪方法学，识别复杂系统中的风险，以采取改进措施，防范患者损害事件的发生。

一、追踪方法学的概念、特征与类别

2004年，美国医疗机构评审联合委员会（The Joint Commission，TJC）提出了医院评价要建立共同愿景、新的路径，强调评价程序要聚焦于患者安全和质量管理的操作标准。为此，全新设计了现场调查流程。评审员追踪患者的诊疗照护的经历，或考察医院的药物、院感、设施等管理系统，称之为追踪方法学，简称为追踪法。2006年，TJC将追踪法从美国本土拓展应用于国际JCI评审。追踪法是TJC评审体系中最重要、应用最多的评审方法。

（一）概念

追踪方法学是通过观察某一特定患者的医疗过程，或考察医院某一方面的管理体系，来分析医院质量安全管理系统的一种现场评估的技术方法。

（二）特征

1. 追踪方法学的核心是"以病人为中心"。从"病人"的角度审视医院的服务流程，而不是以医院管理者或评审员的角度进行评审，是能够贴近患者主体的、直接评价患者医疗服务质量的方法。

2. 追踪一个真实的、实际的患者经历，使用他们的病历作为指引，观察和评估制度和标准的符合程度，这是一种有效的方式，可用于研究复杂的系统。

3. 医疗机构作为复杂的组织，由一系列系统和子系统组成。追踪方法学以医院服务的某个子系统为检查区域，聚焦于关键领域，具有较强的系统性。

4. 追踪活动是由评审员与一线医务人员进行交流访谈、实地观察、查看医疗记录及管理制度审核等多种方式构成的动态现场调查过程。

5. 检查方法多元化，同时具有一定的灵活性，覆盖面广、随机性强，受评医院很难突击准备，能够减少医院弄虚作假和评审后质量滑坡的问题，可以有效提升评价结论的可靠性。

6. 追踪方法学是一种基于科学理念而设计的方法，通过培训，医院可应用于日常的管理工作。

（三）类别

追踪法主要分为个案追踪和系统追踪两大类别。个案追踪，又称患者追踪，用于调查患者的实际就医经历。系统追踪用于分析一个贯穿整个组织的特定高风险管理系统。系统追踪又分为以下种类：药物管理系统追踪、感染控制系统追踪、医疗质量改进与患者安全系统追踪、设施安全管理系统追踪。评审员选择使用哪种类型的追踪，取决于评估对象的类型和评审员所要观察的内容。

二、追踪方法学的基本内容

（一）个案追踪

评审员通过个案追踪，调查某一特定患者的实际就医经历和诊疗照护过程。这种类型的追踪通常用于评估医院的各个组成部分是如何对一个患者提供医疗服务的，以及各个部分之间的相互协作。

为了选择恰当的患者进行追踪，评审员会首先了解医院各个部门的主要病种和手术，然后从在院患者清单中进行选择，如占住院量前五位的诊断或手术患者。这样可以了解医务人员对大多数患者的诊疗过程是怎样的。通常，评审员会选择接受复杂治疗的患者，因为其诊疗过程可以展示医院的多个部门，如何作为一个整体来提供医疗服务。而且，由于病情复杂的患者需要接受更多的服务项目，这就为评价医院的所有部门提供了更多路径。

追踪选择的病例确定以后，评审员会跟患者的主管医生和责任护士，共同回顾患者的诊疗过程。使用病历作为指引，对医护人员进行访谈。了解患者从初次就诊，到患者住院、手术、康复的整个过程。提问医护人员在医疗服务中所使用的风险筛查工具、评估内容、诊疗计划、交接沟通、诊疗规范等，同时也通过知情同意、宣教记录等了解患者的参与和权益。评审员也可以跟患者进行交流，了解医疗决策是如何做出的。评审员可以在追踪时转向新的追踪路径，如从病房到检验科去查看患者的危急值是如何报告的。通过在不同部门的抽样追踪，评审员能够了解医院制度在全院范围内实施的一致性和遵从度，以及不同部门之间的协同工作情况（图3-1）。

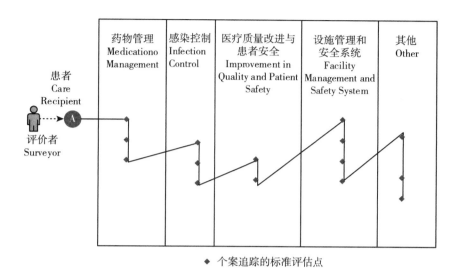

◆ 个案追踪的标准评估点

图3-1 个案追踪的标准评估点

来源：The Joint Commission

以病例（患者）的诊疗经过和结果作为评价医疗质量的依据，以病历和其他医疗记录作为资料，按诊疗过程和结果来进行判断，将实际的结果与预计的合理的结果进行对比的优劣。

（二）系统追踪

由于一线医务人员对患者的诊疗服务与医院的管理支持系统有关，因此，除了要通过个案追踪评估临床的工作流程，还要通过系统追踪，来了解医院重要的管理体系，从而把医院作为一个整体来评估。

评审员通过系统追踪，可以评估医院的组织结构及功能是如何实现的，以及实现的程度。系统追踪活动侧重于整个组织的高风险领域。与个案追踪有所不同，评审员不是跟踪某一患者在不同系统中所接受到的医疗照护，而是追踪支持患者诊疗工作的管理体系。个案追踪将重点放在关注特定患者的经历或与特定患者相关的活动。而系统追踪是建立在个案的基础上，跨越整个医院的特定系统或过程。可以用于感染控制、质量管理、药物管理和环境安全等管理系统的评估（图3-2）。

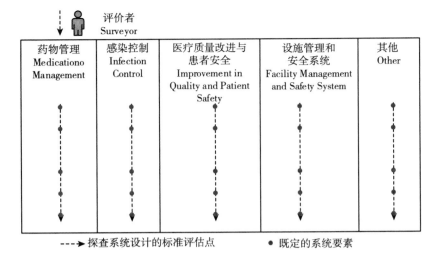

图3-2　系统追踪的标准评估点

来源：The Joint Commission

三、追踪方法学在我国评审中的应用

（一）追踪方法学的引入

2010年，卫生部基于海南省医院评鉴与医疗质量监管中心研究产出的汉化版的医院评价追踪方法学工具，委托清华大学医药卫生研究中心主持开展了《追踪方法学在我国医院适宜性应用研究》的课题，该课题产出了《中国医院评审评价追踪方法学操作手册》，并将其核心内容纳入了卫生部指定的2011年版《三级综合医院评审标准实施细则》，保证了医院评审的科学性、公正性、客观性，提高了现场评价的真实性和效率性。

由于追踪方法学是一种全新的评价方法，其核心思想和操作方法具有很强的专业性。国家卫生行政部门在推行该方法应用时，从各方面严格规范和管理。一是加强对追踪方法学评价方法的研究，制定科学、可行、符合中国医院评审工作实际的追踪方法学评价操作方法；二是主导追踪方法学评价专家库与专家管理制度的建立，制定严格的管理制度；三是主导追踪方法学业务培训和专家培训，确保培训的科学性、权威性和有效性。

（二）追踪方法学的实际操作

我国医院评审的特色是实现了定量评价与现场评价的结合。依据病案首页中提供的信息，结合医院申请材料和自评结果，为评审员的现场追踪提供了大量的信息基础。追踪评价增加了信息为指引的聚焦点，使评审员能够更加有目的、有指向性地进行追踪检查，避免盲目追踪，保证在有限的现场评价时间中，进行针对性更强的追踪检查，使问题的发现更加准确，并能追寻问题的脉络，找到问题存在的原因，以便为医院提供持续改进的依据。

结合医院评审标准设计的特点和现场检查的需求，评审人员通常分为3组：综合管理组、医疗药事组、护理院感组。根据3组特点，将评审条款分配给相应的评审员。评审员需要根据所分配的标准条款，选择恰当的评审方法，依据个案或系统追踪地图，完成现场评价的任务。

1. **综合管理组**　管理组的评审侧重点在于医院的治理和管理体系，根据追踪地图重点评审院级高层管理、行政部门、总务后勤保障部门、部分临床及医技科室的有关情况。为高效完成评审任务，可结合医院自身的组织架构及其管理职能，列出需要评审的区域，明确需要访谈的人员和评审的要点。

（1）管理组追踪：管理组评审员根据医院的战略管理计划、组织架构及部门服务范围，结合分工的评审标准，依据管理组追踪地图进行评审（图3-3）。

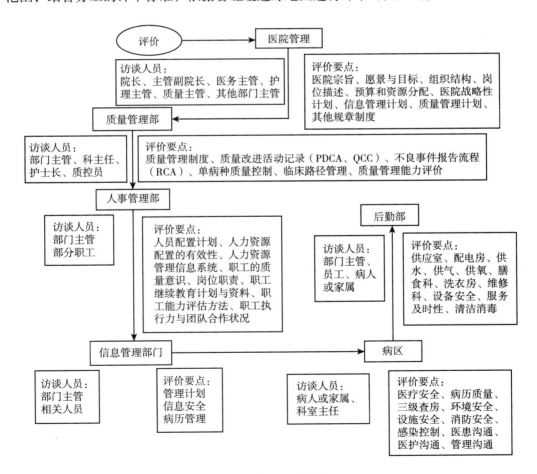

图3-3　管理组追踪地图

来源：刘庭芳，刘勇.中国医院评审评价追踪方法学操作手册.北京：人民卫生出版社，2012.

（2）医院质量与患者安全系统追踪：根据《医疗质量管理办法》，医院要建设覆盖全院、全程和全员的医疗质量管理体系，包括组织架构、制度规范、落实机制等。明确医疗质量管理的院级、科级责任范畴，各部门根据职责分工制定质量管理工作计划并落实，定期开展督查、监测并反馈，通过风险管理和绩效奖惩等措施推动医疗质量持续改进。

医院质量与患者安全系统追踪聚焦于医院的质量管理活动，重点是通过使用数据来管理风险并改进医疗质量和患者安全。主要包括以下内容。

1）了解医院的质量管理组织架构、质量目标，实施整体质量计划、质量标准、患者安全行动计划等工作的有效性。各质量管理委员会的记录、院科两级质量管理组织的履职工作资料等。

2）评阅正在开展的临床与管理监测与改进项目。医院如何确定优先改进的领域，如何收集质量数据，如何使用质量信息进行改进，以及如何在整个医院进行信息的沟通。

3）对于临床科室，结合个案追踪，评审员重点评估临床实践指南和临床路径的遵循情况，在各个部门追踪患者的照护过程。

4）医院的不良事件管理是质量追踪的重要内容之一，评审员可在临床科室观察事件的上报途径和员工知晓率，在管理层讨论警讯事件的根本原因分析情况。同时，风险评估（如FMEA和HVA）和改进方法（PDCA和QCC等）的使用也是追踪的重点内容。

（3）设施管理系统追踪：设施管理系统追踪的目标是通过评估医院设施管理和安全风险管理提供指导。系统追踪的方法强调与医疗安全、标准遵循相关的不同要素和部门的协作情况，以帮助组织避免整个系统内的潜在漏洞。依据医疗器械系统追踪地图（图3-4），评估医院在设施管理中的优势与劣势。针对所发现问题的必要措施，医院对相关评审标准的符合程度，包括以下主要内容。

1）评审员首先审阅医院的设施安全管理组织架构、全院性的设施管理计划、年度报告、委员会会议纪要等，随后访谈管理人员，了解的内容如下。

A. 医院已经识别出的特定服务环境风险有哪些？

B. 医院与员工的角色和责任？必要的培训有哪些？

C. 为最大限度减少对患者和员工的风险影响，医院实施的控制措施有哪些？

D. 医院对某个安全事件或失误的反馈过程是怎样的？医院内部的风险、不良事件的报告流程、时限是什么？

E. 医院是如何监测绩效的？已经采取的监测活动有哪些？

F. 现在正在分析的质量问题有哪些？针对监测指标的结果分析，已经采取的行动有哪些？

2）评审员现场观察医院在设施风险管理方面的绩效。选择特定的管理内容进行现场评价。评审员将观察那些被确定有潜在危险的特定管理流程的实施情况，或跟踪一个特定的与一个或多个风险类别相关的风险，医院通过执行下列程序来进行管理。

A．有尽量减少风险的工作人员职责描述或岗位说明，一旦问题或事件发生时他们应采取的行动计划，如何进行报告。

B．任何减少风险的物理控制措施（如设备、警报和建筑特色）。

C．应急管理计划，这些计划应用于缓解、准备、响应和恢复策略和行动，以及优先紧急的相应措施。

D．应对突发事件的应急预案。

E．审视相关检测记录，或任何设备、警报器，特别是控制风险可用维护程序的执行情况。

F．如果风险因素在医院设施中比较广泛，评审员将增加追踪的抽样样本量，以确定风险的范围和严重程度。

3）评审员总结在管理过程或风险类别中存在的潜在问题，要求负责管理特定流程或风险的工作人员提供相关风险处理的资料。医院应提供有关已被关注潜在问题的解决方案，以及关于针对风险问题已实施措施的有关资料。

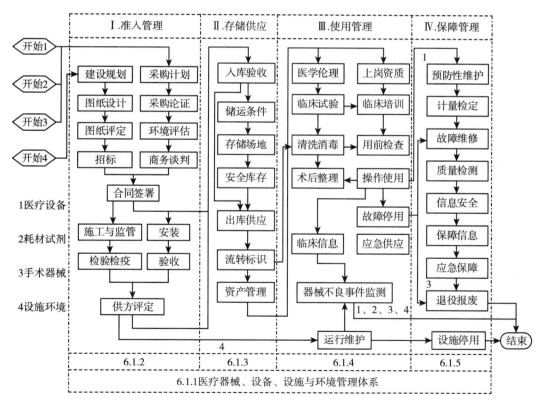

图3-4　医疗器械系统追踪地图

2．医疗药事组 医疗药事组主要负责评价临床和医技科室，对手术科室主要关注手术授权管理制度，院科两级管理规定具体落实过程，质量管理体系、安全保障如何执行；对非手术科室重点关注对复杂、疑难疾病如何实施多科室联合诊治，药品应用及药师的作用等。由此设计出医疗组追踪地图（图3-5）和药物管理系统追踪示意图（图3-6）。该组也涉及护理、院感及医院综合管理的有关医疗、药事管理层面的问题。

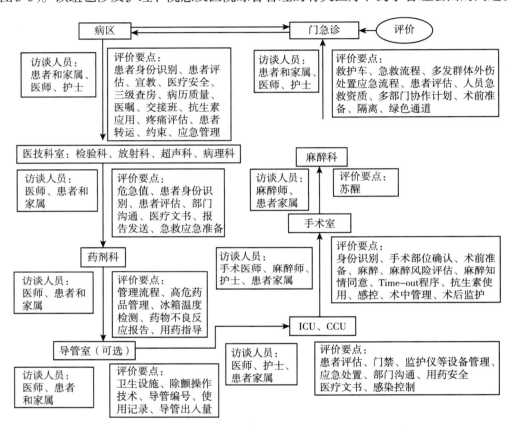

图3-5 医疗组追踪地图

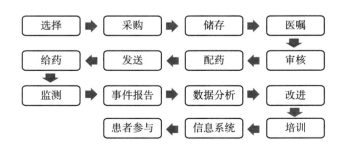

图3-6 药物管理系统追踪示意图

为了评估医院对标准的遵从度，评审员会先审核医院的制度流程和管理计划，然后与医院的管理者、医生、护士和其他工作人员互动交谈，进行观察并提出问题。经过多个追踪程序，覆盖所有标准相关的内容，最终完成评估医院系统的安全管理水平和风险级别。

药物管理系统追踪是为了分析医院药品管理的过程及其潜在风险，评审员基于在个案追踪中观察的药物管理情况，从医院的管理层面进行评估，专项检查药物管理相关标准的落实情况。追踪依据包括《医疗机构药事管理规定》《处方管理办法》《抗菌药物临床应用管理办法》《麻醉药品管理规定》《静脉用药集中调配质量管理规范》等相关政策文件。追踪的内容覆盖从药物的选择采购到药物的临床应用（图3-6、图3-7）。

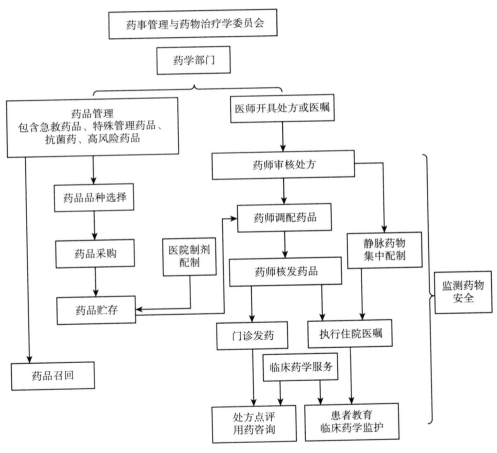

图3-7　药物管理系统追踪地图

在药物管理系统追踪中，重点评估以下内容。

（1）医院药物管理的组织架构、制度文件、管理计划、指南规范等。医院对外部审查和内部定期检查的情况和所采取的改进措施。

（2）医院实际使用药品的现场追踪，从医生开具药品处方到患者的给药和用药反应监测。类似于患者追踪，但所追踪的是药品而非患者。通常评审员会选择高危药品进行追踪。

（3）药物管理监测数据：包括给药差错、药物不良反应等的数据收集、分析和管理改进。

案例讨论

【**案例**】在外科病区，评审员选择一位术后患者进行追踪。评审员参考病历，依据医疗组追踪地图（图3-5）进行规范评审。查阅患者的健康筛查、诊疗计划、病程录、手术记录、护理记录单等资料，与主管医生和责任护士进行交谈。这位患者是从急诊科收治入院的，评审员可能会继续访问急诊科，去了解急诊患者的预检分诊，以及与专科医生之间的沟通和交接等内容。由于患者经历了手术，评审员可能会访问手术室，了解手术室的质量与安全管理，与医务人员讨论的主题可能包括麻醉、感染控制等。在进行追踪时，评审员可能会和为患者提供治疗照护的医务人员交谈，评阅医疗活动的文书，观察诊疗的环境、医务人员的操作、药物的储存等。评审员在追踪过程中除了与医生、护士交谈外，还会根据需要与相关药剂师、营养师、康复理疗师等进行交流，了解他们是如何根据患者需求开展工作的，并且如何彼此协同，为患者提供连续性医疗服务的。此外，也可能会和设备工程师、保洁人员等后勤人员进行交流，了解其日常工作开展的情况。

【**讨论**】追踪地图是如何设计出来的？追踪访谈的对象有哪些？不同部门的追踪要点有哪些不同？

3. **护理院感组** 护理院感组对手术和有创操作主要关注围手术期管理，包括手术安全核查、切口标识、接送患者以及院感和术并发症的预防等；对非手术科室的考核选择护理难度高和护理量大的科室，重点考核在操作过程中患者查对、患者权益、药品使用和院感预防措施的落实（图3-8）。

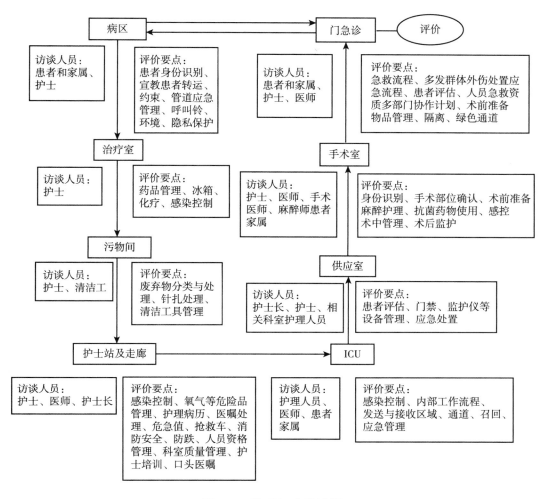

图 3-8 护理组追踪地图

依据《传染病防治法》《医院感染管理办法》和《突发公共卫生事件应急条例》等法律、行政法规，评审员对医院的感染控制体系进行专项追踪。重点评估以下内容。

（1）医院感染管理组织，院感多部门协调机制。医院感染管理的制度、规范、管理计划和医院感染事件的应急预案等。开展医院感染预防控制知识与技能的全员培训和教育。

（2）现场追踪，重点访视以下高风险部门：重症医学科、血透室、手术室、导管室、内镜室、新生儿病房、外科病房、传染性疾病科、口腔科、消毒供应中心、检验科、洗衣房、医疗废弃物处理中心、污水处理中心等。找出在感染预防与控制方面的优点与潜在的问题，提出感染预防与控制方面所必须解决的风险。对感染预防和控制方案的潜在问题的探讨、思考和解决方法。

（3）按照《医院感染监测规范》，医院应当采取全院综合性监测和目标性监测，长期、系统、连续地收集、分析医院感染的发生、分布及其影响因素等相关数据，建立有效的医院感染监测与通报制度，及时将监测结果反馈科室和报送有关部门，为医院感染的预防和控制提供科学依据。对重点部门、重点环节、重点人群与高危险因素的监测项目如下。

1）手卫生依从性。

2）目标性监测数据：呼吸机相关性肺炎发生率、中心静脉导管相关性血行性感染率、导尿管相关的泌尿系感染率、手术部位感染率等。

3）多重耐药菌感染率。

4）抗菌药物临床应用相关指标。

（4）评审员借助追踪活动中所获得的信息、医院感染预防和控制监测数据与医院感染管理委员会的人员进行访谈，内容如下。

1）医院如何评估院感风险并制定管理计划。

2）应对突发公共卫生事件的报告和处理流程。

3）院感数据监测活动的开展。

4）根据监测结果采取的行动及行动效果。

5）重点患者的管理：患者不明原因发热、患者术后感染、患者使用新型抗生素、隔离患者。

医院感染预防与控制是医院在提供医疗服务中必须开展的工作，是医院的基本职责。医院做好医院感染预防与控制工作，必须建立体系完整、功能完善、职责明确、运转高效的医院感染防控组织体系、运行操作规范以及感染相关突发事件应急预案等制度。同时，为使整个体系运行顺畅，能够发挥应有的作用，需要对医院全员进行相关内容的培训和教育。院感系统追踪可通过现场观察、文件查阅、风险数据分析、人员访谈等方式，评估医院感染控制体系的实际效能。

第七节　文档审查

书面文档的审查，是医院评审中的传统方法，自第一周期开始，就获得了广泛应用。随着评审工作的发展，书面文档审核的内容更加丰富，从查阅制度文件等资料，发展到包含量化指标的数据库资料。形式上，也从纸质文件到实时动态的电子化文件。文档审查是在评审活动中贯穿始终的一种评审方法，是与现场检查、数据分析、调查访谈、实地访视、抽查考核、追踪检查等相结合的方法。

书面资料查阅是医院评审的基础工作。评审员审阅评审标准相关的文件，包括医院宗旨、章程、战略计划、制度流程、会议纪要、卫生统计报表、医疗文书、培训记录、管理记录、监测数据等。评审员结合书面文件和实地评估，判断医疗机构是否按照规章制度的要求开展实际工作，以及各类记录是否通过正确、合理的行为而得出的。

一、医院自评资料的审核

第二周期等级医院评审采取多种方法，包括4个维度：自我评价、现场评价、医疗信息统计评价、社会评价。按照《医院评审暂行办法》的规定，医院要开展至少为期6个月的自我评价，同时将自评报告作为书面评价的主要内容。医院首先要对照评审标准的内容与要求进行自查，并按照评审要求在规定的时间内向评审组织提交《医疗机构评审申请书》，并报卫生行政部门备案。评审组织对医院医疗服务能力、运行效率和单病种诊疗水平等有关数据信息进行综合分析后，判断医院符合评审的准入要求后，将进行现场评价。评审员的现场核查工作是在基于医院自评工作完成的基础上进行的，因此如果用好医院的自评资料，也会对提高评审工作效率以及同质化评审发挥积极的作用。

为了保证医院自我评价的真实可信，国家及各地区采取了各种方式对自我评价的内容进行督导，包括评审组织将现场评审专家的评价结果与医院自我评价的结果进行比对分析；医院自评结果公开，加强社会监督；采用"专家盲评"以及"逻辑校验"的方法；在医院自评之后增加了"调研初评"的环节，实地查证医院是否达到现场评审"准入"条件。这些措施均是为了提升书面评价的准确性和客观性，从而为现场评审的开展奠定良好基础。

二、评审前置要求的资料审查

《三级医院评审标准（2020年版）》的第一部分为前置要求部分。共设依法设置与执业、公益性责任和行风诚信、安全管理与重大事件的25条评审前置条款。医院在评审周期内发生一项及以上情形的，延期一年评审。延期期间原等次取消，按照"未定等"管理。旨在进一步发挥医院评审工作对于推动医院落实相关法律法规制度要求和改革政策的杠杆作用。

前置要求的审核依据主要是法律法规和医改要求。如医院规模和基本设置是否达到《医疗机构管理条例》《医疗机构基本标准（试行）》所要求的医院标准。这些标准是医疗机构执业必须达到的最低标准，是卫生行政部门核发《医疗机构执业许可证》

的依据。评审员要审核医院的《医疗机构执业许可证》是否在有效期内。同时也要审核许可证所列诊疗科目与医院实际开展业务的一致性。

再如，医院发生下述情况，则延期评审：违反《中华人民共和国统计法》《医疗质量管理办法》《医学科研诚信和相关行为规范》相关要求，提供、报告虚假住院病案首页等医疗服务信息、统计数据、申报材料和科研成果，情节严重。2019年，国家卫生健康委员会全面启动三级公立医院绩效考核工作，全国三级公立医院病案首页上传完毕后，经专家组审核发现，某医院上传的病案首页数据出现严重失实问题，大量病案首页中存在主要诊断、主要手术操作、离院方式、住院总费用完全相同的情况，导致该院手术占比、微创手术占比、四级手术占比均为100%，数据严重失实，病案首页相关指标难以计算。经调查后，省卫生健康委采取了处理措施，包括取消该院2019年省级临床重点专科、医院等级评审申报资格。

三、医院标准化文件审查

医院标准化文件主要包括制度、规范、指南等资料，是医疗机构规范医务人员日常操作的行为准则，在很大程度上体现了医疗机构的管理水平。若要了解医疗机构的运行情况，可以从书面文档资料的审阅入手。通过对某方面工作制度或规范文件的查阅，评审员可以快速直接地了解相关流程，通过与评审标准的要求相比较，能够初步了解医疗机构的工作状态与标准之间是否存在差距，进而在现场查看时，进行有针对性的实地验证。

1. 计划（plan） 计划是指根据对组织外部环境与内部条件的分析，提出在未来一定时期内要达到的组织目标以及实现目标的方案途径。

2. 制度（policy） 制度是告知工作人员流程和过程的规章或规则，是书面描述的工作期望，通常用于指导员工的工作决策和行为。制度通常比较宏观，是制定医院规范和流程的指导原则，可为某项工作的实施提出一个总体的要求和方向，例如，三级查房制度，要求医疗机构按照卫生行政主管部门的要求，以书面的形式规定如何实施不同级别的医生对患者的协同管理。

3. 流程（procedure） 流程是用于准确定义如何执行一项任务，通常包括每一个步骤的指导说明。流程通常较为具体详细，用于规定在特定工作中，各岗位员工如何按照制度的要求开展工作，流程类文件中可能包括流程图、工作表单等实际工作开展过程中需要用到的工具图表。例如，危急值报告的流程，医疗机构按照卫生行政主管部门的要求，结合自身情况以书面形式规定各类检验、检查的危急值范围，由谁处理危急值，相关信息如何从发现者快速准确地传递到处理者以及必要的记录要求等。

查阅制度流程类文件的目的，是对医疗机构期望的工作模式有所了解，从而为后期的现场追踪和访谈工作打下基础，可以说这个文件就是医疗机构内部的法律，是所有员工行为的指南和准则，也是用以评判医疗机构管理体系有效性的重要方面。审查制度类文件时，评审员要注重比对同种工作的不同书面规定，如果医疗机构内部的文件规定有所冲突或者不一致，则会导致临床操作和管理工作的不协调。在现场查看中，观察文档内容与医疗机构实际情况的一致性，了解制度是否发挥了指导医疗机构具体工作的作用。

近年来的评审工作，越来越重视实际的工作效果和服务质量，不再是通过突击补齐各种台账资料就能达到评审的要求。因此文档资料审查和现场评估一样，都要求医疗机构重视日常的管理和持续改进机制的建立。能够体现出医院在实际工作中发现不足，补齐短板。应用科学的质量管理工具，开展质量管理活动，不断提高质量水平和安全管理能力。

四、归档病历审查

病历作为记录患者在医疗机构诊疗活动的最重要载体之一，在评审中是重点查阅的书面类文档。评审员通过病历检查，可以对诊疗关键领域的执行标准、协调性和整合性进行评估。随着检查活动的开展，评审员将医疗记录和追踪的现场情况进行综合，形成医院评审的关键信息集合。

1. **检查目的**　医疗文书是反映患者在医疗机构中整体医疗活动开展情况的记录，是证明诊疗行为规范性的佐证资料。通过检查病历，以评估患者的诊疗过程和结果，明确医院执行医院评审标准的相关条款的执行情况。

2. **病历抽取**　根据评审前医院所提供的病案首页信息，经过相关数据分析，确定待查病例，如死亡病历、特定病种病历、多重耐药菌感染病历、住院超过30天的病历等。根据不同的检查内容，可选择相关的病历。

3. **检查依据**　病历质量相关的法律规范有：《中华人民共和国侵权责任法》《医疗事故处理条例》《病历书写基本规范》和《医疗机构病历管理规定》。电子病历要符合《电子病历基本规范》，基于电子病历的医院信息平台建设符合《全国医院信息化建设标准与规范》的要求，功能具备《医院信息平台应用功能指引》的要求，技术符合《医院信息化建设应用技术指引（2017年版）》的要求。

4. **检查要点**　评审员首先应审查医院的病历管理体系，包括院级、科级病历质控人员的培训和职责。主管职能部门、病案科的人员配置和资质，如疾病分类编码人员的技能水平等。对电子病历、纸质病历，诊疗团队各项工作记录的完整性和信息传递、信息安全等问题进行检查。评审员要对医院的病历检查标准是否符合等级医院评审标准的要求进行评估。医院是否建立门急诊及住院病历规范书写、管理和质量控制制度。实施电子病历的医院，要评估其电子病历的建立、记录、修改、使用、存储、传输、质控、安全等级保护等管理制度。评估医院病历审查的记录和结果分析、信息反馈和组织改进工作的成效。

综上所述，医院评审要严格按照国家和省级评审标准，从医院的基本特征和实际工作出发，实事求是、客观公正地评价医院。在医院评审中，要综合运用各种评审方法。虽然不同方法有不同的特点，但彼此之间具有高度的逻辑关联性。如追踪方法学，评审员在实施个案追踪的过程中，既要进行文档检查，又要现场检查，还要人员访谈，另外，也可能进行监测数据的审核。依据评审的目的，合理选择评审的方法，以求最全面、客观、深入地评价医院各个维度的实际情况。因此，要秉持全面性和系统性的原则，科学化地运用定量与定性相结合的评审方法至关重要。

第八节　患者满意度评价

对于"满意"（satisfaction）的研究始于20世纪30年代Hoppe和Lewin在社会心理学和行为科学领域的试验，美国学者Cardozo则将"满意"的概念引入商业到领域，并于20世纪70年代首先提出用"顾客满意度"（customer satisfaction）作为评价企业服务质量的标准。在市场营销行业，顾客满意度是指顾客对产品或服务的感知效果与其期望值的符合程度，反映的是实际感知与期望之间的差距。顾客满意度已经被广泛应用于各行各业的质量管理之中。

最初医疗行业从业者为了提升医疗服务质量，引入了顾客满意度的概念，以此形成了患者满意度（patient satisfaction）的雏形。1956年，美国首次尝试应用患者满意度来评价护理服务质量。1966年Donbedian进一步指出患者满意度是医疗服务的结果之一，但当时尚未对患者满意度给予清晰的定义。

一、患者满意度的概念

20世纪70年代初期起，国外开始对患者满意度进行大量的研究，众多学者提出了有关患者满意度的一些概念。例如，1975年Risser将患者满意度定义为患者关于理想状态的医疗护理服务与患者实际感受到医疗护理服务的一致程度；Ware等（1978年）

认为患者满意度是患者对医疗服务设施及各类医疗服务人员满意的程度。

20世纪80年代，国际上对患者满意度的重视程度越来越高。现代管理理念和社会运动促使政府和医疗机构逐步树立了以患者为中心的观念，国际上的相关研究逐步扩展了以患者为中心的医疗服务质量评价。许多学者均认识到患者满意度是衡量医院医疗服务质量高低的一个重要指标。这期间，一些学者针对患者满意度的定义进行了进一步拓展。较有代表性为是，Pascoe（1983年）认为患者满意度是患者对医务人员、医疗技术、就医环境等的主观感受以及对其经历的全面评价；Donbedian（1988年）将患者满意度定义为患者对医疗护理服务质量所有方面的评价，特别是人际互动方面。

尽管患者满意度的研究基本上是在顾客满意度的研究框架下展开，但其本身一直缺乏明确的定义。这是由患者满意度的特点所决定的。一方面，患者满意度的影响机理更为复杂，呈现出因人而异、因时而异，甚至因病而异的特征。大量研究表明，患者满意度与患者的健康状况、生活经历、观念、情境、受教育程度，以及医保制度等诸多因素相关。即使是同一患者在不同时期对满意与否的定义和描述也不尽相同。另一方面，医疗行业存在高度的特殊性。从本质上说，医患双方存在的严重信息不对称，以及医疗服务的目标是生命健康，这使得医患关系并不能简单地用顾客与商家的等价交换关系作对比，因此患者满意度比顾客满意度更为复杂和易变。目前一般认为，患者满意度是患者或其代理人对所接受的医疗护理服务的实际感知与其期望值的符合程度。

许多国家的专家进一步认为，在改进医疗质量的活动中，患者的参与有助于医疗质量的提升，患者满意度的评估对改进医疗质量有着十分重要的作用。因此，一些发达国家，如美国和英国对患者满意度测评进行了立法保护，甚至将其作为医院开业营运的先决条件，患者满意度在全球范围内已逐渐成为评价医疗护理质量的一个重要指标。

二、患者满意度的评价模型

迄今为止的患者满意度评价，大多沿袭顾客满意度的评价模型，即通过测量患者的期望与感知之间的差异来确定其满意程度。1984年，Oberst首次提出了测量患者对医疗护理服务满意程度的理论框架，在此基础上，Reidenbach将营销领域著名的服务质量差距模型SERVQUAL（service quality）模型引入到医院评价领域。SERVQUAL模型认为顾客感知到的服务质量取决于服务过程中顾客的实际感觉与对服务期望值之间的差异程度。SERVQUAL模型包含5个维度，即可靠性（准确、可靠完成所承诺服务的能力）、反应性（服务提供方主动帮助客户并及时提供所需服务）、保证性（服务提供者的知识水平和礼貌程度，激发他人信任和信心的能力）、移情性（设身处地地为顾客着想，给予客户个性化关怀和照顾）、有形性（物理设施、设备和人员充足的程度）。

Trevor等从医疗服务中影响患者满意度和忠诚度的因素出发，构建了患者满意度模型，同时还指出了提高患者满意度及忠诚度的途径。此外，Larsson基于Lazarus和Folkman关于压力和应对的心理学研究成果，认为人口社会学特征、个体健康状况、人格因素等都会对患者满意度产生影响，因而建立了情绪导向型的"认知-现象学传统"（cognitive-phenomenological tradition）理论模型。

目前国内患者满意度评价模型多是基于市场营销领域应用较广泛的瑞典顾客满意度晴雨表（Swedish customer satisfaction barometer，SCSB）模型及其衍生的美国顾客满意度指数（American customer satisfaction index，ACSI）模型、欧洲顾客满意度指数（European customer satisfaction index，ECSI）模型和中国顾客满意度指数（China customer satisfaction index，C-CSI）模型的框架设计的。另有研究在SCSB、ACSI等顾客满意指数模型的基础上，结合患者的行为特征，构建出了医院患者满意度指数模型框架，该模型框架引入了感知价格变量，建立了由患者满意、医院形象、感知价格到患者忠诚的三条路径，改变了传统模型中从患者满意到患者忠诚的路径过于单一的状况。还有研究者通过对我国华北、华中、华东、华南和西南5个区域的抽样调查，在ACSI模型基础上构建了我国大型综合性公立医院的患者满意度指数（LCHIPSI）模型。此外，也有研究在其他顾客满意度评价模型基础上，将卡诺（KANO）服务质量模型运用于我国医疗行业，建立了对医院患者满意度模型。常见患者满意度模型的概述如表3-7所示。

表3-7 常见患者满意度模型的概述

模型名称	模型内容
SCSB模型	顾客期望、感知质量、顾客满意、顾客忠诚、顾客抱怨
ACSI模型	顾客期望、感知质量、顾客满意、顾客忠诚、顾客抱怨、感知变量
ECSI模型	顾客期望、感知质量、顾客满意、顾客忠诚、感知变量、企业形象
C-CSI模型	感知质量、感知价值、预期质量、顾客满意、顾客忠诚
LCHIPSI模型	医疗环境、技术水平、服务态度、服务流程、治疗效果、医疗事件处理、医疗费用

三、患者满意度的测量工具

早期的患者满意度测量工具主要是针对护理服务设计的。1957年，Abellah等开发了第一个用于评估护理服务质量的患者满意度测量工具，然而这个工具并没有将患者满意度概念化。Risser于1975年研发了初级卫生保健诊所内患者对护理工作满意度的测量工具，包括25项指标，分为3个分量表：技术-专业领域、患者教育、人际信任关系，全部采用李克特5级评分。1982年Hinshaw和Atwood加以修订，形成了患者对护理工作满意度测量表（patient satisfaction instrument，PSI）；Yellen等（2002年）对此进行了再次修订，删减为包括15个条目的测量量表。

20世纪90年代之后，使用较多的是Ware等研制的病人满意度问卷调查（patient satisfaction questionnaire，PSQ）量表，该量表从医疗服务的可及性和方便程度、资金花费、资源可利用性、医疗服务连续性、医务人员的业务能力和品质、医务人员的人道主义、保健效力和总满意度等8个维度测量患者满意程度。该量表，除可用于测评医疗服务质量外，还可对医院的整体布局、资金利用和人员配置等方面提供参考。1995年，Anderson等将SERVQUAL顾客满意度测评量表引入医疗服务测评领域，该量表有22个指标，从可靠性、反应性、保证性、移情性和有形性5个维度对服务质量进行测评。

我国于20世纪80年代后期开始了患者满意度测量工具的自主开发。卫生部在1991年8月研制了门诊、住院患者满意度调查表和合同单位对医院满意度调查表，并将结果应用于医院分级管理评审中。国内较早出现，并具有一定影响力的综合医院患者满意度量表是1999年采用信函调查研制出的综合医院住院患者满意度量表（inpatient satisfaction questionnaire，IPSQ），该量表包括入院过程、花费、医生服务、伙食供应、辅助科室服务、护理、治疗结果、医疗环境与设施等维度。后续有学者分别研制了综合医院门诊患者满意度量表（outpatient patient satisfaction questionnaire，OPSQ）和综合医院急诊患者满意度量表（emergency patient satisfaction questionnaire，EPSQ）。

在由国家卫生健康委主导的我国公立医院绩效考核工作中，患者满意度作为考核体系中的重要一环，倍受各界重视。该患者满意度调查工具为我国学者在借鉴国际经验的基础上自行研发而成，包括门诊患者满意度调查表和住院患者满意度调查表两个部分。门诊患者满意度调查表包括隐私保护、门诊环境与标识、挂号体验、医务人员回应、医生沟通、护士沟通等维度；住院患者满意度调查表包括出院信息、住院环境与标识、疼痛管理、饭菜、住院医生沟通、药物沟通、护士沟通、住院医务人员回应、医务人员对亲友态度等维度。

除自主研制一些患者满意度量表外，国内学者也积极引入一些国外的患者满意度量表并进行"本土化"。例如，有研究通过引进欧洲全科医学满意度评价量表（European task force on patient evaluation of general practice，EUROPEP），形成了扩展型的EUROPEP量表。该量表包括医患关系与两者的沟通交流、医疗保健服务、信息获取与支持、医疗服务的连续性与合作性、服务组织随访情况与设备设施等维度。

四、患者满意度的测评与分析方法

目前国际上主要利用第三方机构开展患者满意度的评价。例如，在最早开展患者满意度第三方评价工作的美国，主要的评价组织包括美国医院评审联合委员会（The Joint Commission，TJC）、马里兰医院协会等；德国的患者满意度评价采取政府和第三方组织共同治理的方式开展，典型的第三方组织包括医疗透明管理制度与标准委员会（KTQ）；澳大利亚则通过卫生服务标准委员会（ACHS）开展第三方患者满意度评价活动。

在我国公立医院绩效考核的患者满意度调查中，门诊患者和住院患者可以通过扫描医院的专属二维码，在线填报患者满意度调查问卷，调查结果直接上传到国家公立医院满意度调查平台。这种利用移动互联网的方式较好地保证了调查的时效性、权威性与公正性，一定程度上降低了调查的偏倚。

在大数据时代，患者满意度调查也离不开智能化的信息平台和高新技术的支撑，目前使用微信、iPad等工具进行线上实时测评已经非常普及，这不仅能提高调查效率，也能节省的资源投入。

患者满意度分析方法的发展趋势与顾客满意度的分析方法趋向同步。常见的数量分析方法包括回归分析法、主成分分析法、层次分析法、TOPSIS法、综合指数法等，一些新的综合评价方法如模糊综合评价法、灰色理论、结构方程模型等分析方法近年来也逐步应用于患者满意度的测评分析。

五、患者体验的概念与测量

患者体验的概念包括两层含义：一方面是指患者在接受医疗服务过程中的实际体验；另一方面，是指患者对这些个人经历的反馈。

长期以来，患者体验和患者满意度是一对非常令人困惑的概念。患者满意度关注患者的主观体验，它受患者对医疗期望的影响。例如，两名患者接受完全相同的医疗服务，但由于他们对提供医疗服务的期望不同，患者满意度也不同。患者满意度只是患者体验的一个维度。患者体验通常包括治疗过程、设施清洁度、等待时间、信息提供、与医务人员的沟通等。反馈问题通常侧重于在这些地方发生的事情或对患者体验的评估。患者满意度调查是基于服务提供者的视角，通过患者的主观感受进行思维判断，运用满意度理论使患者对所接受的服务质量进行模糊判断，从而了解患者对提供的医疗服务的总体感受。患者体验调查则基于患者的视角，从患者的真实医疗状况中回顾事实，记录患者能够感知的医疗体验，然后，医疗和管理专家通过对调查结果的识别和分析、自我比较和同行比较，获得评估结果并验证其质量改进活动的有效性。

在国际上，患者体验已逐渐取代患者满意度，成为各国评价健康绩效的重要指标。1993年，皮克（Picker）研究所与哈佛医学院合作建立了患者体验测量系统。2001年，美国国家研究公司（National Research Corporation，NRC）被批准使用皮克研究所开发的患者体验调查工具，并将其与该公司的测量工具集成。这套联合开发的患者体验测量工具已被用作美国医疗保险和医疗补助服务中心（centers for medicare and medicaid services，CMS）每年支付和管理医院的工具。

2002年，由美国医疗保险与医疗补助服务中心（CMS）和卫生保健与质量管理局（agency for healthcare research and quality，AHRQ）联合研发了涵盖患者在住院期间核心体验内容的HCAHPS（hospital consumer assessment of healthcare providers and systems）量表。该量表共包含27个问题，包含了与医生和护士的沟通、医院员工反应性、疼痛管理、药物信息、出院信息、医院环境、对医院的整体满意程度及是否愿意向他人推荐这家医院等维度，还包括9个其他条目，用于进行医院间的比较和分析。该量表与其他量表相比，以引入了员工的因素影响、可进行医院间的比较和分析见长。作为美国最主流的患者体验评估方法之一，HCAHPS是一种标准化工具，并于2008年正式在美国推广使用。HCAHPS调查频率为每月1次，调查时机为患者出院后的48小时至6周之间，完成一份问卷平均耗时约7分钟。被评价医院可采用经过认证的第三方收集数据，也可经CMS批准后自行采集数据。

根据美国《患者保护和平价医疗法案》（Patient Protection and Affordable Care Act，PPACA）的"按绩效付费"规定，自2012年10月以来，老年人和低收入人群的国家医疗保险基金分配受到患者对医院服务评估的影响，将分配总资金的1%用于奖励能够为住院患者提供高质量临床护理并获得高于平均患者分数的医院。不符合临床护理标准且患者评价低的医院将被罚款。2016年10月，这部分资金的比例增加到2%，而用于评估医院服务的工具就是HCAHPS。

在英国，患者体验是NHS评估医疗质量的3个维度之一。1999年，英国NHS引入了国家绩效评估框架，对国家医疗服务机构的绩效进行评级。国家绩效评估框架由大约60个高级别绩效指标组成，这些指标分为6个绩效维度，包括患者或护理者的经验。NHS使用的患者体验调查工具也是由匹克研究所开发的。2002年英国卫生部正式启动英国国家卫生服务患者调查项目（NHS patient survey program，NPSP），由英国医疗质量委员会（Care Quality Commission，CQC）作为非政府组织具体负责，调查和评价工作的组织协调则由皮克（Picker）研究所实施。NPSP的主要目标包括：实施国家层面的患者体验概况评价、比较不同机构间的评价差异、监测评价结果的时间变化趋势、识别不同患者群体间的差异。调查类别覆盖门诊患者、住院患者、精神病患者、急诊患者以及部分专病患者。住院患者和社区精神卫生调查频率为每年1次，门急诊患者、孕产妇调查为每3年1次，儿童或青少年患者以及特殊患者调查则不定时开展。CQC直接将NPSP的评价结果用于绩效监测和服务监管，同时每年在线公开发布，以促进医疗机构用于内部管理和服务改善，所有评价结果最终综合构成英国总体患者体验评分（overall patient experience scores，OPES）用于政府决策参考。

2002年，欧洲匹克研究所开发了匹克患者体验问卷（Picker Patient Experience Questionnaire，PPE-15）。该调查问卷基于5个国家的住院患者，包括英国、德国、瑞典、瑞士和美国，它包括15个项目，涉及信息和教育、服务协调、身体舒适、情感支持、尊重、家人或朋友参与、服务连续性。它是全球患者体验和满意度量表的基本框架。英国卫生部（department of health）要求NHS信托医院每年进行一次患者体验调查。

国际社会已经达成共识，患者体验是评估医院医疗服务质量和绩效评级的重要指标，许多国家已经在全国范围内使用了标准的患者体验测量工具，并已应用于医疗支付，医院管理与医疗服务质量的提高。瑞士国家质量促进协调和信息办公室建议全国300家医院每年进行一次匹克患者体验调查。法国使用的法国住院经验问卷（French inpatient experience questionnaire，FIPEQ）涵盖7个维度：医疗信息、护理质量、住院环境、出院管理、协调、医生工作质量以及在医院看病是否方便。

与发达国家相比，我国患者体验的研究和应用起步较晚。我国学者也对患者体验测量工具进行了一些研究。较具代表性的是2011年北京大学医学部编制的《中国医院住院患者体验与满意度监测量表》，即CHPESM量表（Chinese hospital patient experience and satisfaction monitor）。CHPESM量表包括无障碍入院、一般住院服务、治疗服务、意见管理、环境和后勤以及出院指导等6个维度和28个核心项目。2018年北京协和医学院原公共卫生学院，基于Donbedian的"结构、过程、结果"医疗服务质量评价框架，依据评价工具开发的标准化流程，构建了包含环境设施、信息引导、流程效率、诊疗行为、人文关怀、总体评价，共计6个维度的患者体验评价框架，研发了医疗服务患者体验评价工具，包括"门诊患者体验问卷"（Chinese patient experience questionnaire for ambulatory care，CPEQ-A）和"住院患者体验问卷"（Chinese patient experience questionnaire for inpatient care，CPEQ-I），两套问卷各包含32个和28个题项。

患者的体验会受到性别、种族、年龄、教育程度等个人特征的影响。为了避免患者的个人特征对患者体验的最终结果产生影响，常用的方法是使用病例组合调整（case-mix adjustment）。在实践中，调整患者特征的结果与医院整体水平的未调整值并无显著差异，但对于某些特定群体，如弱势群体，调整后的结果与未调整的结果存在显著差异。

本章小结

　　医院评审方法的科学运用，是评审工作公正性、客观性、准确性的重要保障。本章阐述了医院评审方法的概念和基础理论，介绍了我国医院评审方法的管理规定及其发展过程。重点解释了PDCA理念的应用，介绍了各种评审方法的具体操作，包括文档审查、现场检查、信息统计评价、追踪方法学、患者满意度评价等，以期为读者提供医院评审方法的整体概况说明和实践操作指引。

（戴晓娜　刘庭芳　蒋　锋）

第四章　国外医疗机构评审

学习目标

1. 掌握　美国、英国、德国、日本、韩国、泰国的医院评审特点。
2. 熟悉　美国、英国、德国、日本、韩国、泰国的医院评审目的、组织机构、评审员遴选和培训、评审标准、评审流程等。
3. 了解　美国、英国、德国、日本、韩国、泰国的医院评审发展历程。

医疗机构评价对于加强医院管理、促进医疗质量的持续改进具有重要意义。世界范围内许多国家和地区均开展了相应的评价活动，其中美国作为医疗机构评价的先锋，开展较早，其他地区诸如欧洲、亚洲、南美洲也陆续开展医疗机构评活动。各国根据自身的国家特征、文化背景以及医疗机构管理运行模式开展了适合本国特点的医疗机构评价实践，其中的做法既有共通之处，也各具特色。本章将以美国、英国、德国为例，对其医疗机构评审评价的创建背景、组织架构与职能、认证程序、监控指标、认证方法及结果、运行现状及特点等方面展开介绍。

第一节　美国医疗机构评审

美国医疗机构认证经历了上百年的发展与演变，整个发展过程繁复周密，迄今已成为全世界医疗机构认证体系中影响最广泛与深远的体系之一。

回顾其历史发展过程，我们大致可以将其分成3个主要的时期。

一、创建背景

（一）早期（20世纪初–50年代）

该阶段诞生了美国现代医院评价标准的雏形。20世纪初，为了追踪在医院接受治疗的患者病情是否得到有效控制，美国的欧内斯特·科德曼（Ernest Codman，M.D）博士在1910年提出了"医院标准化的最终结果系统"，以期验证医院的医疗行为是否达到预期治疗效果；3年后美国外科医师学会（ACS）成立，并将"医院标准化的最终结果系统"的研究与推广作为该机构致力于追求和突破的目标。在其成立4年后的1917年，ACS推出了仅有一页纸的"医院最低标准"，并尝试使用该标准对各医疗机构进行评审调查，然而结果不尽如人意：在一项针对加拿大和美国共计700家医院的医疗质量评审调查中，仅有一成左右（89家）的医院共100多张床位符合该"最低标准"的要求。随后十几年，该标准不断发展，并于1926年由ACS发布了第一版《医院评价标准手册》（18页）。该手册也为后续医院认证与医疗机构评价事业的发展奠定了基础。

（二）中期（20世纪50年代-20世纪末）

20世纪50年代开始，美国医疗机构评价进入快速发展期。1950年，一家设立于芝加哥、专门从事医院认证工作的非营利组织——医院认证联合委员会（Joint Commission on Accreditation of Hospitals，JCAH）成立，为自愿进行并接受该机构审查的医院提供认证服务。该机构由美国医院协会（AHA），美国内科医师学会（ACP），美国医学会（AMA）、加拿大医学会（CMA）以及ACS共同组成，并在3年后（1953年）正式接收ACS的医院评价认证标准化项目，同期发表新版医院认证标准手册。该手册在1965年被美国社会安全保障法认可，并在其有关医疗保险和医疗救助的条款中表明，经过JCAH认证的医院具备美国医疗保险和医疗补助服务中心（centers for medicare and medicaid service，CMS）的参保资格；1966年，该参保条件以法律条款的方式公布于联邦公报上。这一举措使得JACH认证成为医院纳入联邦保险计划支付的必要条件。自此之后的30多年，JCAH不断发展，其认证体系也不断健全，新增了长期照护认证，心理与精神健康认证，门诊与流动医疗认证，医院检验实验室认证，家庭护理认证等体系；1986年，JCAH更名为医疗机构认证联合委员会（Joint Commission on Accreditation of Healthcare Organizations，JCAHO），并发布了衡量医疗机构表现的指标测量系统（indicator measurement system®-IMsystem®），以及成立了致力于提升医疗质量的下属分支机构："医疗质量资源"公司（Quality Healthcare Resources®-QHR，Inc.）。1994年，由QHR公司与JCAHO联合成立的国际联合认证委员会（Joint Commission International，JCI）诞生，该委员会将医院认证经验推向世界，为世界各国提供医院认证服务。4年后，JCI发布了首期"警讯事件报告"，提倡医疗机构重视医疗错误及问题的根因，从根本上进行纠正，并主动报告发现的问题；同年，QHR公司更名为"联合认证资源"（Joint Commission Resources，JCR），其工作重心亦转向患者安全领域。

（三）现代（21世纪初至今）

进入21世纪后，JCAHO持续发展，于2000年出版国际医院质量认证全面手册（第一版），后JCAHO增加认证标准范围，纳入门诊外科，疼痛评估与管理、危重医学等领域的认证；在2003—2007年，认证范围进一步扩大，一系列专科评估认证，诸如糖尿病、脑卒中、心脏支架、慢性阻塞性肺病、慢性肾脏疾病管理等纳入认证范围；与此同时，JCAHO再次更名为联合委员会（The Joint Commission，TJC），并将对患者权益的保护放在了更高的位置。半个多世纪以来，该机构由最初的"医院认证联合委员会"（JCAH），演变至医疗机构认证联合委员会（JCAHO），再到如今的联合委员会（TJC），见证了美国医院认证的蓬勃发展历程，并因美国社会保障法的条款规定成为了医院纳入联邦保险计划支付的必经之路。

2008年，《社会保障法》第十七章修正案废除了将TJC作为唯一认证机构的条款，另由CMS增设4家机构赋予其独立认证权，自此该5家机构的认证成为了医疗机构取得公共医疗保险资格的门槛。新增设的4家机构为：挪威船级社和德国劳氏船级社（DNV GL）、医疗质量改善中心（the center for improvement in healthcare quality，CIHQ）、医疗设施认证项目（healthcare facilities accreditation program）和医疗质量改善中心（center for improvement in healthcare quality）。

近十余年来，TJC依旧保持高速发展，持续在医院评价认证领域输出影响力，TJC的认证标准领域进一步扩大，增设庭全科、综合脑卒中中心、心脏专科、护理与康复中心、舒缓治疗、围产医学、行为健康、髋膝关节置换、血压管理、药物合成认证等项目；2015年，TJC向医院认证手册中全面增加患者安全体系的内容；2016年，TJC增设创新性的"质量先驱项目"（pioneers in quality program）以满足医院持续增长的认证诉求，并在CMS支持下提出"生命安全编码"（life safety code，LSC）来评估安全相关的要求；2019年9月，JCI认证（北京）有限公司（JCIA China）获得中华人民共和国国家认证认可监督管理委员会（CNCA）的批准，取得为中国大陆的医疗卫生和社会福利部门提供服务认证的资格。

二、组织架构及职能

作为一个独立的非营利组织，TJC是美国历史最悠久、规模最大的医疗保健标准制定和认证机构，其使命与愿景是与其他机构合作，通过评估医疗健康机构并激励它们在提供安全、高质量和有价值的医疗服务方面保持高水准，从而不断改善向公众提供的医疗服务的水平，让所有人都可以体验最安全、最高质量、最有价值的医疗保健服务。

目前TJC已为全美超过22 000家提供不同医疗与健康服务类别的机构进行了认证并发放证书，包括为患者提供门诊手术和院内手术、行为健康、家庭医疗保健、实验室和护理中心等服务的医院和医疗服务机构。为了从联合委员会取得并保持象征医院认证通过的金印章（the gold seal of approval®），医疗机构至少需要每3年接受1次联合委员会调查团队的现场调查（实验室每两年接受1次调查）。

TJC的组织结构包括董事会与执行机构。董事会由21名有投票权的成员组成，包括医生、行政人员、护士、雇主、质量和创新专家以及教育工作者。董事会成员包括来自每个联合委员会合作成员的代表：美国医院协会（AHA），美国医学会（AMA），美国内科医师学会（ACP），美国外科医师学会（ACS），美国牙医协会（American Dental Association，ADA）等。此外，还有7名公众/一般会员以及联合委员会主席兼首席执行官。执行机构包括医疗质量评估部，医疗健康转化部，认证与证书管理部，公共政策与政府机构关系部，医疗部，人事、信息、财务、市场等多个部门，各部门均有固定的VP来管理，并细分为诸多团队，各团队负责具体的业务与职能并相互协作，形成高效统一的认证机构。目前TJC在其位于伊利诺伊州奥克布鲁克特莱斯的中央办公室和华盛顿特区的一个办公室雇佣了大约1000名调查员。

三、认证程序

美国联邦政府下属的美国医疗保险和医疗补助服务中心（CMS）通过对第三方机构进行授权，并由这些机构开展独立认证，以证明医疗机构是否符合CMS保险赔付的要求，从而获得CMS保险支付的认可。认证过程主要关注医疗机构的能力和合规性两个维度的认证，并细化为两个认证途径，分别是：①认证（accreditation），即对医疗卫生机构组织的能力、权威性、可信度进行认证的过程；②合规（compliance）：即在履行官方要求方面是否符合并遵守某个期望、要求、建议或方案的认证过程。

虽然医院认证是非强制的，但只有通过认证的医疗机构，才有资格从联邦和州政府得到老年和残障健康保险（medicare）和医疗援助（medicaid）这两大美国主要公共医疗保险的偿付，这也凸显了医院认证的重要性与公平性。现阶段共有5家机构被CMS授权提供认证服务，然而TJC基于悠久的历史以及丰富的认证经验，其认证具有很高权威性，因此，成为美国乃至全球最重要的医疗卫生机构认证中心，其国际分支更是在世界范围内广泛认可的医院认证标准体系。

以TJC的认证为例，医疗机构进行认证的过程有以下六个关键步骤。

（1）待认证机构提出认证申请。

（2）缴纳认证费用（约46 000美元），并说明在未来一年内希望TJC认证团队进行现场评估认证的时间。

（3）TJC对提交申请的医疗机构进行认证条件的初筛和认定，通常来讲，只要是独立法人的医疗卫生相关机构均可参与认证。

（4）为防止机构进行突进准备，TJC的现场认证不会提前宣布认证时间（机构首次认证可除外），并为了提供给机构持续改进的意见，会根据机构特点对认证方案进行定制并提出持续性的支持计划。

（5）现场认证。TJC在实地认证中侧重于关注机构是否能够持续性提升医疗质量与患者安全，并按照以下措施进行：①由该领域经验丰富的调查员组成4~5人的认证团队；②运用追踪方法学，对医疗服务具体过程进行实施过程的追踪；③对各类文件和信息进行查阅审读；④与医院相关人员甚至患者进行观察与面谈沟通。

（6）TJC的检查时间和检查项是不固定的，且更加注重核查医疗机构更易产生问题的地方，如院内感染等。

该认证过程需要周期性重复，以确保机构能够持续满足相关认证的要求，一般每3年认证1次，期间医疗机构需要提供年度自评材料及重点标准化评估来证明其符合要求。

四、认证标准

TJC认证标准是客观评估过程的基础，可以帮助医疗机构对自身进行衡量、评估和改进。这些标准侧重于医疗机构是否能针对患者、个人或居民提供安全、高质量的护理。

TJC的最新标准侧重于患者安全和护理质量。医院认证标准超过250项，涵盖从患者权利和教育、感染控制、药物管理和预防医疗差错到医院如何验证其医生、护士和其他工作人员是否合格和胜任、如何为紧急情况作准备，以及如何收集有关其绩效的数据并使用该数据来改进自身等内容，且标准会定期更新，以反映医疗保健和医学的快速发展。

TJC认证标准是根据医疗保健专业人员、提供者、专家、消费者和政府机构（包括医疗保险和医疗补助服务中心）等的意见制定的。他们以科学文献和专家共识为依据，并由委员会审查。新标准仅在与患者安全或护理质量相关、对健康结果产生积极影响、符合或高于法律法规要求并且可以准确和容易衡量的情况下才会添加。标准制定过程包括以下八个关键步骤。

（1）通过科学文献或与联合委员会的常设委员会和咨询小组、经认可的组织、专业协会、消费者团体或其他人的讨论，确定需要增加或修改要求的新出现的质量和安全问题。

（2）联合委员会利用技术咨询小组、焦点小组、专家和其他利益相关者的意见准备标准草案。

（3）标准草案在全国分发以供审查，并允许在TJC网站的标准现场审查页面上发表评论。

（4）在任何必要的修订后，标准由执行领导审查和批准。

（5）根据需要加强调查过程，以满足新的标准要求，并对调查过程进行试点测试。

（6）调查员接受了关于如何评估新标准的遵守情况的教育。

（7）经批准的标准已发布供该领域使用。

（8）一旦标准生效，就会寻求持续的反馈以持续改进。

现行TJC认证标准于2013年开始实施，这是针对美国国内医疗机构的认证标准。其中"国家患者安全目标（NPSG）"是标准中的重要一环，于2002年建立，旨在帮助认证的机构解决关于患者安全方面的担忧。首版NPSG于2003年1月1日实施，后TJC对NPSG实施年度修订，现已更新至2021版，将在以下8个领域的医疗卫生机构实施。

1）门诊（ambulatory health care）。

2）行为健康机构（behavioral health care）。

3）重症医院（critical access hospital）。

4）家庭照护机构（home care）。

5）医院（hospital）。

6）实验室（laboratory services）。

7）护理中心（nursing care center）。

8）诊间外科（office-based surgery）。

TJC为各类医疗机构制定的2021年"国家患者安全目标"如下。

目标1——提高患者身份识别的准确性

1．在照护、治疗和服务时至少使用两种患者识别标识（NPSG.01.01.01）。

目标2——加强医务人员间的有效沟通

1．及时报告检验危急值（NPSG.02.03.01）。

目标3——确保用药安全

1．标识手术和其他治疗环境中，无菌区内外所有的药物、药物容器和其他溶液（NPSG.03.04.01）。

2．减少与使用抗凝剂治疗相关的伤害（NPSG.03.05.01）。

3．患者用药信息的准确呈现和传递（NPSG.03.06.01）。

目标6——减少临床警报系统相关的危害

1. 提升临床警报系统的安全性（NPSG.06.01.01）。

目标7——减少医院相关性感染的风险

1. 遵守当前的疾病控制和预防中心（CDC）手部卫生指南或当前的世界卫生组织（WHO）手部卫生指南（NPSG.07.01.01）。

目标9——降低跌倒对患者造成伤害的风险

1. 降低跌倒风险（NPSG.09.02.01）。

目标14——医疗保健相关的压疮预防

2. 评估并定期重新评估每位患者和居民患压疮的风险，并采取行动解决任何已识别的风险（NPSG.14.01.01）。

目标15——识别医院患者群体中的特有风险

1. 减少患者自杀风险（NPSG.15.01.01）。

2. 识别与家庭氧疗相关的风险，例如家庭火灾（NPSG.15.02.01）。

通用目标——预防错误部位、错误操作及错误患者手术的通用目标

1. 实施手术前检查（UP.01.01.01）。

2. 标记手术部位（UP.01.02.01）。

3. 执行"暂停"检查（Time-Out）（UP.01.03.01）。

五、监控指标

质量改进与患者安全是TJC的核心目标。TJC认证要求医院构建质量与安全项目的管理体系，质量与安全相关信息能够在各个层级顺畅传递，且在科室和医院层面的优先改进项目应保持一致并有效实施，并设立与其服务内容相关的质量监控指标。质量管理办公室在指标的设立、分析、整合过程中发挥监督与指导作用。医院质量与安全管理委员会领导并统筹管理医疗、护理、医院感染、设施、器械、药事等委员会，讨论、研究并决策医院质量改进问题，并定期（每月）召开相关会议，分析科室质量监控指标，讨论改进措施并落实。

质量监控的指标选取需要综合考虑，应遵循以下8条原则。

（1）符合法律法规和行业标准。

（2）符合医院宗旨和发展目标。

（3）符合以患者为中心的原则。

（4）落实患者安全目标。

（5）重点监控高风险、高频率、易出现问题的领域。

（6）监控员工安全、临床研究、医学教育、效率和资源使用、合同等管理领域。

（7）数据可采集。

（8）具有改进空间等。

指标的管理包括指标的定义、选择理由、负责人、目标值、数据收集人、数据验证人、收集频率及分析频率、样本量说明、结果如何反馈等，需在"质量监控指标计划表"中填写完整。指标和目标值选定理由应符合临床实际，样本量通过计算后确定，具备随机和有代表性。在管理上采用责任到人的方法，医院首席执行官和科室主任分别是医院和各科室的质量与安全管理第一责任人；各科室负责人负责制订部门质量指标监控计划，进行数据收集、验证、分析和改进工作，定期向质量管理办公室提交指标分析报告。质量管理办公室汇总、审核、分析质量监控指标数据，完成每月报表，落实上报和反馈；对院级重点监控指标进行分析，对全院各科室质量监控计划进行审核、整合与协调，并在实施过程中提供指导和协助。

另外，保持畅通的信息沟通是确保质量改进项目有力推进的重要渠道。通过质量汇报，为医院领导提供决策依据；通过信息传达，使员工知晓医院总体改进目标，提高执行力。各层级质量指标需定期汇报到指定部门：临床科室质量指标每季度向质量管理办公室报告，职能科室指标每季度向相关质量分委会、质量监控指标工作小组汇报，质量管理办公室每季度向医院质量与安全管理委员会汇报，院领导每季度向大学或董事会汇报。院级指标通过周会、委员会会议等向全院科主任、护士长进行传达，科主任、护士长通过科务会议、科室质量与安全管理小组工作会议向全体人员传达质量改进信息。在制订质量监测指标后，质量管理办公室通过分析监控数据，制订全员培训计划。医院即开展形式多样的质量培训，根据参与质量管理的不同角色进行分类培训，对科主任、质量改进联络员、数据采集人、验证人分别提供与其职责相对应的质量培训、示范科室作指标管理演示等。

目前，美国医院多数根据NPSG制订的年度目标，确定诸如患者辨识、手术安全、院感监控、临床路径、跌倒风险等监控指标，针对患者安全目标分别建立重点监控环节，增进有效沟通，对临床危急值处理记录的完整率和转科患者交接符合率进行重点监控，对排名前5位的院级临床实践指南设立监控指标。这5项指标包括急性缺血性脑卒中溶栓患者处理时间、急性ST段抬高型心梗患者DTB时间、乳腺癌腋清阴性患者术前未行腋窝淋巴结评估率、腹腔镜胆囊切除术后并发症发生率、老年性白内障患者平均住院日等。

总之，TJC始终关注患者安全和质量改进，对指标选择的优先性、数据采集的合理性、流程优化的科学性等都会做详细考量，通过现场调查来评价质量监控指标是否真正发挥其作用。另外，质量监控指标的收集、分析和改善需要有信息系统强有力的支撑，医院信息部门应提高医院信息化管理水平，为相关业务开展提供技术支撑。质量改进人员全程参与指标管理工作，定期对监控数据进行精准分析，寻找不良事件真因，提出可行有效的改善方案。

六、认证方法及结果

TJC认证认可的授予期限为3年，但实验室认可的授予期限为两年。联合委员会疾病特定护理认证和医疗保健人员配备服务认证授予两年。TJC会根据对全美医疗机构的检查，针对有问题或缺陷的医疗机构加大检查力度，此时TJC会缩短对该类医疗机构的审查间隔，并进行更严格深入的认证过程，并要求医疗机构在改进方案的基础上提供持续改进进度与结果，以确保医院的"合规"属性。

整个认证过程TJC会派遣包括医疗、护理、管理等领域的3~7人的调查团，视医疗机构规模与认证过程复杂程度进行调整；调查团不会通知确切的认证日期，仅向医疗机构告知大致的时间跨度，并使用突然宣布，立即检查的方法，以避免医院为应对审查认证进行突击准备。为获取医院通行许可，调查团会在认证当天到达，并与医院负责TJC事务的官员会面并沟通来意，而后正式开始认证审查，待审查结束后通知医院TJC负责人并离开。

TJC当日的检查报告不含认证是否通过的决定，结果需由TJC的总部经过审查与讨论后给出。认证结果取决于医疗机构对遵守TJC标准的程度，并可能出现以下5种情况：初步通过，完全通过，通过但需随访调查，认证基本不能通过以及不能通过。

案例讨论

【案例】2009年，在美国医院评审联合委员会（The Joint Commission，TJC）收到的常见警讯事件中，手术部位错误高居榜首。请看下述案例：

手术室内，临时接管患者的神经外科住院医生A参与了麻醉前核查，查看了CT报告及CT片。患者全身麻醉后，医生A与助手共同安置手术体位，并进行手术部位标记，随后常规消毒、铺巾。上级医生B查房后匆匆赶到手术室，他切开患者头皮前，查看了CT片，随后开始了常规开颅手术。但医生B在手术一侧没有找到病变，再次查看CT片后决定关颅。术后CT检查结果提示患者病灶还在。由于前一次CT混淆了左右侧向，出现了标记错误，该例手术的术前申请未标明手术侧向。

本案例始于影像标记错误，终于不规范的手术安全核查。患者管理不规范与手术安全核查不规范是两个关注点。

【讨论】导致本次手术部位错误的可能原因有哪些？该案例暴露了该院系统中存在的哪些安全隐患？针对本案例，可提出哪些改进策略与建议？

第二节　英国医院评审

英国由位于欧洲大陆西北面的不列颠群岛上的英格兰、威尔士、苏格兰以及爱尔兰岛东北部的北爱尔兰和一系列附属岛屿共同组成，国土面积为24.41万平方公里，是一个高度发达的资本主义国家，同时也是欧洲四大经济体之一，世界重要的贸易实体、经济强国以及金融中心。2020年的英国国内生产总值为2.71万亿美元，人口为6708.1万。

在英国，政府是医疗保健系统的绝对领导和监管机构，国家预算中用于医疗保健的支出占医疗支出的89%以上，而私营医疗保健服务和保险仅占很小的比例，约为11%。私人医疗保险的购买者主要是拥有经济实力的中上层人士，其中45%是专业人员、雇主和管理人员。

一、英国的卫生服务体系

1948年7月5日，英国国民卫生服务体系（National Health Service，NHS）诞生。这一独特的医疗卫生服务系是世界上最大的全民免费医疗体系以及最经典的政府主导的医疗保障模式，也是当时社会福利制度改革的一个关键部分。自建立至今，NHS经历了多次重组与改革，直至2013年打造出一个全新的NHS卫生服务体系，并于当年4月开始生效。NHS发展至今已经成为英国乃至世界最大的雇主，目前有员工130万人。在NHS体系中，整个医疗福利系统实行全国统一管理，绝大部分医疗服务相关方由国家管控：医疗机构和卫生设施等主要为国有，医疗卫生服务由政府管理，医务人员为国家工作人员。NHS服务除口腔、眼科和处方经过收入调查是否付费之外，患者基本免费享受医疗服务。NHS体系的一大特点为"统一性"，即无论收入多少，凡是具有收入的英国公民统一参加社会保险，报销费用缴纳标准统一，享受的保险福利统一。这改变了传统的救济贫民的"选择性"原则，更加具有普适性。因此，收入不高的广大平民成为了NHS的最大受益者。目前，NHS被认为是世界上最有效、公平的医疗服务体系之一。

根据各部门职能的不同，英国国民卫生服务体系被划分为以下八大类。

第一类，卫生行政部门，即卫生部（Department of Health，DH），主要负责卫生政策的制定以及卫生资源的调配。

第二类，医疗服务的购买方——英国国民卫生服务体系（NHS）和地方的临床医疗服务委托委员会（Clinical Commissioning Groups，CCG），专门负责代表民众向医疗服务提供者购买服务。

第三类，公共卫生相关机构，即英格兰公共卫生署（Public Health England）。

第四类，卫生监管相关机构，包括监管质量的质量保证委员会（Care Quality Commission，CQC）和监管经济及运行的监管局（Monitor）以及职业监管局和其他调控机构。CQC和Monitor二者各司其职，信息共享，合作紧密，建立了目前医疗机构监管的新模式。

第五类，支持机构，包括负责国家技术标准和规划的制定机构，即国家健康与临床卓越研究院（National Institute for Health and Care Excellence，NICE），负责全国卫生系统信息和IT技术支持的健康与社会照顾信息中心（Health & Social Care Information Centre，HSCIC），负责支持国民卫生服务体系信托组织的医院发展局（Trust Development Authority，TDA），以及研究类机构。

第六类，患者权益维护机构，即中央和地方的健康观察组织（Health Watch）。

第七类，教育培训相关机构，包括英格兰健康教育局（Health Education England）以及地方的教育培训机构。

第八类，医疗卫生服务的提供者，即医院、社会照顾机构和全科医生等。整个英国卫生服务组织架构见图4-1。

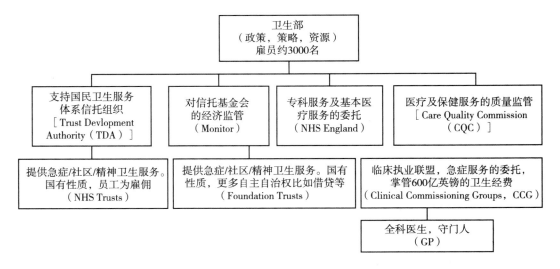

图4-1　英国卫生服务组织结构

英国的卫生服务经费由财政部直接拨款。NHS预算的47%用于急症和急救医疗服务，全科医生、社区卫生、精神健康以及处方四项各占10%的经费。在经费流向方面，医疗卫生经费有其特定的分配模式：财政部首先将经费拨付给卫生部，卫生部再将经费分配给负责购买服务的NHS England，NHS England再将经费划分为自身运营的费用、直接购买医疗服务的费用以及拨给临床医疗服务委托委员会的部分。2012/2013年NHS England接收的经费为960亿英镑，其中300亿用于自身运营以及由NHS England直接购买的医疗服务，剩余的经费全部拨给临床医疗服务委托委员会，负责购买其他医疗服务。

NHS England为2012年新成立的独立的非政府公共机构（ALB），其职责主要是为临床医疗服务委托委员会进行拨款，并对其运营进行监督，以及负责购买基本初级医疗保健服务和其他由中央购买的医疗服务（部分专科服务、罪犯医疗服务和军队医疗服务）。CCG又名GP联盟，是由全科医生组成的联盟，他们有权支配每年从NHS England划拨而来的大笔卫生经费，其负责购买的服务包括二级医疗、精神卫生、社区服务以及康复服务等。因此，各公立及私立医疗卫生服务机构，包括医院、社区卫生服务机构以及慈善机构，均向CCG寻求合作机会，争取获得相应的合同。

NHS的服务主要包括以下几大类。

（1）初级保健：由7500家全科诊所、牙科、验光师、药剂师来提供。

（2）二级保健及专科服务：急症医院（acute trust）提供，此类服务除了少部分的专科服务由中央英国NHS购买之外，其余主要由CCG来购买。

（3）急救车服务：主要负责NHS 999急救服务。

（4）精神心理卫生：由精神卫生机构提供社区服务、住院以及社会照顾等一系列精神心理健康服务。

（5）社区卫生服务：由社区卫生服务中心提供随访、上门护理、居家治疗、社区专科服务、居家康复治疗等服务。

整个英格兰的卫生服务管理和组织框架见图4-2。

在医院管理模式上，NHS对医院实行分级制管理。一级医院是NHS的主体一般为由7500家全科诊所、社区卫生服务中心、开业护士等组成，一个一级医院约覆盖5000~10 000的服务人口，为社区中的居民和个人提供初级诊疗、保健、预防等卫生服务。二级医院是提供综合和专科医疗服务的区级综合医院（district general hospital），一个二级医院一般覆盖15万~30万的服务人口，每年提供1万~10万人次的医疗服务。二级医院通常是某一区域的医疗中心，医院设有常见的临床科室，每个临床科室由多个诊疗小组组成，负责接收并诊治一级医院的全科医生转诊来的患者。三级医院是提供高水平专科和重大疑难病症诊治医疗服务的区域专科医院（regional specialty hospital），患者通常由区综合医院的专科医生转诊而来。

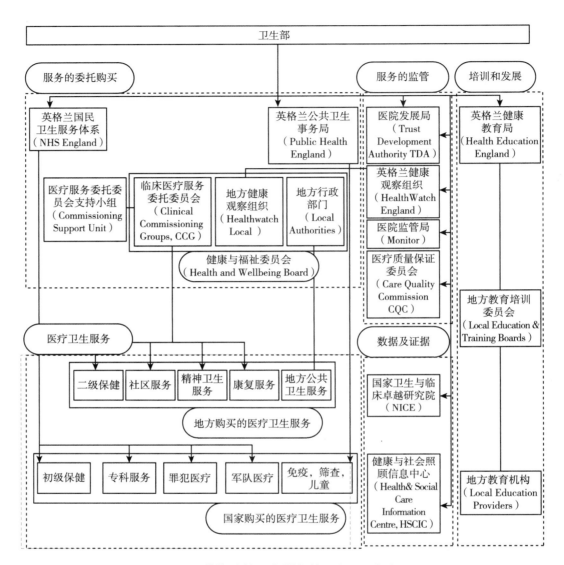

图4-2 英格兰的卫生服务管理和组织框架图

虽然NHS模式在公平性、公益性和普及性上具有优势，在医疗费用控制上也取得了显著的成绩，但是在医疗服务质量和服务效率方面的表现却不尽如人意。在这一问题上，英国政府也试图通过改进评估和监督体系寻求突破。

二、NHS评价与监管的历史变迁

（一）评价机构的更迭

英国在过去的十几年时间里，在医疗质量监管与认证方面进行了许多尝试，更是多次出台政策对医疗质量监管进行调整，其政策变化之剧烈亦是体现了英国政府探索医疗质量监管道路的决心。相对应的，其医疗质量监管机构也随着政策的变化而不断更迭，经历了从卫生促进委员会（Commission for Health Improvement，CHI）到医疗保健委员会（Healthcare Commission，HC），再到目前的医疗质量委员会（The Care Quality Commission，CQC）的变化。

1997年，NHS出台的改革白皮书《新NHS》中，强调英国医院医疗质量监管认证应走一条与过去探索的两条道路均不同的"第三条路"。在这之前，英国曾探索使用高度集中的命令——控制模式，也在保守党执政时期使用过"内部市场"模式，即人为分割医疗服务的提供方和购买方，而此次《新NHS》则是强调合作与绩效。彼时英国政府设立了两个监管机构，一个是国立临床卓越研究所（National Institute of Clinical Excellence，NICE），另一个是CHI。2005年NICE更名为国立卫生与临床卓越研究所（National Institute of Health and Clinical Excellence），其建立的目的有两个方面，一是通过制定能够适用到医疗服务的所有方面的新指南，从而在临床质量和临床工作的成本效益方面建立强有力的领导，二是决定在不同地区需要开展和不需要开展的医疗服务种类。相比于NICE指南指定的定位，CHI所承担的角色为NHS医疗机构医疗质量的监管者，其主要职责有四点：一是开展临床治理评价（clinical governance reviews，CGRs），并报告结果；二是评价医疗机构执行临床治理中的系统和程序以及NICE所制定的指南的情况；三是严重和固有的系统质量问题进行调查；四是与审计委员会（audit commission）合作研究国家医疗服务框架（national service framework）的操作与实施等。

在当时的情况下，英国政府在监管医院方面实施的惩罚措施得到了应有的成效，但奖励措施却并不成功。这一问题导致英国医疗机构运行效率很低，医院宁可将患者的等待或者治疗时间延长，也不愿按时或缩短诊疗周期。其背后的原因是医院延长患者等待时间可以获得财政补贴，而超额完成医疗任务则会导致第二年收入减少。这种获取财政补贴的方式并非医院资金匮乏，而是由于落后的工作方式导致的。

2000年，NHS陷入财政危机，政府决定对NHS进行一次史无前例的大规模注资，并为了保障资金的合理使用，政府推出了"星级医院"评审制度，来改变原有的畸形激励机制。"星级医院"评审制度本质上是一套绩效管理方式，它将依据医疗机构的绩效表现，对医院进行星级评级，从低到高共有0~3级的4个级别。被评为3级的医院会获得一定的"自治权"，成为医院获得基金信任的重要条件；如果被评为0级，会对医院的声誉造成严重影响。值得一提的是，在2001年和2002年，也就是评审刚刚施行的前两年，医院首席执行官（CEO）也可能因为不佳的绩效评级被撤换。该评审机制最初两年由英国卫生部负责，2003年起改由CHI负责执行。该制度的推出在缩短患者就诊等待时间和救护车的急救与反应速度上成效显著，但也存在着评价指标体系选择的不合理和不透明的问题。当医院获得0级评级时，医院将面临发展的巨大阻力，对医院员工的士气也是极大挫伤。最终，该评审于2010年6月30日被《护理标准法案2000》（*Care Standards Act* 2000）的规定终止。

自2002年开始，英国政府实施了"促进患者选择和医院竞争，同时依靠行政命令和国家制定的目标和标准对医院进行管理和控制"的卫生政策。在此背景下，医疗保健委员会（Healthcare Commission，HC）和Monitor于2004年正式成立，其成立旨在为给所有的医疗服务提供者创造一个"相对公平的竞争平台"（level playing field）。Monitor是一家负责公立医院经济监管的机构，其工作重心是对医疗机构的经济和运营进行监管，来确保医疗机构为患者提供了最有益的服务。HC则代替CHI继续实施CGRs项目，并于2004年和2005年进行星级医院评审，自此过去CHI对NHS医疗机构进行监管、国家护理标准委员会（National Care Standards Commission）对非公立的医疗机构和社会照顾机构进行监管的机制被废除。从2006年开始，HC实施了一项新的医疗机构评估项目——年度医疗服务检查（annual health check，AHC）。2009年，HC和负责监管精神卫生和社会照顾服务的两家机构合并重组为CQC，CQC负责所有医疗机构和社会照顾机构的注册和服务质量监管工作。CQC在2009年也开展了AHC项目，但随着联合政府的政策重点发生了变化，将竞争作为驱动绩效提高的关键后，AHC随后也被停止。

以上监管机构的职能和更替见表4-1。

表4-1 英国医疗质量监管机构的更替

机构	起止时间	机构性质	隶属部门	评价项目
卫生促进委员会（CHI）	2000—2004	非政府公共机构	卫生部	星级医院评审 临床治理评价
医疗保健委员会（HC）	2004—2009	非政府公共机构	卫生部	星级医院评审 临床治理评价 年度医疗检查
医疗质量委员会（CQC）	2009—	非政府公共机构	英国政府	年度医疗检查（2010年停） 医院评级（2013年开始）
Monitor	2004—	非政府公共机构	英国政府	

（二）弗朗西斯报告及NHS的改革

在2005年1月至2009年3月期间，斯塔福德医院有400~1200人死于医疗质量问题，使其成为英国国民保健服务历史上最令人震惊的医疗质量事件。实际上该院的医疗质量问题至少在2006年就开始出现，但直到2007年才开始引起公众的关注。当时的医疗监管机构医疗保健委员会（HC）发现了斯塔福德医院的死亡率高出正常并引起了警觉，然而，医院给出的解释是，高死亡率是编码错误造成的，这个答案显然不被HC信服。2010年6月9日，时任卫生部长的安德鲁·兰斯利议员宣布对斯塔福德郡医院丑闻展开全面公开调查，并委托在处理医疗事故案件方面经验丰富的大律师罗伯特·弗朗西斯（Robert Francis QC）进行调查。这次公开调查的主要目的是审查整个国民保健服务系统，了解该系统未能及时发现斯塔福德郡保健质量丑闻的原因，并对服务委托、监督和管理的所有方面进行调查。该调查耗资1300万英镑，2013年2月6日发表了长达2000页的报告，列出了丑闻的原因，并提出了290项建议，其中许多建议与CQC有关。报告指出，整个国民保健服务系统本应能够及时发现和处理这种严重的医疗质量安全事件，但显然未能从上到下来应对这一挑战，使公众对国民保健服务失去了信心。这些建议的核心是在全系统建立以患者为中心、公开和透明的问责机制和培养领导力建设的文化氛围。

斯塔福德医院丑闻报告公布后，国民保健服务体系采取了一系列措施来改变整个国民保健服务体系。卫生大臣杰里米·亨特（Jeremy Hunt）下令对14家死亡率较高的医院进行由布鲁斯·基奥爵士（Sir Bruce Keogh）领导的调查，并囊括不同专业和级别的医生组成调查组。调查组对14家医院中的11家给予实施特别措施（special measure）并进行了重建改造，并通过重新审查确定了改进的效果。CQC根据科恩的报告制订了现场医院检查程序。

贝里克（Don Berwick）教授的任务是研究现有的报告，特别是弗朗西斯报告，并向政府提出建议，以帮助NHS达到"零事故"的水平。他总共就透明度、继续学习、领导、耐心和家庭参与以及监督等问题提出了10项建议。关于监管，他的建议是，监管制度必须简单明确，避免支离破碎，尊重大多数雇员的善意和合法目标，所有激励措施必须协调一致。贝里克教授列出了对不同监管机构的具体建议。

（1）CQC和英国NHS：英国NHS应重新设计和实施卫生系统中的患者安全警报系统。质量控制委员会必须确保医院董事会及时执行患者安全警报系统的建议。

（2）CQC，Monitor，TDA：弗朗西斯发现Staffordshire案例中管理系统的复杂性是一个促成因素。现在需要的不是更实质性的体制改革；但必须在CQC，Monitor，TDA之间以及与其他监管机构建立无缝、完整和明确的合作。

（3）政府必须持续监测合作情况，并在合作失败时果断干预。

（4）QC、Monitor、TDA、专业监管机构、HEE、行业协会、国王学院、委托机构和其他机构应简化医院的报告程序，以确保数据格式统一，医院只需报告一次信息。

（5）CQC的作用之一是成为医疗质量和安全信息的协调中枢。

（6）NHS England协调不同类型机构的质量和安全监管，并与其他机构合作解决出现的问题。

（7）CQC必须负责引入弗朗西斯提议的"基本标准"，必须在患者、家庭和公众的参与下制定该标准。这些基本标准不是以技术的名义制定的，而是作为基本人权制定的。违反基本标准必须承担相应的后果。

（8）2017年底，即现行改革措施实施3年后，政府应对监管制度进行一次深度的，独立的回顾性分析。

（9）在最严重的情况下，相关主任或相应的资历级别的高级管理者，可处以永久取消资格的处罚。

（10）医护支持工作者应享有与医生、护士和其他专业人员一样的培训机会，以达到行业标准。

在这一背景下，整个国家卫生系统的监管系统都发生了变化，主要是在系统、方法、流程和合作机制方面的改进。

基于此，质量委员会改进了其监测方法和手段，包括审查团队、审查程序和结果评价方法，并根据上述建议发布了"基本标准"。与此同时，Monitor也与CQC和其他评估人员进行了更密切的合作，以加强对医院的经济监督。

三、英国医院评价的现状

英国的医院评价与监管机构主要包括医疗质量委员会CQC和Monitor。CQC主要负责包括社会照护机构在内的各类医疗机构的登记、质量评价和监督。CQC的结构相对较大，约有2500名全职雇员，其经费一半由卫生部的拨款供资，另一半由其管辖下的各机构的缴费供资，2014—2015年的预算为2.234亿英镑。Monitor负责对Foundation Trust医院进行财务监督，若该医院的管理和运作违反Monitor的准则，Monitor将对其进行干预。该机构由卫生部供资，2013/2014年度预算为4800万英镑。两个机构间紧密合作，共同监督和促进优质护理。在英国的监管模式中，管理被视为质量的关键要素，他们发现管理不善的医院往往很难保证医疗质量。CQC在对医院质量进行评级时会参考Monitor的报告；Monitor也会在经济监管层面执行一些质量监督委员会的建议，例如，在CQC发现一些医院质量差的时候通知Monitor采取相应措施，如更换管理层。这两个机构的情况如下。

（一）CQC的医院评价

1. **职能**　CQC通过四种主要方法为保健提供者提供质量控制：卫生服务机构的注册登记、智能监测（intelligent monitoring）、专家检查（inspection）和判断/评级（judgment/ratings）。CQC对查明问题的组织拥有强制执行权（enforcement）。虽然CQC

不直接参与医疗机构的质量改进活动，但通过公布这些机构的质量评级，间接促进了质量改进。

2. **组织结构** CQC是一家独立机构，拥有其独立的董事会。董事会是CQC的决策组织，它对公众、议会以及卫生国务大臣负责。董事会下设执行委员会，主要负责CQC日常运营和工作的具体执行。CQC有5个主要职能部门：医院部（hospitals）、成人社会照顾部（adult social care）、基本医疗及综合护理部（primary medical services and integrated care）、战略及信息部（strategy and intelligence）和客户及营运部（customer & corporate services）。此外，CQC还设有审计和风险保障委员会、劳资委员会等分委员会，由董事会和执行委员会提供支持。CQC的组织结构见图4-3。

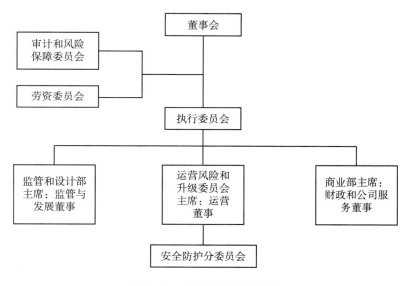

图4-3 CQC组织结构图

3. **评价标准** 从2015年开始，CQC推出一套全新的质量标准条款，即《卫生与社会保障法案（2008）2014管理条例》[*The Health and Social Care Act* 2008（*Regulated Activities*）*Regulations* 2014]，替代了之前的质量和安全基本标准。这套标准比以前更加注重质量和安全，并具体规定了卫生和医疗机构必须达到的基本标准（fundamental standards）。一些非常重要的新规定被添加到标准中，包括诚信义务（duty of candour）和适当且恰当的人事测试（fit and proper person test），并赋予了CQC前所未有的执法权，这与弗朗西斯爵士的建议一致。所有在CQC注册的机构必须达到这些标准条款（附件1）。

这些标准中的每一个都对应着若干"目标"。从医疗服务使用者的角度来看，这些"目标"规定了医院应按照基本标准向医疗服务使用者提供的医疗、护理和其他服务的要求。医疗服务提供者不需要提供证据证明所有标准都得到满足，而是根据服务范围的大小、服务提供的复杂性、目标人群、数量和需求来选择。CQC在对医疗服务提供者进行调查时，亦将充分考虑这些差异。

4. 评价方式和程序 CQC采用以患者的经验和感受为中心并以结果为重点的评价方法，评价周期为1~2年。CQC每年至少在大多数医院、疗养院和家庭护理机构进行一次检查；对牙科诊所进行两年定期检查；对不符合标准的医院进行重新检查并随时检查有医疗质量问题的医院。除非有特殊原因，否则所有检查都是在没有事先通知的情况下进行的。

CQC主要采用现场检查和信息化等手段对医疗机构的质量进行监督。

现场检查分为两大类：全面检查和重点检查。全面检查是对一个组织的全面检查，包括至少30名不同领域的专家，一个组织大约需要4天的时间进行检查。重点检查为即时性检查，即对发现问题的跟进或针对某一个具体的问题而开展。

整个检查过程分为4个阶段：检查前期、实地考察期、检查后期以及跟进期，每个阶段都涉及信息收集和数据分析。实地检查时，CQC利用5个关键问题（key questions），对医院的8个核心服务：急诊、内科（包括老年护理）、外科、重症监护、妇产、儿科、临终关怀、门诊和影像进行检查。这5个关键问题如下。

（1）是否安全——人们是否免受虐待以及可避免的伤害？

（2）是否有效——人们的护理治疗是否产生了有益的结果？是否提高了生活质量？在可能的情况下，是否以循证医学的最佳证据为基础？

（3）是否人性化——雇员是否以富有同情心、仁慈、有尊严和尊重的方式接待和治疗患者？

（4）是否响应及时——是否妥善组织安排相关服务以满足人们的需求？

（5）是否领导得当——组织的领导层和管理层是否能够保证高质量医疗服务的提供，支持学习和改革创新，并促进开放和公平的医院文化？

在每一个主要问题下面，都有一组关键访谈要点（key lines of enquiry）。在每一组关键的访谈要点下面，都有提醒调查员注意在视察期间应处理的重要事项和细节的提示（prompts），如图4-4所示。

在现场检查期间，CQC的调查人员通过询

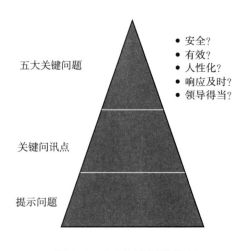

图4-4 CQC的评价框架

问患者及其家属有关医疗服务的经历和条件，访谈工作人员，评估系统和操作程序的准确性，并发现医疗服务不符合国家标准的证据，对医疗机构进行评估。调查人员通过以下四个步骤判断医疗服务提供者是否符合标准。

步骤1：决定是否有足够的证据进行评估。

步骤2：评估此类证据是否能够证明医疗机构不符合一项或多项标准。

步骤3：确定这些不符合标准的条件对医疗服务使用者的影响程度。

步骤4：就管理对策（包括执法措施等）做出决定。

除了通过现场视察收集信息外，CQC还收集公众和医疗机构雇员对医疗服务的投诉和建议。CQC的网站有一个专门的窗口，随时可以实现这一功能。除此之外，健康和社会保健服务的提供者有义务向CQC报送医疗服务不良事件。

5. 一致性的确保　为了确保检查结果的同一性，CQC采取了以下一系列的措施。

（1）征聘优秀团队，包括临床医生、管理人员、检查员和具有一定经验的专家。该中心目前有963名全职检查员。

（2）CQC会建立了自己的专家顾问人才库，为评价和检查提供必要的支持。专家库载有关于每位专家的背景资料以及利益冲突的资料。CQC在其网站上长期刊登专家顾问招聘信息，任何合格和有兴趣的专业人员均可申请。迄今为止，急诊医院的专家库中共有1543名专家。

（3）参加实地检查的所有人员都一律接受为期20周详细的培训，一半的时间在教室里参加授课，另一半时间会和有经验的检查人员一起进行实地检查实习。

（4）CQC为八个核心服务部门中的每一个部门设定了检查员的资格要求，以确保检查员的专业和经验与被检查的单位相符。

（5）统一检查过程和框架，包括核心问题、关键信息要点和提示。

（6）关于不同评级的详细说明和综合评级的一套原则。

（7）统一调查报告的格式和内容要求。

（8）在调查报告形成后，评估员之间进行审查。

（9）组长审查调查报告并提交中央审计。

（10）国家质量保证小组最后审查调查报告的结果，以确保就结果达成一致。

（11）总是要求被检查的医院核实事实的准确性。

6. 数据的使用和智能监测　CQC的信息部门致力于情报监控，通过从不同来源收集数据，帮助CQC决定何时、何地以及在哪些领域需要进行实地检查。这意味着CQC可以更有效地预测哪些医院可能会有质量问题。智能监测的三大原则是：一是确保在风险评估中使用最先进的方法；二是利用数据分析中发现的异常值和报警值进行风险预测，并启动相关检查机制；三是整个过程得到统计支持，以确保可靠和一致的结果。

根据围绕五个关键问题制订的指标体系，该智能监视系统根据实地检查的优先次序将160家NHS急诊医院分为6组，第一组为最高优先（风险最高），第六组通过全面收集资料将其列为最低优先。除了这6个小组外，另设一个小组表示最近对该医院进行了检查。CQC在对医院做出最后判断和评级之前，需考虑到智能监测的结果、实地检查的结果以及当地医院或机构提供的信息。

智能监测涵盖相当全面的指标，广泛来源的数据，这些数据由全国不同机构收集和管理，比如，卫生部、英国NHS、国家健康和社会照顾信息中心、国家上报及学习系统、各类学术机构以及各种调查数据等，其数据均对CQC开放。该技术支持系统对CQC质量评价具有重要意义。用于智能监测的指标系统见附件2。

7. 评价结果及监管对策

（1）评价结果：根据综合情报监测结果、医院提供的信息和数据、其他来源的数据以及实地测试的结果，质量控制委员会最后对医院进行了全面评价，评价结果分为"优、良、有待改进和不合格"4个级别，并同步公开评价结果。

1）优：创新、不断改进、公开和透明。

2）良：达到群众期望的服务水平，并有强大的问题保障机制。

3）有待改进：虽然有些方面表现良好，但并不一致，或者存在潜在或实际风险，而且在出现问题时反应机制不足。

4）不合格：严重的伤害可能或已经发生；可能已经造成或已经造成严重损害；实际做法上的缺陷；没有改进或措施不起作用。

（2）监管对策：CQC对查明问题的机构拥有执行权。如有必要，CQC将根据情况的严重程度采取行动。这些行动包括以下4类：合规行动、警告（可以是民事或刑事诉讼的前兆）、特别措施（special measure，此时Monitor和TDA介入）以及民事或刑事诉讼。

评价结果会在CQC网站上进行公布，供患者查询。

（二）Monitor的经济监管

1. 职能 Monitor于2004年设立，作为公立医院的经济监管机构，通过监管医疗机构的经济和运作，确保它们向患者提供最有益的服务。监测机构的四项职能是：①确保基金会信托基金得到良好管理并继续运作；②在机构运作出现问题时，确保基本医疗服务的连续性；③确保NHS的价格制度能够提高医疗服务的质量和效率；④确保选择和竞争使患者受益。

2. 组织结构 Monitor总共有8个职能部门，分别为机构评鉴（provider appraisal）、机构监管（provider regulation）、行业发展（sector development）、患者与临床参与（patient & clinical engagement）、合作与竞争（cooperation & competition）、法务（legal services）、战略沟通（strategic communication）、机构转型（organization transformation）。

3. 机构监管　英国的公立医院分为两大类：NHS Foundation Trust和NHS Trust，前者有自主管理权和更大的自由度，后者由政府进行管理，缺乏自主自治权利。NHS Trust由TDA监管，Monitor负责监管NHS Foundation Trust的运营以及对申请成为NHS Foundation Trust的NHS Trust进行资格审核。

Monitor根据质量、领导力和财务这3个因素对机构进行评价并评估其风险。如果一个NHS Foundation Trust管理得很好，Monitor允许它自主地运行，如果管理得不好，Monitor则进行干预。根据风险程度，Monitor可以通过四种方式进行干预："监测、评价、调查和诉讼"。

Monitor会审查下列五大类指标，以确定一个组织的管理是否有效。这五个指标分别是"CQC的调查结果、部分国家标准、第三方报告、质量治理指标以及财务风险"。Monitor设计的质量治理框架包括四个主要组成部分，即"能力与文化、监测体系、流程与结构以及战略"（图4-5）。受监管机构必须每年利用该框架进行一次自我评估，至少每3年进行一次外部评估。

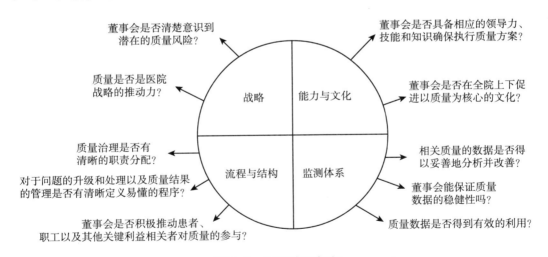

图4-5　质量治理框架

Monitor有权在出现不同问题时对该机构采取行动，这些问题包括合规要求和罚款、取消管理甚至吊销执照。对于最严重的情况，Monitor将采取两项特别措施（special measure）。其一是在发现质量问题时，由CQC的首席医院检查员发起建议对医院采取一项特别措施，在这个情况下，Monitor的作用是帮助医院尽快改善现状。一般情况下Monitor将指派一名有经验的主管到有关机构寻求指导和协助，或与质量控制机构合作寻求帮助，并决定是否撤换该机构的管理层或酌情增加管理人员。另一种是当机构的财务无法持续时，该机构将进入破产制度（failure regime）。在这种情况下，Monitor将首先任命一个应急规划小组，与当地卫生官员合作，以确保基本保健得到保障；其次，将积极寻求财政补救办法，包括机构改组；如果确定改组不可能，将宣布该机构破产，并提供中央资金，以确保该地区基本医疗服务的继续。在一些最具挑战性的案件中，该机构的困境不仅仅是由于自身的问题，而是由于整个区域的健康和经济状况，Monitor需要与国家和地方各级的其他监管机构和政府合作，以应对重大挑战。

四、评审特点

（一）危机－反思－进步模式

自从斯塔福德医院丑闻在英国爆发以来，卫生部展开了全面的公开调查，弗朗西斯爵士被委托从服务购买、监督和管理的角度考察整个NHS系统，以了解为什么该系统未能及时发现斯塔福德的医疗质量丑闻并进行有效干预。这项耗资1300万英镑、历时两年半的调查共产生了近2000页的原因分析报告和290条建议。CQC作为最重要的保健质量监管机构，对弗朗西斯的报告做出了迅速反应，并实施了几项关键的改革建议，包括建立最低标准，加入对管理层的资格测试和问责制，以及改进现场检查程序和评价方法。英国对医疗机构的监管并非一帆风顺，但这种危机后的系统调查、反思和改进模式值得借鉴。

（二）独立的评价与监管机构

CQC和Monitor是英国医疗服务的两大评价监管机构，其均独立于卫生行政部门，并直接对议会负责。这种模式促进了政府对医疗服务质量的重视，确保其公正性和公信力，并使政府能够从民众需要的角度制定医疗服务评价的目标和要求，并保护患者的利益。NHS的总人数并不多，但与中国同行相比，该机构拥有更多的全职员工和充裕的年度资金。充足的人员配置和资金为该机构的正常运作、连续性和不断改进提供了强有力的支持。

（三）信息的公开和透明

在医疗服务质量信息公开透明方面，智能监测起到了重要所用，也是CQC和Monitor进行日常监管中的常用手段。智能检测的本质是利用信息化方法，收集各个数据库中的信息，进行智能整合分析，来辅助CQC和Monitor对检查的时间、地点和范围进行更有效率和针对性的决策。其实用的数据库来源十分广泛，且拥有良好的数据共享机制：包括十几个国家数据信息中心收集的数据以及雇员和患者的反馈意见可以被CQC和Monitor使用，但数据的管理权并非由他们掌握。该共享机制之所以能被建立且应用，与"弗朗西斯报告"中提出的"要在NHS系统中建立开放、透明、坦诚的文化"的建议密不可分。基于此报告的内容，许多信息共享机制建立的建议相应被提出，包括"各机构应该精简医院上报信息的流程，确保数据格式的统一，并且医院只需上报一次信息"；包括贝里克教授提出的"CQC的角色之一是医疗质量与安全信息的协调中心"。这些建议对信息公开化和透明化的推动均起到了重要作用。

（四）严格的流程保障评审的同质化

审查的同质化是审查结果公正性的保证，也是被审查组织关注的焦点，更是审查工作持续稳定发展的重要前提。英国经验表明，可以通过设计制度和程序来控制评估员之间的一致性。例如，CQC在实地检查中使用的程序和框架，包括核心问题、关键问讯点和线索，应为统一的版本，且针对评价方法制定了详细的原则。行程表调查完成后，评审人员应当相互审核，并报送中央审核。在最终结果形成之前，评估员和被评估方将进行充分沟通，被评估的医院将被要求核实事实的准确性，以确保对结果有一致的理解。

（五）"以患者为中心"的评价

"以患者为中心"是英国医疗服务评价的最显著的特点，这更是目前世界公认的医学服务评价的核心理念。许多国家已将对患者安全和感受的关切充分纳入评价标准的设计中，并纳入社会调查作为其评价的基础之一。CQC的医疗服务评价不仅实现了上述两点，而且在制度机制设计的各个方面都体现了"以患者为中心"的理念。CQC有一份专门为一般公众和医院雇员设计的"医疗质量和安全基本标准指南"。在制定标准准则期间，CQC进行了一次大规模调查，认真了解了公众对医疗服务的心理预期、对标准的理解方式以及对准则框架的意见和建议。CQC在其指导方针中以"目标"的形式体现人民的需要，并将评价标准与这些目标联系起来。对于每一个"目标"，该指南还为诸多医疗卫生服务提供方给出了具体的应用方法。应当指出，CQC不要求医疗服务提供者必须遵循某些实现路径，只要符合"目标"的要求，即被视为合格。此外，在编制一些信息材料时，质量CQC努力使用容易理解的语言，从而减少公众获得专业信息的困难。在质量控制委员会的网站上，有一个很大的板块专门用来随时向公众询问和收集公众对保健服务提供者的评价。在对医疗服务提供者进行现场评审时，CQC还将与患者谈论他们的经历和感受，以此作为主要评价手段之一。

长期以来，医疗信息的高度专业性一直是造成患者与保健提供者之间沟通困难的一个主要原因。医疗服务关系到每个人的生命、安全和健康，因此医疗服务质量是人们最为关心的问题。CQC从标准制定、评价和监督等各个方面渗透着"以患者为中心"

的理念。它不仅考虑病人的经历和感受，而且设计便利条件以促进患者对医疗服务评价的关注和参与，提高评价的透明度和影响，并在医疗服务使用者、提供者和评价者之间提供了良好的沟通环境。

（六）有强制执行的权利

CQC是英国政府授权的卫生保健监管机构，不仅具有检查职能，而且有权强制卫生保健服务提供者进行改进。强制执行的权利确保了对核心质量控制检查的高度权威和改进的有效性，尽管它很容易导致保健服务提供者对检查的恐惧和反感，造成瞒报或误报信息的情形。

第三节　德国医院评审

德国医疗透明质量管理制度与标准委员会（Kooperation fuer Transparenz und Qualität im Gesundheitswesen，KTQ），因其"系统、简捷、合理、有效"的特点获得了德国国内及国际诸多医疗机构的认可，是目前德国、欧盟以及世界范围内最具影响力的医疗机构认证体系之一。

截至2018年10月，已有德国国内外1600余家医疗机构通过KTQ认证，再次通过KTQ认证的医疗机构也逾600家。其中包括德累斯顿大学医院等大型教学医疗中心、柏林心脏中心等知名专科医院、艾斯库累普等民营医疗集团，以及包括数家中国医院等海外医疗机构。

一、建立KTQ认证体系的背景

1994年，《德国社会法典》第五部分第137条规定医疗机构要进行质量管理，接受管理体系认证；《德国社会法典》将医院认证写入法律法规，成为德国医疗机构的必修课。基于此，德国多家机构着手开展医院质量管理模式及其持续改进方法的研究与探索，其中比较有代表性的是德国联邦医疗保险公司、联邦医师公会组织。1996年，德国联邦医疗保险公司制定医疗质量报告程序，规范性地开展评估各医疗机构的医疗质量状况；次年，联邦医师公会组织编写医疗质量管理的教科书。同年7月，两机构决定携手共同发展医疗机构质量管理认证模式，并开始关注国际医院认证领域的动态。

1997年，德国卫生部立项委托多家机构共同研发制定《医院认证标准》，即德国医疗透明管理制度与标准委员会标准（KTQ），参与的机构包括联邦医师公会、德国联邦医疗保险公司、全德医院协会和德国护理协会及图宾根大学医疗信息研究所。1999年，5家机构针对"医院认证标准"[《KTQ手册（版本3.0）》，实验版]开展了可行性研究，该研究历时3年（1999年夏至2001年8月），共计25家医院参与认证试验，其研究成果整理后修订成为《KTQ手册（版本3.5）》，即《KTQ医院认证标准（第1版）》。

二、KTQ认证体系的基本理念

（一）自愿

虽然"KTQ医院认证"是由德国的一个国家项目支持，但该认证并非德国国家标准。对医疗机构而言，KTQ鉴定是非必须的，是一种自愿鉴定制度。

德国法律要求医疗机构进行质量控制与管理，并接受相关的评价和认证。然而法律并没有要求医疗机构接受哪一个具体的认证制度，因此，医疗机构可以进行自由选择，且可以参与多个认证体系的评估。例如，德国肿瘤中心采用了OnkoZert认证体系作为其整体评价体系认证并获得了通过；汉堡联邦军队医院获得了KTQ认证，其放射科和救援中心也获得了ISO认证。

这种自愿认证机制建立了作为第三方认证机构的KTQ与接受认证的医疗机构之间的真诚合作的基础，大大提升了医疗机构的质量管理和持续改进工作的效率与效果。

（二）合作

KTQ强调真诚合作，并通过以下3种方式加强这一机制。

第一，各创始机构之间的合作。2001年12月，为了推行KTQ医院认证标准，支持和促进德国的医疗卫生事业发展，德国强制医疗保险机构联盟协会（The Umbrella Associations of the Statutory Health Insurers）、联邦医学会（The German Medical Association）、德国医院联合会（The German Hospital Federation）、德国护理协会（The German Nursing Council）、德国医师协会（The Association of Physicians in Germany）联合成立了"KTQ有限责任公司"（KTQ GmbH，以下简称KTQ公司）。KTQ公司依靠五大股东在业界的良好声誉与权威地位，为其成为一家优秀的第三方医院认证评估机构打下了坚实的基础。

第二，认证系统内各机构之间的合作。在认证全流程中，体系内负责各个环节的相关组织或个人具有较强的独立性，彼此依靠合同建立关系与连接：KTQ公司不直接实施对医疗机构的认证，而是由KTQ认证机构具体进行认证，并由实际承担的现场评估的KTQ评审员完成。对医疗机构的认证前辅导由KTQ培训机构负责。该机制保证了各方合作的独立性，以及认证结果的公正性和客观性。

第三，与医疗机构的合作。KTQ与医疗机构之间的合作为制定和修订"KTQ医院认证标准"以及工作程序作出了良好的贡献。例如，《KTQ医院认证标准（2009年

版)》的出版，是由标准修订核心工作组与600多个经KTQ认证的医疗机构的领导人和管理人员、医务人员、KTQ调查员、相关工作人员和合作培训员进行广泛的研究和讨论的基础上诞生；目前使用的《KTQ医院认证标准（2015年版）》亦包括KTQ医院从中国征求的经验和反馈。

（三）透明

众所周知，全面、及时且准确的信息是正确决策的基础。倡导医疗机构内部和外部质量管理透明化是KTQ认证的设计理念。

在医疗机构内部，质量管理的透明度是在医疗机构实施质量管理的先决条件；而在外部，医疗机构的重点是向患者和家属、转诊机构、保险公司和公众提供信息，以提高医疗机构程序和工作的透明度。

加强医疗机构质量管理的透明度，不仅要巩固医疗机构各利益相关方（政府、投资者、债权人、供应商、雇员、患者等）之间的合作基础，医疗机构内部也是如此，在建立一个共同的语言平台和信息共享机制的基础上，促进提高工作效率；就患者而言，透明化在改善医疗经验和获得服务等方面将会获得更好的体验。

（四）改进

在KTQ，Q代表德语中的Qualität，意为质量。而质量总是在不断提高的过程中。KTQ认证体系强调"系统性内部质量管理和持续的改进过程"（systematic initiative of an internal quality management and a continuous improvement process）。因此，其质量改进也遵循着系统性与持续性。所有的KTQ认证标准都是在完整的PDCA周期（计划、执行、检查、实施）的基础上设计和要求的。该循环周期中的"C"（检查）和"A"（实施）这两个步骤所界定的审查和改进措施旨在帮助认证医院实施更加优化的持续改进策略与路径。因此，经认证的医疗机构必须按照PDCA周期的要求，实施并落实每一项标准的每一个权重要素（表4-2）。

表4-2　PDCA循环在KTQ认证系统中的具体步骤

过程步骤	解释	在机构内的实施
计划 （Plan）	明确目标和程序计划 "目标状况"，明确责任	系统的、有组织的程序计划 根据标准制确定书面的计划步骤，包括目标规划 确定目标责任人
执行 （Do）	实施计划过程 "实际情况"	按照计划执行实施

续　表

过程步骤	解释	在机构内的实施
检查 （Check）	定期的综合性检查 用适当的度量体系、测量工具和方法对"计划"和"执行"中的书面要求、措施、过程进行评估	定期检查和评估书面程序中的方法和过程的有效性 结果或已完成的目标的检查和评估
实施 （Act）	描述通过"检查"步骤得出的改进措施，并与其他部门或机构进行比较	对检查和评估结果进行分析、识别优先事项、计划和落实整改措施 从之前的认证过程中明确改进措施和发展潜力

资料来源：《KTQ医院认证指南及目录》。

三、KTQ认证体系的组织框架及职能

（一）KTQ有限责任公司（KTQ GmbH，KTQ公司）

KTQ公司（KTQ GmbH）成立于2001年12月17日，其经营目的是支持和促进卫生、科学和技术发展。其职责主要包括以下3个方面：①维持和发展KTQ认证；②鉴定认证机构，确认KTQ商标®的使用权；③培训及考核审核员。KTQ公司根据《德国社会法典》第五部分第137条第1款的规定，负责正式颁发认证证书，并于其官方网站（www.ktq.de）公布KTQ质量报告和结构质量报告。

从经营属性看，KTQ公司属于营利性企业，五名股东组成了KTQ股东委员会，负责监管及支持KTQ的运作。为了使KTQ公司具有异议处理和持续改进的能力，股东委员会还设立了两个组织：一是设立一个独立的KTQ仲裁委员会，由退休法官和两名股东代表组成，以解决认证过程中的争议，并对KTQ认证结果提出的上诉进行仲裁；二是成立一个由相关专家组成的KTQ工作组，支持KTQ公司研究和改进KTQ的认证标准和操作程序。对KTQ证书制度的修订需要得到KTQ股东委员会的批准。KTQ的组织框架关系如图4-6所示。

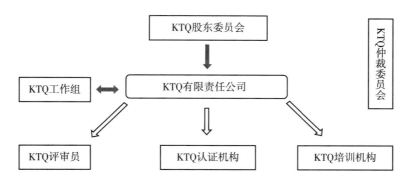

图4-6　KTQ公司组织结构图

目前，全德国共有12家KTQ认证公司、约350名KTQ审核员，以及10余家KTQ培训机构。在该体系中，KTQ认证机构和审核员由KTQ公司负责挑选、培训、考核和资格认证与授权。考核认证通过的认证机构和审核员将给与3年期限的授权；授权期间KTQ公司有权随时取消其授权，所有KTQ认证公司和KTQ审核员每年都需参加KTQ公司的相应培训，并接受KTQ公司的审核。体系间KTQ认证公司、审核员和培训机构与KTQ公司均为合同关系。

（二）KTQ认证机构

KTQ认证机构是KTQ认证的实施主体，属于营利性企业。作为KTQ认证机构，机构内部亦有对各个层级工作人员的资质要求。首先，该认证机构的负责人（如董事长），以及参与KTQ认证现场评估的工作人员，即KTQ认证的陪审员，必须具备医院管理人员、医生、护士等方面的医疗背景和工作经验；其次，成为KTQ认证的陪审员之前，必须参加250个小时的医疗质量管理课程培训；再次，经过KTQ认证的陪审员必须经过KTQ认证程序的培训并通过测试，方可获得KTQ公司认证的授权，有效期3年。当授权期限不足半年时，需在授权期满前半年再次申请KTQ认证授权。

KTQ认证机构的任务如下。

（1）组织KTQ审核员对医疗机构的申请材料进行审核，包括医疗机构的"自我评估报告"等。

（2）与申请机构签订认证合同，协商安排具体认证计划。

（3）组织KTQ审核员对医疗机构进行现场评估，并由申请认证的医疗机构的相关陪审员全程陪同，承担相应的协调工作。

（4）与KTQ审核员一同撰写被认证医疗机构的认证报告，交予KTQ公司。

（5）与KTQ公司一道，为通过认证的医疗机构颁发认证合格证书。

因为KTQ认证机构与KTQ公司间属于合约关系，故双方的权利与义务主要体现在以下方面。

（1）KTQ认证机构在认证评估工作开始前，需要得到KTQ公司的授权，但该过程无须缴纳授权费用。

（2）KTQ认证机构必须指导KTQ审核员准确地实施KTQ现场评估。

（3）为保证KTQ认证机构的认证水平与资质要求，KTQ公司对KTQ认证机构保留撤销其认证资格的权利，并要求其接受KTQ公司的年度及重点检查。

（4）KTQ认证公司陪审员必须按规定完成KTQ相关教育课程学习，不参加者即失去KTQ陪审员资格。

（5）KTQ认证公司可以接受除KTQ公司外其他认证体系的授权，如DIOCERT公司同时获得KTQ和ISO认证的授权。

（三）KTQ审核员

KTQ审核员的培训与资格授权仅来自于KTQ认证公司，其认证工作也只对KTQ公司负责。因此，KTQ审核员与KTQ认证机构间相互独立。KTQ审核员可分为多种类型，主要分为经营管理审核员、医师审核员、护士审核员等。目前以上三个类别审核员数量在德国为100~200名，此外还有若干名海外审核员。成为KTQ审核员资格条件如下。

（1）需在医院担任过领导及管理职务，如院长、副院长、医务或护理部主任等职务。

（2）需接受约200小时的质量管理课程培训。

（3）需接受约1周的KTQ审核员培训，包括KTQ评估系统的应用、如何遵循KTQ程序制定的条款进行现场评估、横向对话能力，以及文档制作等内容。接受完整培训并通过考试者可申请获得KTQ审核员资格。此外，每年还需要参加KTQ公司开设的相关继续教育课程培训。

KTQ审核员资格有效期为3年，有效期满前半年需要再次进行资格申请。在KTQ审核员实施具体评审工作时，为保证平生结果公正客观，评审多采用回避原则进行外部评估，大多是对跨区域的医疗机构进行认证。在指定该特定医疗机构现场审查的审核员时，要求KTQ审核员在此前2年及此后1年内没有也不会接受该被认证机构（包括附属机构）的聘用。此外，被认证医疗机构对指定的KTQ审核员有否决权。

四、KTQ认证程序

KTQ认证由3个部分组成，分为3个阶段进行，并产生4份报告。3个阶段为：①自我评估；②外部评估；③KTQ质量报告公布及后续的持续改进。4份报告为：①KTQ自我评估报告（The KTQ self-assessment report）；②KTQ质量报告（The KTQ quality report）；③KTQ调查报告（The KTQ visitation report）；④KTQ认证质量报告（The KTQ quality report-KTQ certification content）。其中第四份报告会在认证成功后交予申请认证机构。KTQ认证程序见图4-7。

（一）自我评估阶段

自我评估是由申请认证的医疗机构自己组织，结合自身机构运行情况以及KTQ标准要求，对本机构的实践做概括说明，生成自我评估报告。该报告应于申请认证机构与KTQ认证机构签订合同后，按约定向KTQ认证机构提交。除此之外，医疗机构还应根据《德国社会法典》规定完成结构质量报告（Strukturierter Qualitätsbericht gemäß137Abs.3Satz1Nr.4SGB V）。

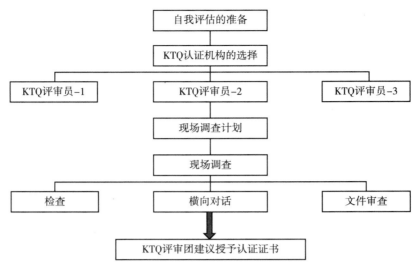

图4-7　KTQ认证程序

根据KTQ认证要求，自我评估的内部组织工作应该包括如下内容。

1. 准备

（1）协调员任命：医疗机构任命本机构KTQ认证协调员，该协调员应符合医疗机构质量管理资质要求，并具备完成自我评估的组织能力，以及协助KTQ认证机构和审核员完成认证过程的能力。

（2）领导团队建立：建立高级领导及协调团队。

（3）工作组成立：工作组应由不同学科、专业、阶层的人员组成，需明确工作责权及计划。

（4）评估范围确定：确定自我评估所及的范围。

（5）确定工作组培训范围与程度：根据工作组架构，成员背景以及人力与财政相关资源，确定工作组成员应接受的培训及培训范围。如质量管理基础知识等。

（6）开展培训：根据KTQ模式与KTQ标准目录，开展KTQ认证知识学习与培训。

2. 执行

（1）评估范围：整合评估范围。

（2）工作程序：工作组根据KTQ标准目录要求，从不同学科、专业和阶层的角度，描述内部工作程序，以及PDCA循环（即计划、执行、检查、实施）4个环节的现况。

（3）持续改进：定期检查、核实工作进度，并予以改进。

3. 结果整合，达成共识

（1）数据整合：整合每一个工作组收集的数据。

（2）分数评估：按KTQ认证要求，给出一个基于整体表现的，机构负责人和工作组成员一致认可的评估分数。

4. 自我评估报告的撰写

（1）报告的样式：自我评估报告撰写原则上是遵循PDCA循环来书写记录的。因此，每一条标准都有相应的4个文本框对应"计划、执行、检查、实施"这4个环节。当然，申请认证机构可以根据标准的实施情况书写个体描述。

（2）报告的依据：依据的KTQ认证标准，行文时应按照过程描述来展现衡量要素所要求的状况。

（3）报告的全面性：KTQ认证标准中所列出的所有衡量要素，无论该要素在申请认证的机构是否适用，在自我评估报告中都必须予以回答。如果缺少某个标准和/或衡量要素的回答，必须解释原因。

（4）报告的生成：按KTQ认证要求形成自我评估报告，KTQ认证软件提供技术支持；注意报告文稿字数不能超过40万字（注：不包括文本中的空格）。

（二）外部评估阶段

自我评估报告完成后，提出申请的医疗机构可以申请对KTQ认证进行外部评估。

对KTQ进行外部评价以医疗机构的"自我评估报告"为基础，其目的是审查和评价申请认可的医疗机构的内部质量管理。外部评价主要包括3个方面：①自我评估报告初评，由KTQ审核员进行；②符合性审核，KTQ审核团在医疗机构现场进行审核；③完成审核报告，编制和完善KTQ审核报告。

在收到医疗机构的自我评估报告后，KTQ认证机构将于现场调查前8周向3名KTQ审计员（业务管理审计员、医生审计员和护士审计员各1名）提交相关文件材料。3名审计员审查有关文件材料与数据后，将各自生成"初步审计意见"并提交给KTQ认证机构，来说明申请认证的医疗机构是否有资格参加KTQ认证，该过程需要大约20天。一般情况下，该反馈文本应在现场调查前4周提交。审计员全部提交材料后，KTQ认证机构将3名审计师的反馈意见整理汇总形成"结论性意见"，该过程需要1周左右的时间。

在确定申请人有资格参加KTQ认证后，KTQ认证机构将就认证计划、下一步行动及方案与申请人进行磋商，并制定认证计划书（注：德国境内的现场调查计划必须在现场调查开始5天前确定，海外的KTQ认证酌情提前）。认证计划包括每天的行程、要访问的部门、要面谈的具体人员以及要准备的材料。对KTQ进行外部现场评估所需的时间是根据申请认证机构的规模确定的，通常需要3~6天，一般每增加1个活动地点增加1天。关于现场外部评估日程安排，见表4-3。

表4-3　KTQ外部评估日程安排（样表）

时　间	程序/主题/标准/地点	参与者
第一天		
13:00—13:30	**在宾馆会面，**随后出发前往医院	审核员： ·管理（经济）审核员 ·医疗审核员 ·医疗审核员 **陪审员（工作人员）**
13:30—14:00	**欢迎会议** 欢迎仪式，介绍审核团成员	·院长及相关领导 ·医务、护士、质量管理部门负责人 ·管理委员会主要负责人 **审核团** **陪审员（工作人员）**
14:00—18:00	**预备会谈，**包括书面审查 ·最终确定进行个人横向对话的方式 ·校正访谈问题	**审核团** **陪审员（工作人员）** （注：质量管理者代表可用电话保持联络）
第二天		
08:00	**离开宾馆前往医院**	**审核团** **陪审员（工作人员）**
08:30—09:00	**启动会议**	·院长及相关领导 ·医务、护士、质量管理部门负责人 ·管理委员会主要负责人 **审核团** **陪审员（工作人员）**
09:00—10:30	**总体检查** 如门诊区域、入院处区域、辅助科室、后勤管理部门等 适用标准： 1.1.1 入院工作规程 3.1.2 火灾防护 3.1.3 环境保护 3.1.4 灾害管理 3.1.5 非医疗紧急情况 3.2.2 医疗紧急事件 4.3.2 信息的提交（内部/外部） 4.4.1 组织和服务 4.5.1 数据保护规定	·院相关领导 ·管理部门负责人 ·管理委员会主要负责人 （注：大约6个人参加） **审核团** **陪审员（工作人员）**

续　表

时　间	程序/主题/标准/地点	参与者
10:30—10:45	审核团会议	审核团 陪审员（工作人员）
10:45—12:00	检查及 1. 横向对话 4.3.1向医院管理人员提供的信息 5.1.1远景、理念和宗旨 5.1.2创造和加强信任 5.2.1发展、交流和实施 5.2.2社会责任、伙伴关系和合作 5.3.1组织结构的确定 5.3.2行政委员运营的有效性和效率 5.3.3创新和知识管理 6.1.1组织 6.1.2整合、过程设计和过程优化	·院长及相关领导 ·医务、护士、质量管理部门负责人 ·管理委员会主要负责人 ·采购部门主任 ·相关部门代表 （注：一般6~8名参与者） 审核团 陪审员（工作人员）
12:00—12:30	审核团会议	审核团 审核员（工作人员）
12:30—13:15	午餐时间	
13:15—14:00 14:00—14:45	检查及 2. 横向对话 （病案室、手术科室病房） 1.3.1门诊患者诊疗规程 1.4.4住院患者诊疗规程 1.4.2治疗过程 1.4.5日间护理、入院前和出院后护理 4.2.1保留、记录和归档患者数据规定 1.5.2持续的跟踪治疗	·重症医学科负责人 ·内科医师负责人 ·妇科医师负责人 ·普通外科病房主管 ·护理人员代表 ·医务管理负责人员 ·IT经理 ·质量管理者代表 （注：一般6~8名参与者） 审核团 陪审员（工作人员）
14:45—15:30	审核团会议 书面审查	审核团 陪审员（工作人员）

续　表

时　　间	程序/主题/标准/地点	参与者
15:30—16:30 16:30—17:45	检查及 3. 横向对话 （非手术科室病房、姑息医疗单元、脑卒中护理单元） 1.1.1 入院工作规程 1.1.3 患者知情与参与 1.1.5 合作 1.2.1 首诊和初级护理 1.4.2 治疗过程管理 3.2.1 患者安全护理 3.2.6 药物管理 3.2.7 血液及血制品发放规程 3.2.8 医疗设备管理	· 医师负责人 · 病房医师 · 护士长 · 内科病房护理人员 · 门诊护士长 · 社工 · 姑息病房主任 · 质量管理者代表 （注：一般6~8名参与者） 审核团 陪审员（工作人员）
17:45—	审核团会议 书面审查	审核团 陪审员（工作人员）
第三天		
08:00—	离开宾馆前往医院	审核团 陪审员（工作人员）
08:15—08:45 08:45—09:45	检查及 4. 横向对话 （部门） 2.1.1 员工素质规划 2.2.2 员工须知 2.2.3 职业培训 2.3.1 以员工为导向的领导 2.3.3 员工建议、要求和投诉	· 院相关领导 · 人力资源部主管 · 工会代表 · 继续教育部门主管 · 医务助理 · 护理人员 · 普通外科病房负责人 · 姑息医疗病房负责人 · 质量管理者代表 （注：一般6~8名参与者） 审核团 陪审员（工作人员）
09:45—10:15	审核团会议 书面审查	审核团 陪审员（工作人员）

续　表

时　间	程序/主题/标准/地点	参与者
10:15—11:00 11:00—11:45	检查及 5. 横向对话 （待产房、妇科和产科） 1.1.2 指南 1.1.4 服务、食品和饮料 1.4.1 住院患者诊断和治疗计划 1.4.4 查房 1.5.1 出院 4.2.2 患者数据的可用性	·妇科和产科负责人 ·手术科室高年资医师 ·护理实习生 ·妇科和产科病房医师 ·社工 ·助产士 ·心理医师 ·质量管理代表 （注：一般6~8名参与者） 审核团 陪审员（工作人员）
11:45—12:30	审核团会议 书面审查	审核团 陪审员（工作人员）
12:30—13:15	午餐时间	
13:15—14:30 14:30—15:15	检查及 6. 横向对话 （手术室、恢复室、中央灭菌区） 1.4.3 手术程序 2.3.2 法定工作时间 3.1.1 职业安全 3.2.3 卫生管理 3.2.4 卫生管理相关数据 3.2.5 感染管理	·麻醉科负责人 ·普通外科负责人 ·放射医师代表 ·卫生保健医师代表 ·外科医务助理 ·手术室协调员 ·手术室护理管理 ·职业安全专家 ·卫生专家 ·ICU病房负责人 ·质量管理者代表 （注：一般6~8名参与者） 审核团 陪审员（工作人员）
15:15—16:00	审核团会议 书面审查	审核团 陪审员（工作人员）

续　表

时　间	程序/主题/标准/地点	参与者
16:00—16:45 16:45—17:30	检查及 7. 横向对话 （实验室、重症监护病房） 1.4.2治疗过程管理 1.6.1临终关怀 1.6.2死亡鉴定和家属安抚 3.2.7血液及血制品发放规程 3.2.8医疗设备管理 5.1.3道德和文化任务，意识形态和宗教需求	·输血科医师代表 ·手术室护士长 ·普通内科病房医师 ·卒中单元病房医师 ·普通内科护理人员 ·牧师 ·道德委员会成员 ·质量管理者代表 （注：一般6~8名参与者） 审核团 陪审员（工作人员）
17:30—	审核团会议 书面审查	审核团 陪审员（工作人员）
第四天		
08:00—	离开宾馆前往医院	
08:45—09:45	8. 横向对话 6.1.2网络化、过程设计和优化 6.2.2与外部医疗机构访谈 6.4.1质量相关数据的手机 6.4.2方法学和可比的或外部的质量保证程序	·院相关领导 ·外科医师负责人 ·员工编码员 ·妇科和产科负责外部质量保障负责人 ·普通内科负责外部质量保障负责人 ·质控科成员 ·外科病房负责人 ·IT部门 （注：一般6~8名参与者） 审核团 陪审员（工作人员）
09:45—10:30	审核团会议 书面审查	审核团 陪审员（工作人员）

续　表

时　间	程序/主题/标准/地点	参与者
10:30—11:30	**9.　横向对话** 4.1.1 信息与交流技术的发展和使用 4.3.1 向医院管理人员提供的信息 4.5.1 数据保护规定 5.4.1 外部交流 5.5.1 风险管理体系的结构和发展 6.2.1 患者访谈 6.2.3 员工访谈 6.3.1 请求和投诉的处理	·院相关领导 ·公共关系部门员工 ·管理部门代表 ·医务负责人 ·数据防护代表 ·护士长 ·工会负责人 ·负责投诉管理的员工 ·质量管理者代表 （注：一般6~8名参与者） **审核团** **陪审员（工作人员）**
11:30—12:30	**审核团会议** **书面审查**	**审核团** **陪审员（工作人员）**
12:30—13:15	**午餐时间**	
13:15—16:00	**审核团就现场调查结果进行讨论**	**审核团** **陪审员（工作人员）**
16:00—16:30	**末次会议** 医疗机构被告知初步的总体评价，包括是否推荐授予KTQ认证合格证书	**管理者和相关员工代表**
16:30—	**审核团离开**	

注：1. 此表为参考样表，请以实际日程安排及标准条款为准；2. KTQ国际医院认证工作人员尚包括翻译人员等。

资料来源:《KTQ医院认证指南及目录》。

（三）KTQ质量报告公布及后续改进阶段

KTQ认证机构须在现场调查结束后的4周（20天）内和5周内分别向被认证的医疗机构以及KTQ公司出具"KTQ现场调查报告"及"KTQ认证质量报告"。若被认证机构对此报告内容有异议，需在收到上述报告后5个工作日内向KTQ认证机构反馈。

为了实现"以评促建，以评促改"的作用，自2015年起，KTQ外部评估报告是对照标准条目进行评价，并针对条目给出"潜在改进点"，即在认证机构的现有条件下，在下一次外部评价之前做出努力可以满足标准的内容（为期3年）。下一次KTQ现场调查时，这些"潜在改进点"将是KTQ审核员重点关注的部分。与此同时，KTQ认证建

143

立了对医疗机构认证质量报告的解读机制，可进行现场答疑，来指导医疗机构切实改进和完善。

KTQ认证证书由KTQ公司和KTQ认证机构联合颁发，并在KTQ公司官方网站上公布通过认证的医院的"KTQ质量报告"。KTQ每年将对认证情况进行一次整理分析，分析结果也将公布在KTQ的官方网站（www.ktq.de）上。

（四）KTQ再认证程序

KTQ证书证明，医疗机构通过了KTQ证书制度的要求，有效期为3年。医疗机构如欲继续使用KTQ认证标志，对外发布KTQ认证证书和KTQ质量报告，并按照KTQ要求的标准开展内部质量管理，则需在KTQ认证到期前的半年内再次申请KTQ认证，并完成新的认证程序，即重新认证。

五、KTQ医院认证标准

（一）制定KTQ认证标准的目的和基本原则

1. 制定KTQ认证标准的目的及目标　德国卫生部于1997年开始制定德国医疗机构的认证标准，目的是在国家立法框架内建立医疗机构的质量管理制度，并以透明的方式促进不断提高医疗质量。制订KTQ认证标准的具体目标是：①促进医疗机构发展；②强调"以病人为中心"；③重视医务人员；④提高对病人、执业医师、医疗机构和医院工作人员的信息透明度。

2. KTQ认证标准版本与制（修）定原则　KTQ认证体系的核心内容——KTQ认证标准框架经历了5次改版，即《KTQ认证标准（3.0版）》（2002年）、《KTQ认证标准（3.5版）》（2002—2004年）、《KTQ认证标准（4.0版）》（2005—2009年）、《KTQ认证标准（2009版）》（2009—2015年），以及现在使用的《KTQ认证标准（2015版）》（2015—）。自2001年12月以来，德国主要医疗认证机构之一的KTQ认证系统已正式投入运行近20年。虽然KTQ认证标准已多次修订，但该标准体系始终坚持遵循"PDCA循环"和"以患者为中心"的原则，并贯穿于认证标准的制定、分配和调整全过程。

（二）KTQ医院认证标准

1. KTQ认证标准的主要框架内容　KTQ认证体系建立了一个"KTQ模型"，从6个核心方面解释了坚持"以患者为中心"的原则，并严格遵循"PDCA"周期（图4-8），从而形成了KTQ认证标准的框架和内容（表4-4）。

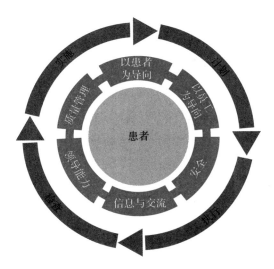

图4-8 KTQ模型

表4-4 KTQ认证标准（2015版）主要框架内容

No.	一级目录 categories	次级目录 subcategories	标准 criteria	核心衡量要素 core element
1	以患者为导向	6	14	31+
2	以员工为导向	1	6	3
3	安全与风险管理	2	14	48
4	信息与交流	3	5	3
5	领导作用	3	9	3
6	质量管理	4	7	3
合计	6大类	19小类	55条标准	91余个核心衡量要素

　　《KTQ医院认证标准》（2015年版）与以前的版本有以下主要变化：第一，它简化和合并了部分标准，将医院认证标准从2009年版的63项简化为2015年版的55项，使其更切合当前医院的实际情况；第二，取消了核心条款标准，废除了核心条款的1.5倍分值加权，以标准条款的衡量要素中列出的必须达到的标准项（以＊表示）来替代；第三，在2009年认证标准中针对每条标准进行PDCA考核的基础上，增加对所有标准下的每条衡量要素的PDCA考量。总体而言，2015年版的认证标准提高了医疗机构申请认证的标准要求。从另一个方面讲，这也反映了KTQ这套认证系统本身也遵循PDCA循环来提升和完善。

　　2. KTQ医院认证标准的评分方法　KTQ医院认证标准的评分方法也是基于

PDCA循环原理，详见表4-5。KTQ认证标准高度重视"执行"这一环节，如在分数分配上，"计划、检查、实施"3个方面的分数都为3分，而"执行"则给出了9分，充分体现了KTQ医院认证标准强调实际实施的重要性。为了更客观、更公正地反映被认可机构的实际情况，每个标准条款都按照"达到水平"（attainment level，A）、和"渗透水平"（penetration level，P）进行评分。"达到水平"是医疗机构对照认证标准的达标程度，"渗透水平"是医疗机构标准实施的普及度，即有多少科室或部门有相应的实施动作。

表4-5　KTQ医院认证标准评分方法

PDCA步骤	P和A可以完成的最大分值	达到水平（A）	渗透水平（P）	结果
计划（P）	3	A：	P：	1/2（A+P）
执行（D）	9	A：	P：	1/2（A+P）
检查（C）	3	A：	P：	1/2（A+P）
实施（A）	3	A：	P：	1/2（A+P）
合计	18			
最终得分	最大值18			

六、KTQ认证体系运行现状及特点

（一）KTQ认证体系运行现状

KTQ认证体系的认证对象并不只限于医院，亦包括诊所、综合诊所、康复机构、收容所、老年机构，以及护理机构、紧急服务等。认证历程见图4-9。

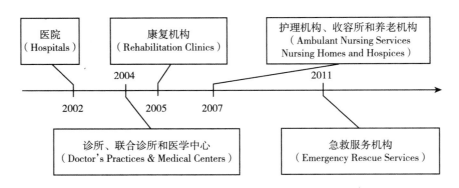

图4-9　KTQ认证历程

（二）KTQ认证体系运行特点

1. **具有很高的权威性和广泛认可度** 虽然KTQ认证制度是以公司化模式进行运转实施的，但它在德国享有很高的权威，并得到德国医疗机构的广泛承认。目前，半数以上的德国医院以自愿申请的方式通过了KTQ医院认证，这其中又有近80%的医院多次通过了KTQ认证。KTQ认证得到广泛认可，有几个原因：首先，该公司的股东本身在德国医疗卫生系统中处于很高的地位，并且各股东间的诉求与目标是一致的。作为一个利益共同体，卫生系统联合会和医疗保险公司联合会的目标都是促进保健的质量和管理提升。其次，经认证的医院普遍认为，KTQ认证制度在不断提高医疗质量、提高医院管理水平和服务效率以及确保患者安全方面发挥了积极作用。最后，质量管理体系的科学性能够保证认证过程的公平性和公正性，从而保证认证体系合理设计和顺畅运行。

2. **公司化的经营模式促进认证双方的互动，提高认证工作的效率** KTQ认证机构和KTQ公司均为责任有限公司，这种公司化运作模式一方面从双方签订协议之初就明确了认证活动相应的经济和法律责任，有力地制约了双方，使双方在认证工作中更加积极和活跃；另一方面，推动其市场化运作，促使其协调组织医疗机构的认证工作时，也力求降低成本，提高工作效率。在具体的手术中，不管医院的规模有多大，只需要3名检查人员，且根据不同的认证医院执业点的分布情况，在外部评估地点的调查时间为2~5天。如认证医院只有一个执业地点，现场调查活动只需两天；如有四个执业地点，则须五天。

3. **从认证制度设计上保障认证的公正性和公平性** 如图4-10所示，KTQ公司不承担医疗机构认证的具体评审工作，而是负责认证事业的总体运作，执行认证标准和程序，监督KTQ认证公司和KTQ审计员的认证工作，并授权和撤销KTQ认证公司和KTQ审核员的认证资格。因此，KTQ公司与申请获得认证的医疗机构之间无直接联系。另外，KTQ认证机构和KTQ审核员之间也是独立的，尽管他们在机构认证期间具有合作关系，但也有明确的分工：KTQ认证公司主要负责组织医疗机构的申请认证，而KTQ审核员则负责具体落实医疗机构的认证是否符合标准及细则。在医疗机构认证工作上，KTQ审核员和KTQ认证公司时委托关系，并非隶属关系，对不同机构的认证工作，KTQ认证公司委托的审核员亦可不相同，因此，这种偏松散不紧密的关系在图4-10中以虚线表示。在医疗机构认证过程中，相比于KTQ认证公司KTQ审核员之间偏松散的关系，被审核的医疗机构和KTQ认证公司之间则相对紧密，是一种合同关系，在途中则是以双实线表示。在此背景下，权力制衡、责任与权利明确的制度设计，有效地保证了KTQ认证的公正性、公平性和客观性。

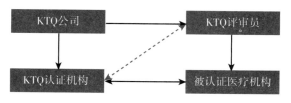

图4-10 KTQ认证体系的制约机制

4. 健全的审计师制度确保认证结果的客观性、公正性和公平性 KTQ公司的职责之一即是选拔专业素质过硬的审核员。首先，审核员的甄选要有医疗专业背景；其次，要有医院领导和管理职位的经验，如院长、医学科主任、手术主管和护理部主任；最后，要有200小时的质量管理培训。在选任成功后，可对KTQ审核员进行为期一周的培训，并通过考试获得KTQ审计员的资格。同时，KTQ还负责培训和监督审计员。每年审计师都必须参加由KTQ组织的相关课程，以确保审计师的知识和技能得到更新，并确保更好地运用新的KTQ认证标准和程序。KTQ监督审计师的认证，并有权在发现问题时随时撤销审计师的资格。此外，KTQ每3年对审计员进行1次审查，通过后审计员有资格继续任职3年。正是KTQ审核员制度和机制的设计为确保KTQ认证结果的客观性、公正性和公平性打下了坚实基础。

七、KTQ认证体系运行对我国医疗机构评审工作的启示

（一）树立医疗机构评审工作的权威性

中国的医疗机构评价是由卫生行政部门组织的，实质上是由上级主管部门对下级医疗机构的评价，是政府主导的具有一定强制性的"自管自评"方法。在评审结果工作的权威性角度，由于评价由卫生行政部门发起，政府对评价结果的干预以及被评价的医疗机构对评审员的影响将使人们对评价结果的客观性和公正性产生质疑，从而削弱业内评价结果的权威性。另一方面，评审员制度的缺失使评估人员在评估工作中难以实现标准化、客观性和公正性，也影响了评估工作的权威性。因此，要做好医疗机构的评价工作，不仅要对评价程序进行公开，重视社会对医院的评价，而且要在条件成熟的地区进行"第三方"评价。提高评估人员对评估标准的依从性，减少卫生行政部门对评估结果的干预，提高评估结果的客观性和公正性，保证医疗机构评估的权威性。

（二）不能照搬德国认证体系的运作方式

由于我国与欧美国家社会制度与国情的差异，德国的认证体系不可以直接照搬于我国。德国企业化经营模式从认证活动开始就明确了双方相应的经济法律责任，通

过相互制约，使双方在认证工作中更加积极活跃，互动更加有效，企业化经营大大提升了认证工作的效率。与德国相比，公司化运营的医疗服务评估工作在我国缺乏一定的法律依据，也缺乏可操作性，甚至在当前的国情下，公司化经营导致的营利需要更有可能滋生不公平的评估环境。因此，我国应吸收借鉴德国认证体系中关于提高认证的互操作性和认证的效率的经验，但很难复制德国认证系统的企业运行模式。

（三）高度重视评审制度建设

德国KTQ认证体系能够保证认证的权威性，是与KTQ公司对认证企业和评审人员的持续不断的培训和监督紧密相关。KTQ公司负责选择、培训和评估KTQ认证公司和评审人员的资质，并认证和授权其资格，KTQ认证公司具体负责组织医疗机构的认证，评审员负责医疗机构的认证。因此这种环环相扣式的认证方式，既明确了各个机构间的职责范围与界限，也保证了机构间权利和义务的平衡关系。如有问题，KTQ公司可随时取消KTQ认证公司和评审人员的认证资格，保证KTQ认证工作的客观性、公正性和公平性。

回顾我国医疗机构的评价制度设计，仍然缺乏各级卫生行政部门及其组织的医疗机构评价委员会的监督，即使中间环节存在问题，也不具有撤销评价和评价结果的权力。因此，在第二周期医疗机构评价中，不仅要加强国家卫生健康委员会对个省医疗机构评价工作的监督，加强省卫生行政部门对地区医疗机构评价工作的监督，而且要重视评价制度，努力设计评价制度，以保证评价工作的客观性、公正性和公平性。

（四）完善我国医疗机构评审制度

完善我国医疗机构的评价体系具有十分重要的意义。我国对评审员的选拔有一定的基本条件，但该条件不足以满足目前医院评审对陪审员的培养和资格考核的需求。目前对评审员没有严格的认证和授权程序，大多为单位报告，且培训课程通常很短，难以做到系统性培训，更谈不上对评估员的监督和持续培训，以及重新评估和重新授权。这就造成了评审员制度的不完善，进而影响到评审员的专业素质、评审员执行方式与评审标准和方法的一致性，以及评审结果的科学性、客观性、公正性和公平性。因此，我国不仅应建立评审员人才库，且更应该对评审员进行系统培训，进行资格认证和考试后授权，来监督以及评价评审员的评估工作，并建立评审员的进出机制。

第四节　日本医院评审

一、发展历程

1976年，日本医师会开始关注医院评审并成立医院委员会，研究相关评审方法。1985年，日本医师会和厚生劳动省共同成立医院质量评审研究会，出版了《医院评审指南》，并于1991年开始发行《医院机能标准化指南》期刊。由于社会各界对医院医疗服务的质量和提供医疗服务适宜程度的关注度越来越高，依据客观信息及数据对医院运作进行合理的评价和管理已经发展成为时代的要求。1993—1994年，研究会多方听取患者和医疗保险方代表的意见，建立了第三方评审组织，作为事业单位，采用一套合理的标准对医院进行公正的评审工作，推动医疗机构为患者提供适宜的医疗服务。当时，美国医疗机构评审委员会（TJC）开展的医院评审工作已经较为成熟，日本派出相关专家赴美考察，并参与TJC组织的评审员培训。结合TJC的调查纲要和日本的具体国情，日本医师会医院委员会制定出了适用于日本医疗机构的调查内容和调查表，并于1993年发表了包括第三方评审在内的具体标准的报告书。

1995年7月27日，由厚生劳动省、日本医师协会、日本医院协会和健康保健联合会共同发起组建的公益财团法人——日本医疗机能评价机构（Japan Council for Quality Health Care，JQ）正式成立。该机构首先对日本的医疗机构开展了为期两年的试评审，在试评审的基础上，于1997年正式开展评审工作。JQ拥有授予和吊销执照的权力，医院与公立医疗保险系统须凭JQ评审的认定证书进行结账。2001年，修订版的《医学事业法》明确规定：凡医疗服务提供者必须提供JQ颁发的评审合格证，或ISO颁发的证书。自此，日本医疗机构评审走上了法制的轨道。截至2017年，日本8412家医院中，已有2180家医院通过了JQ的评审，占比达到25.9%，其中500张以上床位的医院有78.8%通过了JQ的评审。

二、评审的目的和意义

日本进行医疗机构评审的主要目的是对医疗机构的功能进行学术的、中立的评审。通过对医院各方面数据的收集，使用评审标准，对医院开展多角度的评价，以了解被评价医院现存的问题，并据此提出相应的改进意见或建议。医疗机构评审的目的不在于等级评比或排位名次，而是通过评审，促使医疗机构了解医院的客观经营状况，发现自身存在的问题并及时加以解决，从而向居民提供适宜的医疗服务。

评审的意义主要包括以下几个方面：①有利于医疗机构客观地把握自己的发展优势和不足，更加具体、现实地了解所需要解决的问题；②有利于医疗机构依据自身发展过程中积累的大量基础数据，接受评审者的意见和建议，更加有效地提高医院医疗质量；③有利于医疗机构获得该地区的居民、患者的社会人口学资料，未来从事医院医疗服务的潜在人才以及计划与该医疗机构发生联系的其他医疗机构等方面的信息；④有利于医疗机构广大职工明确地表达意识和愿望，提高解决医疗机构存在问题的参与意识，推动经营的改善，提高效率；⑤有利于提高居民对医疗机构以及医疗服务的信赖程度。

三、评审组织

（一）组织概况

JQ是由厚生劳动省和日本医师协会共同出资开办的专业评审机构。组织的性质是公益财团法人，办公地点设在东京都市，由理事会负责运营管理。目前，组织共有28名理事，2名监事，庆应医科大学的名誉教授井原哲夫担任理事长，日本医师会副会长羽生田俊担任副理事长，各医疗团体负责人、知名医院院长、健康保险机构负责人、医科大学教授、医院协会、口腔学会、妇产科学会、护理学会、药剂学会以及著名律师等代表组成理事。

JQ的宗旨是"从学术的、中立的立场对医疗机构的机能进行评价"，通过科学有效的评价方法，对医院的医疗服务进行多方面、多层次、定量的、具体的评价，根据评价结果反映出的问题，接受相应的咨询，必要时给予指导。机构的主要业务内容如表4-6所示。

表4-6 JQ的主要业务情况

主要业务	内容
医院评审	JQ医院评审标准已经通过ISQua国际认证计划正式批准，符合国际标准
患者安全促进	来自医院的志愿者构成了评审过程中构成患者安全驱动的支柱。收集有关医院工作人员面临的挑战的信息，在会议和研讨会上讨论这些问题，并反馈给全国的医疗机构
日本产科脑瘫儿补偿制度	对分娩时患上脑瘫的孩子给予经济帮助，分析脑瘫的根本原因，预防重复病例，避免或有效解决纠纷，提高产科护理水平
基于医疗信息系统的EBM和指南	患者和医疗保健从业者通过互联网，了解基于科学证据和患者价值观的临床实践指南，就最佳疗程做出共同决策

续　表

主要业务	内容
全国医疗不良事件数据库	通过收集和分析医疗机构的信息减少医疗不良事件。通过网站和其他媒体发布研究结果，提高患者在接受医疗服务过程中的安全性
国家药房未遂事件数据库	通过收集和分析药房的信息改善患者安全的举措。通过网站和其他媒体发布研究结果，以提高患者安全性
国际事务	通过与国际机构和医疗保健问题专家的合作，分享最新信息，不断改进项目，协助海外研究计划

（二）运营和收费

JQ的筹资渠道包括社会团体捐赠、收取评审费用、赞助会员集资、出版发行评审相关的书籍和刊物。医院作为赞助会员每年需缴纳30万日元的会费，以享受如迅速获得信息，了解评审相关的进展情况等优惠权利。

JQ主要服务对象为20张床位以上的医院，评审的费用根据医院规模的不同，一般范围在120万~450万日元，评审检查范围为一般要求的检查范围。如果需对其他额外附加的医疗领域进行审查，或二次评审的医院，需要另外支付费用。

除此之外，JQ对评审中的医院提供收费指导。如对医院进行方法和标准的解释和培训，1~2小时收取63 000日元；与评审员在会议室进行个别问题的商谈，每次需支付31 500日元每小时。通过评审之后，如医院要使用评审通过的证明徽章作为宣传方式，需缴纳10 500日元费用，徽章的使用期限自认定成功后开始到认定有效期限结束为止。

四、评审员的遴选和培训

对评审员的选拔和培训是评审准备工作中的重要环节。JQ评审员的组成包括医疗管理、护理管理以及事务管理，其选拔条件包括以下方面。

（一）临床管理——医师

1. 有医院院长或副院长的工作经验。

2. 有医院科室主任或临床科室负责人同等及以上职位3年以上的工作经验，并参与过医院管理。

（二）看护管理——护士

1. 有医院护士长或副护士长的工作经验。

2．有医院病房护理部长同等及以上职位3年以上的工作经验，并参与过医院管理。

（三）行政管理——行政人员

1．有医院行政主任或行政副主任，即行政部门负责人的工作经验。

2．有医院行政管理岗位3年以上的工作经验，并具备医疗管理、设施设备管理、人力资源管理等工作经验，参与过医院管理。

评审教学医院时，安全经理和药剂师等相关医疗机构从业人员也可以参与评审。

JQ对评审员的培训十分重视，在强调对评审员培训的同时，也强调对评审员师资的培训。在医院评审开展初期，部分评审员曾赴美国学习，积累了相关经验。从事评审员培训的教师大多为以往从事该领域研究的科研人员或对致力于评价调查并具有相关实践经验的人员。

对评审员培训的具体方法包括：初期理论培训、实践培训和继续教育。首先通过公开招聘、履历审查等方式确定入选人员，然后对入选人员进行为期4天的初期理论培训。初期培训以后，入选人员需参加实习（on the job training，OJT），才能取得评审员资格，并实际承担评审调查工作。取得评审员资格以后，评审员还需根据实际情况接受继续培训。除了评审员的常规培训外，培养评审员的负责人也需进行培训，此外，还需开展因评审制度和项目调整而进行的业务培训。

根据评审医院的类型和规模的不同，参与评审的评审员构成也不同，一般由医师、护士、行政人员、安全经理及药剂师组成。截至2019年3月，JQ共有729名主要的评审员，平均年龄为62.4岁（表4-7）。

表4-7　JQ评审员构成情况（截至2019年3月）

评审员	注册数量	平均年龄
临床管理	287	62.5
看护管理	262	62.2
行政管理	180	62.6
总计	729	62.4

五、评审标准

2013年，日本医院评审使用的评审标准已经发展到第三代（Ver.1.0版本），并设立了特定的职能，采用了案例追踪法进行评审。2018年4月，第三代Ver.2.0版本投入使用，共包含448个评估因素，93个分项。JQ医院评审的服务对象包括：Ⅰ类有床位医院（小床位）、Ⅱ类有床位医院（大床位）、Ⅲ类有床位医院（教学医院）、康复治疗医院、精神病专科医院、慢性病照护医院和姑息治疗医院。

第三代评审标准主要分布在：促进以患者为中心的护理、优质的医疗实践1、优质的医疗实践2，以及为实现医院理念而进行的机构管理4个领域（表4-8）。

表4-8　JQ评审标准框架

领域	内容
促进以患者为中心的护理	患者的权利
	与当地社区的协作
	医疗安全
	感染控制
	持续质量提升
	环境
优质的医疗实践1	确保医疗服务的质量与安全
	医疗团队活动
优质的医疗实践2	管理药物、营养、康复、医疗设备等
	管理病理、输血、重症监护室、急诊室等
为实现医院理念而进行的机构管理	医院管理
	人力资源管理
	教育培训
	业务管理
	设备管理
	危机管理

六、评审流程

日本医院评审主要采用书面审核和现场审核两种方式。不同的医院规模和功能，评审价格、评审日期、评审调查人数都有所不同。

日本医院评审的流程主要包括以下几个环节（图4-11）。

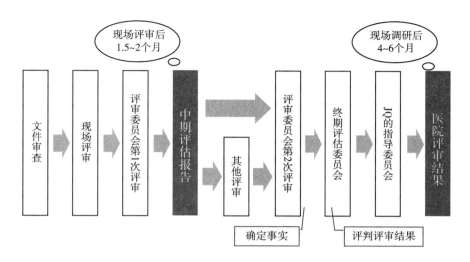

图4-11　JQ医院评审流程

（一）提出申请

医院需在拟进行现场评审日期前至少3个月提出评审申请。

（二）评审说明会

医疗机能评价机构针对提交申请的医院，原则上每两个月召开一次免费的评审说明会。在说明会上分发"自我评估调查问卷"及"现况调查问卷"等资料，并对评审流程和考核要点等进行说明。

（三）联系确认现场评价日期

医院可在拟进行现场评审日期前4个月，通过医疗机能评价机构的官方网站提出接受现场评价的合适日期，评价机构会最大限度地配合医院调整审核日期。通过网络确定现场评价时间后，机构将与医院先进行电话联系，然后在通过网站二次通知。原则上，在现场评价前的2个月最终确定现场评价的日期，并于现场评价前1个月书面通知医院。

（四）书面评审

医院需在现场评价前1个月通过网站提交书面评审调查表。调查表包括"现状调查问卷"（含设施基本问卷、各部门调查问卷、诊疗机能调查问卷、经营调查问卷）、"自我评估调查问卷"及"有关医疗设施基准的情况"。此外，还要提供医院资料（含医院简介、入院指南、医院历史变迁、机构部门图、委员会组织图、会议委员会一览）并提供"到访审核当日的流程表"。

（五）现场评审

评审员到医院进行现场审查，审查内容包括书面材料的确认、交流座谈、病区审查及部门访问等。

（六）中期评估报告

现场评价结束后6~8周，机构将通过专门网站向医院发送"中期评估报告"，并向医院确认是否需要提供补充材料等事项。医院可在1个月之内提出报告书中的异议。

（七）评审结果通知

经过评审会议、评审委员会以及运营会议的审核后，评价机构将通过专门网站通知医院审核结果。结果通知的3周后，将发出认定证书。JQ的医院评审中对于得分的达标水平具体分为：S（优秀），A（良好），B（达标），C（部分达标、未达标）。在得分为C（部分达标、未达标）的项目中，评价机构会根据须改善问题的紧急性提出改进要求。

（八）邮寄评审结果报告书

在通知评审结果后1个月后，评价机构将向医院邮寄"评审结果报告书"。

（九）关于附加领域的评审

医院的特殊项目，如急救医疗技能、康复技能，恢复期护理技能等，将在医院评审结束后单独进行。

（十）其他

对于没有通过评审的医院，如果对评审中出现的问题进行了积极整改，在接到评审结果报告1年之内，可申请对该项目进行再次审查或确认审查。通过再次审查和确认审查的医院可获得认定证书。

在认定证书有效期间或签署评估合同后，如果发生重大医疗事故，医院需在45天以内提供"医疗事故报告书"；如果发现违反法律法规的严重问题，医院需迅速提交报告书。

七、评审特点

日本的医疗机构评价相比于我国医院评审工作的特点在于其第三方评审组织的运行模式、规范的评审收费制度和比较完善的评审员选拔培训制度。

（一）第三方评审组织的运行模式

为保证医院评审的公益性和公平性，日本在评审工作开展初期就采用了第三方评审组织的评审模式。作为独立的财团法人，第三方评审组织拥有完善的组织构架、人员配置和充足的评审自主权，机制运行合理顺畅，能够有效地保障评审工作的正常开展。目前，我国医院评审的主体模式仍然处在探索之中。现有的第三方评审组织尚未发展成为独立运行的正规组织。日本在评审主体模式上的成功经验可为我国医院评审主体模式探索提供参考和借鉴。

（二）规范的评审收费制度

一个机构是否能够正常运营并开展工作很大程度上取决于其是否拥有良好的筹资模式。JQ完善的筹资模式和规范的评审收费制度使其能够保证机构的公益属性以及评审的公平性，多年来取得了良好的运营成果。此外，JQ对于医院评审以及各种培训制定的合理而明确的收费标准，不仅保证了机构的正常运转，也在一定程度上减少了部分医院给评审员提供超出标准报酬的可能。而目前我国医院评审的收费只有指导性的原则，而没有明确的规范和标准，在将来工作的开展中可能会为部分评审员提供利用评审培训获得大量收入的空间，增加医院负担的同时，对于评审的公平性也提出了挑战。

（三）比较完善的评审员培训制度

评审员的素质和能力对于保证评审质量具有非常重要的意义。日本医院评审发展至今一直非常重视评审员培训，采用多种方式考核、提升评审员的能力。我国对评审员的培训仅停留在临时的理论授课，长期、规范化的考核和培训制度没有得到有效的贯彻和落实，因此，评审员的能力要求普遍难以达到合格评审员的要求。

第五节　韩国医院评审

韩国从2004年开始进行医院评审的相关工作。2008年1月，医院评价体系的推进被纳入韩国国家会议议程，引入"医院评审体系"作为行动计划，随后建立了专业的评审机构。2010年7月《医疗服务法》第58条修正案特别提出"医疗保健机构资源申请和评审"，基于此条法规，韩国医疗保健评审协会（Korea Institute for Healthcare Accreditation，KOIHA）于2010年10月作为专业评审机构正式成立，负责医院评审体系的执行。

一、KOIHA机构概况

KOIHA旨在通过医院评审系统的整合及完成医院的各个评价任务来提高医疗质量和患者安全的水平，以此维持和促进国民健康。KOIHA作为专业评审机构，其成立以"医疗服务法"的第58条为基础，主要执行卫生福利部认可的需评审的委托项目。

KOIHA的使命是加强患者安全和实现提升医疗服务质量的新医疗文化；力图成为世界上最专业的评审机构，带领医疗质量持续发展。

KOIHA的核心价值观是加强医院评审的专业性，保证评价任务实施的公平性，确保医院的医疗质量和患者安全。KOIHA的策略目标是通过促进评审体系的发展、建立可信有价值的评审体系、带领患者安全的文化发展，促进管理体系不断发展，在此基础上KOIHA确定了12个策略任务，分别是：增加参与评审体系的医院数量，需要和维持ISQua的评审，提供一个持续的评审标准作为基础，加强机构竞争力，为医院提供教育和培训，加强评审员的竞争力，促进调查项目的发展，满足服务对象的要求，提供定制咨询服务，建立高效评审员管理体系，建立患者安全体系，以系统方式管理信息系统。

（一）机构设置

KOIHA由3个委员会以及5个部门组成。管理规划部负责KOIHA的机构运转，下设管理规划、人力资源管理、会计管理、信息战略4个小组。政策制定部主要负责制定政策和评审标准，认证运营部主要负责具体评审项目的实施运转，患者安全总部主要负责患者安全报告和学习系统的开发和运营，下设患者安全项目组和患者安全发展小组，教育中心主要负责教育和咨询服务，下设教育规划小组和教育咨询服务小组。KOIHA机构设置见图4-12。

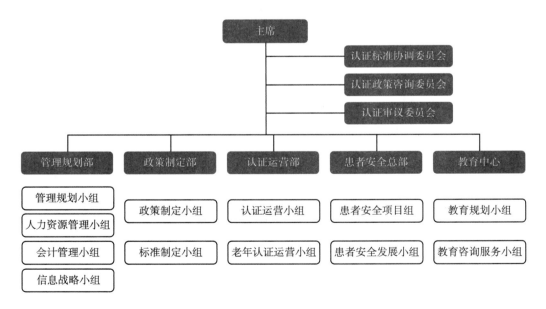

图4-12　KOIHA的机构设置情况

（二）主要任务

1. 执行医院评审全过程，如接受评审申请，实施现场调查，分析评估结果，决定评审评级。

2. 提供评审体系操作的支持服务，如为医院提供咨询服务。

3. 提供医院有关评审体系的调查、调研和政策制定等服务。

4. 根据其他法律法规完成对医院评价任务的整合。

5. 完成保障患者安全相关任务，如患者安全报告与学习系统的开发和运营。

二、KOIHA评审概述

（一）KOIHA评审标准

医院评审系统是政府通过对医院的调查，验证患者安全和医疗质量的等级，判断调查医院是否达到了卫生福利部和KOIHA共同开发的500个测量指标要求的水平，并授予其"医院评审标志"。KOIHA的目标是提高患者安全和医疗质量，长期照护医院和精神卫生机构自2013年起必须进行医院评审以保证患者权益，其他类型医院可自愿申请医院评审。

KOIHA的评审标准聚焦于医院的核心领域，即患者安全和医疗质量，强调医疗服务过程而不是医院的设备或结构，在此基础上保证医院致力于持续改进活动（表4-9）。

表4-9　KOIHA评审标准框架

基本价值体系	安全保障活动
	持续质量改进
患者安全体系	护理服务系统和评估
	患者服务
	手术和麻醉/镇静服务
	药品管理
	患者权益的尊重和保护
行政管理体系	管理和机构运行
	人力资源管理
	安全设施和环境管理
	感染管理
	医疗信息和病历管理
绩效管理体系	临床质量指标

（二）评审员及评审小组

KOIHA的评审员由医生、护士及其他医疗专业人员等不同专业的专家组成，评审员需在医院级别医院有10年的临床工作经验。通过简历筛选和面试的评审员会接受KOIHA提供的在线教育、基础教育、笔试、现场调查教育和观察教育，并在评审过程中接受继续教育和评估，不断提高评审员的专业技能和客观性。截至2019年6月1日，KOIHA与603名评审员合作，其中65名为全职评审员，538名为兼职评审员。

根据医院的规模不同，评审员的人数和调查天数也存在差异。一般情况下，有床位的医院一般配备3~7名评审员员，开展为期4天的调查；老年和精神专科医院一般配备2~3名评审员，开展为期2~3天的调查；口腔医院和韩医医院一般配备3名评审员，开展为期2~3天的调查（表4-10）。

表4-10　不同医院调查小组构成

医院类型	评审员数量	调查时间
有床位医院	3~7	4天
老年医院和精神卫生机构	2~3	2~3天
口腔医院和韩医医院	3	

（三）KOIHA评审的支持服务

KOIHA鼓励医疗保健机构自愿参与并支持医院高效准备评审工作，开展各种教育和咨询项目。KOIHA评审的支持服务有：

1. KOIHA提供关于评审调查的标准和方法的基本教育，帮助医院有效地准备评审程序，促进对评审项目的准确理解。

2. KOIHA督促接受评审的医院致力于不断提高患者安全和医疗质量的教育服务，维持医院的评审。

3. KOIHA对参与评审调查的评审员进行培训。

三、KOIHA评审流程

医院理解评审标准并做好评审准备之后，向KOIHA自愿申请医院评审。KOIHA医院评审流程见图4-13。

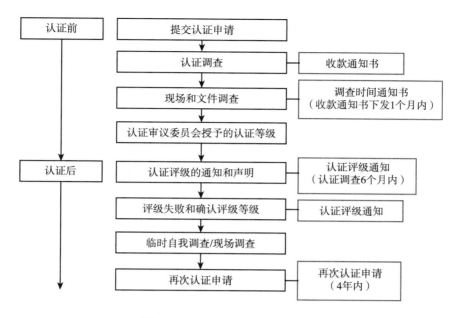

图4-13　KOIHA医院评审流程

（一）申请评审

长期护理医院和精神卫生机构必须参加KOIHA的医院评审以提高医疗质量，保障患者的权益。此外，需要被评为三级综合医院、专科医院、培训医院和研究型医院、外国患者定点医院及跟相关政策挂钩的医院也必须通过KOIHA的医院评审。三级综合医院、综合医院、口腔医院及韩医院可以自愿参加KOIHA的医院评审评价。申请流程如下。

1. 医院在KOIHA官网（www.koiha.or.kr）在线填写申请表。

2. 满足评审要求的医院在其便利时可自愿申请评审调查，但评审调查申请表需要在评审调查前至少2个月提交。

3. KOIHA在医院提交申请1个月内根据调查时间表给出最后通知，调查时间表的调整依据申请医院给出的合适时间以及提交的申请顺序。

4. 评审调查的费用由医院进行支付并在评审期内一次性交清。长期护理医院和精神卫生机构除外。

（二）评审调查

专业评审员通过现场调查判断医院是否达到评审标准，通过对法规落实情况及绩效和改善水平来判断医院达到高、中和低的水平。调查过程采用个人患者追踪和系统追踪相结合的方式。前者旨在通过跟踪患者在组织各个区域的实际活动，评估每位患者实际体验医疗服务的全过程。后者旨在评估医院的整体质量和安全性，在诸如急诊部，重症监护病房，病房，手术室等主要患者护理环境中，对持续质量改进、药物管理、人力资源管理、感染控制、设施管理和临床信息管理房间和门诊服务等领域进行评审。通过个人患者追踪和系统追踪，可以描绘出医院提供医疗服务的整体情况，并且对服务结果进行可靠有效的预判。追踪调查过程包括：优先选择调查的目标患者→回顾患者病历并核实信息→访问负责护理、治疗和服务的工作人员→评估患者接受医疗服务的环境→访问患者及其家庭。调查的类型包括常规调查和非常规调查两种，见表4-11。

表4-11　调查类型

常规调查	主要调查：常规现场调查，调查医院接受评审全环节的评审标准
	临时自我调查：医院在评审期间为维持和管理患者安全和质量提升而进行的常规调查。医院在获得评审后的第1年和第3年提交两次自我调查的结果，以保证"评审"状态
	临时现场调查：医院获得评审后24~36个月内由KOIHA进行实地调查，保证医院持续维持和管理患者安全和提升医疗服务质量
非常规调查	附加调查：由评审审议委员会认定需进行确认评审评级进行的补充调查，可由书面调查和现场调查进行
	偶尔调查：当整个地区或地区服务发生变化，或有特定需求时，对评审期内的医院进行的调查

（三）评审结果

根据医院的评审调查和结果，评审共分为3个等级：授予评审，有条件地授予评审和评审失败。授予评审的有效期为4年，表明医院提供的所有医疗服务程序都达到了标准水平的质量和患者安全。有条件地授予评审有效期为1年，表明医院在努力提高自身医疗质量的同时，还存在一些不足，需要在今后的工作中进行进一步的评审。

四、评审特点

（一）以患者安全和持续医疗质量改进为核心进行医院评审工作

在KOIHA的医院评审中，基本价值是患者安全和持续医疗质量改进，这一理念贯穿在评审标准和评审调查的方方面面。基于该基本价值，KOIHA对不同类型医院开展评审工作，致力于保证患者权益，提升医疗质量。

（二）自愿评审和必须评审相结合

长期照护医院和精神卫生机构的服务对象是老年人和精神疾病患者，这两类人群对于医院的患者安全和医疗服务能力有着较高的要求。因此，韩国医疗卫生法规定长期照护医院和精神卫生机构必须参加医院评审，以保证患者权益。此外，需要被评为三级综合医院、专科医院、培训医院和研究型医院、外国患者定点医院及跟相关政策挂钩的医院也必须通过KOIHA的医院评审。

（三）较为完善的评审员培训制度

评审员的素质和能力是医院评审结果的准确性和权威性的重要保证。KOIHA的评审员选拔和考核有着一定的规范要求及流程，保证了评审员的专业性，截至2019年6月1日，KOIHA与603名评审员合作，其中65名为全职评审员，其他538名为兼职评审员。评审员的专业性有利于真实反映医院的医疗质量情况，促进医院进行持续医疗质量提升。

第六节 泰国医院评审

泰国（The Kingdom of Thailand，Thailand），地处东南亚，是一个君主立宪制的国家。根据世界卫生组织统计，2014年泰国全国医疗卫生总支出占国内生产总值的4.1%，人均医疗健康支出600美元。2016年人口总数为68 864 000人；男、女出生期望寿命分别为72岁和79岁。泰国拥有"长期和成功的卫生医疗历史"，98%的人口获得改良饮用水条件，96%的人口获得卫生设施。2002年起，开始实施国民全民医疗保健体系，凭借其国际先进水平的医疗队伍和现代化的医疗器械在国际上赢得了很多的声誉。在泰国，大多数医院是由公共卫生部运营。私立医院根据《医疗卫生法案》（the Sanatorium Act，B.E. 2541）由医生注册司监管。其他政府部门和公营机构，如军队、大学、地方政府和红十字会也可以经营医院。

泰国开展医院评审工作已30余年，截至2018年9月，有912所医院参与评审，占泰国医院总数的65.90%，其中公立医院779所，占85.42%；私立医院133所，占14.58%。

一、发展历程

泰国医院评审工作可分为以下3个阶段。

（一）初始阶段（1980-1996）

泰国的医院评审工作起始于公共卫生部1980年实施的医疗提升项目。1986年公共卫生部对泰国境内的医院开展了排名，其后10年中，重点开展社保体系下的医院标准建设工作。

（二）发展阶段（1997-2008）

泰国正式的医院评审工作于1997年开始，泰国公共卫生部所属的卫生系统研究所（Health System Research Institute，HSRI）为研究如何将医疗质量改进与医院认证结合起来，开展了医院评审研究项目，后来在该项目的基础上成立了医院质量改进与认证研究所（Hospital Quality Improvement and Accreditation Institute，以下简称为HA研究所）。该研究所属于非营利性质、非政府性质，在技术方面得到了加拿大的技术支持，在资金方面得到了WHO及泰国研究基金（Thailand Research Fund，TRF）等机构的资助。发展阶段，医院质量改进与认证研究所即为泰国医院的认证机构。由于泰国的医疗机构长期以来以公立为主，卫生行政部门采取科层制的方式对医院进行管理，公立医院在某种程度上是政府的延伸，让政府来对公立医疗机构进行评审，很难做出客观的评价；且政府的主要任务是制定相应的法规、政策，并监督其执行，而医院评审的工作细致和繁琐，呈现高度复杂和专业化的特点，卫生行政部门缺乏相应的人力资源确保这一工作的顺利展开。因此，泰国将医院认证这一工作委托给一个非营利性和非政府性的HA研究所，而不是由卫生行政部门自己主持和开展。在此阶段，泰国《医院评审标准（第1版）》问世；2000年，《医院评审标准（第2版）》发布；2003年，《医院评审标准（第3版）》发布。

（三）成熟阶段（2008年至今）

2008年，泰国医院评审进入成熟阶段。此阶段内成立了公立研究机构——泰国医疗评审研究所。2011年，泰国医疗评审研究所颁布了泰国评审标准3.1版，并得到了ISQua认证。泰国在此后的8年间共开展了3次医院评审工作。2018年，《医院评审标准（第4版）》修订颁布。

二、核心理念和标准框架

泰国医院评审的核心理念在于不断学习和持续改进，通过持续不断的自我评估和自我改进，达到提高医疗质量和安全的目的，实现对患者及利益相关者的价值。医疗机构在不断的自我评估和持续改进中，发现运行中存在的不足，从而顺利完成医院评审认证工作。

泰国医院评审研究所2018年颁布的第4版评审标准具体分为5个部分：第一部分，组织管理概览；第二部分，主要医院系统部分；第三部分，患者关怀流程；第四部分，结果；第五部分，成果。第4版医院评审标准框架见表4-12。

表4-12　泰国医院评审标准框架（2018年第4版）

序号		评审标准
1	Ⅰ组织管理概览	Ⅰ–1领导力
		Ⅰ–2策略
		Ⅰ–3患者/客户
		Ⅰ–4测量、分析与知识管理
		Ⅰ–5劳动力
		Ⅰ–6运营
2	Ⅱ主要医院系统部分	Ⅱ–1风险、安全与质素管理
		Ⅱ–2职业监管
		Ⅱ–3关怀环境
		Ⅱ–4感染预防与控制
		Ⅱ–5病例系统
		Ⅱ–6药物管理系统
		Ⅱ–7诊断调查及相关服务
		Ⅱ–8疾病与健康损害监管
		Ⅱ–9与社区协作
3	Ⅲ患者关怀流程	Ⅲ–1准入
		Ⅲ–2患者评估
		Ⅲ–3规划
		Ⅲ–4体现患者关怀
		Ⅲ–5信息与授权
		Ⅲ–6持续关怀
4	Ⅳ结果	—
5	Ⅴ成果	Ⅴ–1医疗成果
		Ⅴ–2以患者/其他客户为中心的成果
		Ⅴ–3劳动力成果
		Ⅴ–4领导力成果
		Ⅴ–5主要工作环节有效性成果
		Ⅴ–6财务成果

三、评审员的遴选和培训

泰国公共卫生部一直致力于通过对评审员同质化的统一培训，建立起统一的评审准则，从而促进医院评审质量的同质化。

泰国评审员管理体系与韩国、日本等国家评审员体系类似，具体内容包括7个部分：①核算所需评审员的数量；②评估评审员应具备的知识与能力；③进入评审员招聘流程；④进入评审员培训项目；⑤评审员注册；⑥被遴选的陪审员进入注册后能力拓展阶段；⑦评审员职位的更新。

为了保证同质化的评审效果，泰国公共卫生部对评审员需具备的基本能力也提出了8个方面的具体的要求：①掌握医院评审标准和泰国卫生保健系统；②有一定的适应性和灵活度；③具有数据收集和分析思维能力；④具有培训与沟通技能；⑤可以进行评审规划；⑥可以团结工作；⑦报告撰写能力；⑧良好的职业与道德操守。

遴选出的评审员需要参加至少为期一年的评审员培训项目。评审员进入项目组后，需要参加新生培训项目，而后进入STA项目阶段（see try act，STA），即See（见习）—Try（实践）—Act（实操）阶段。新生培训课程包括1年期的见习和实践课程。STA阶段一般为期3~5年。完成新生培训项目阶段和STA阶段后方可成为合格的评审员。

四、评审流程

泰国医院评审流程旨在成为一面镜子，持续性地反映和体现医院的质量水平与学习情况。评审流程具体包括5个阶段。

第一，医院提交自我评估报告。

医院通过自我学习方式开展3年左右的自我评估和整改，而后进入下一个评审阶段。此阶段，医疗机构要通过团队学习的方式，形成自己持续改进的方法，不断地循序改进，进而提升医疗质量和服务水平。

第二，医院评审机构实施实地评审。

第三，评审员撰写评审报告。

第四，评审员将用于评审考量的报告发送给评审小组委员会。

第五，评审审批。

医院评审具有周期性，大规模医院一般每次有效期为3年，规模较小的医院每次有效期为2年。

五、评审结果

泰国医院评审的结果分为两个档次，即合格和不合格。

为了通过医院评审提高医院的医疗质量，泰国采取经济手段促使医院尽可能地参加医院评审，而非采取行政命令的方式强制医院参加医院评审：如各类社会医疗保险计划为通过认证的医院提供特定数额的登记患者，使其拥有稳定的服务群体，甚至对通过认证的医院直接给予一定的经济奖励。此外，医院评审中关于被评审医院医疗质量的一些关键指标是决定社会医疗保险计划对医院支付费用水平的重要依据，如患者的总死亡率、某些特定疾病的死亡率、院内感染率、输血不良反应率、出院后一定时间内的重复手术率、甲级病历率和平均住院日等。因此，虽然医院认证是自愿性质的，但是医院一般情况都会积极参加。

六、评审特点

（一）注重持续改进和风险管理

泰国医院评审是基于持续改进和风险管理的医院评审活动。在持续改进的工作方面，泰国在医院评审过程中推广和建立循证基础上的管理制度和医疗规范，特别是在周期性医院评审中贯彻的PDCA循环理念和手段，不断优化医院的内部质量管理。广泛运用回顾数据与事故法、追踪法、根本原因分析法和改进计划法等方法不断自我拓展和自我评估，持续改进服务质量，实现对患者及利益相关者的价值，在持续改进的过程中不断缩短理想与现实的差距。除注重持续改进外，泰国医院评审工作还注重风险管理。医院评审开展以前，泰国医疗领域从业人员很少关注医院风险管理，但是经过一段时间的持续改进，已经越来越多的人去主动关注医院的潜在风险，逐渐形成了主动预防风险的意识。

（二）医院评审的多元性

泰国医院评审具有多元化属性，采用分阶段阶梯性评审，不同时期评审的侧重点不同。按照医院的发展情况，一般情况下医院评审包括有两个阶段：培养阶段和卓越评审阶段。卓越评审阶段内，医院可申请进行高级医院评审、特定疾病评审和精神卫生保健卓越奖评审。以精神卫生保健卓越奖评审为例，为给予患者良好精神卫生照顾的保健医院颁发精神卫生保健评审奖，以表扬鼓励医务人员所付出的努力。此外，地区卫生保健系统评审、省级卫生保健系统评审和区域中心评审也实现了无缝衔接。截至2018年9月，泰国进入培养阶段医院118所，卓越评审阶段医院794所，各占参评医院总数的12.94%和87.06%。

（三）融入大爱理念

面对医院评审工作的开展给临床一线工作人员带来的压力，泰国公共卫生部开展了"小树项目"等活动，不断将爱的理念渗透给临床一线工作者，鼓励医务人员在爱的奉献中认清自己创造的价值，相信自己给患者最好的礼物就是提供更好的医疗服务。

（四）广泛开展评审标准细化项目

泰国公共卫生部不断将评审标准精细化。例如，在患者与个人安全目标标准方面，泰国公共卫生部开展了SIMPLE项目，帮助和指引医院实现风险控制。SIMPLE项目分为患者和医务人员两个部分。针对患者的SIMPLE项目具体指：S（safety surgery，安全手术）；I（infection control，感染控制）；M（medication and blood safety，药物和血液安全）；P（patient care process，患者照顾程序）；L（line，tube，catheter and laboratory，实验室安全）；E（emergency responses，应急回应）。针对医务人员的SIMPLE项目具体指：S（social media and communication，社交媒体与沟通安全）；I（infection and exposure，感染和暴露）；M（mental health and mediation，身心健康）；P（process of work，工作程序）；L［line（traffic）and legal issues，交通和法律问题］；E（environment and working conditions，安全工作环境）。如果医院能够按照设定的流程开展工作，就能够极大限度地避免问题的发生。

七、泰国医院评审对我国的启示

1. **逐步引入受政府委托的"第三方"医院评审机构**　泰国的评审机构HA研究所是受卫生行政部门授权的"第三方"医院评审机构。它具有以下特点：参与评审的专家由HA研究所雇佣，均为泰国在医疗质量各领域的专家；评审工作较易保持连续性；专业化程度高；转换为研究层面较易；工作效率高；评审成本低；同医院是平等互动伙伴，可直接与医院进行沟通，医院接受度高。

我国海南省已初步尝试"第三方"机构进行医院的评审评价工作。2008年4月海南省卫生厅成立了海南医院评鉴暨医疗质量监管中心，把一部分政府对医院的监管权力授予评鉴中心，使卫生行政部门对医院的评价和医疗质量监管从单一的行政监管变为行政调控下的"第三方"医院评审机构专业化的监管。在过去的1年里，该中心在省卫生厅的大力支持下，卫生行政部门和全省的医疗机构非常认可这种第三方评审评价模式，认为此模式能以客观、公正的事实进行医疗质量监管工作，工作效率高，能真正帮助医院医疗质量的持续改进。

泰国的第三方机构评审模式的成功经验以及海南省第三方评鉴机构的初步成效都说明第三方评审机构是值得推广和借鉴的。2009年3月18日发布的《医药卫生体制改革近期重点实施方案（2009—2011年）》指出，要"探索建立有卫生行政部门、医疗保险机构、社会评估机构、群众代表和专家参与的公立医院质量监管和评价制度"，强调了外部监管，外部监管的一个重要措施就是要引入"第三方"管理理念，参与对医疗机构的监管。

在我国不论是第一轮医院评审工作和2005年开始的医院管理年活动，相关政策、标准的制定与执行全部由卫生行政部门承担，卫生行政部门的工作负担极重，虽然在不同方面、不同程度对推进我国医院现代化管理理念、提高医院管理水平起到积极的作用，但是由于公立医院是由卫生行政部门举办和管理，其与卫生行政部门关系密切，这使卫生行政部门很难在评审工作中被视为客观和公正。另一方面，由于没有固定的组织机构在持之以恒地做医院评审工作，使我国的医院评审缺乏系统性和科学性的基础。这些都使我国的医院评审工作效果在一定程度上打了折扣，工作效率较低。逐步引入受政府委托的"第三方"医院评审机构是必然趋势，但对"第三方"医院评审机构的培养和监督管理需要进一步的究和探讨。

2. **明确医院评审的目的，消除"争等上级"的负面作用**　泰国医院评审的结果是合格或不合格，而不给医院定等级。日本、美国的经验也是只做合格或不合格的评审。我国在第一轮评审工作中，由于把评审与医院级别评定结合在一起，评审是分三级九等，医院为了上等级，出现了诸如弄虚作假、形式主义、争购高新设备等现象，由于没有建立巩固医疗服务质量的长效机制，不少医院在通过评审后医疗质量便急剧滑坡。鉴于国外成功的经验，同时避免"争等上级"引起的诸多问题，我们应该根据各医院的功能和任务，依照《医疗机构设置规划指导原则》，由卫生行政部门对医院进行定位，使之符合区域卫生规划的要求。医院评审的目的是对医院的功能、任务和定位进行评估和审查，确保医疗质量、医疗安全及其服务品质。应该强调功能到位，突出"质量、安全、服务、绩效"，避免"争等上级"带来的负面作用。

3. **由强制性医院评审过渡到自愿性医院评审**　在泰国医院评审是自愿的，它是通过经济手段来鼓励医院参加评审，申请参加评审的医院必须向HA研究所支付认证和咨询费用。我国的医院评审均是卫生行政部门颁布医院评审管理办法强制执行的，具有强制性和权威性，评审委员会不向评审医院收取评审费用。借鉴国外成功的经验，我国医院评审工作应该由强制性逐步过渡到自愿参与。自愿性医院评审能更好地调动医院自我评估、自我提高的积极性，促进医院评审机构和医院的交流，提高了评审机构的指导作用，提高了评审机构和医院的交流效率和效果。从另一方面要求我们的医院评审机构要拥有专业化程度高、水平一流、工作严谨的专家队伍。这就要求我们的医院评审工作不仅仅是评估和审查，而要有更多的咨询服务，进一步起到帮助医院提高医疗质量的目的。要促进医院评审工作由强制性逐步过渡到自愿参与，不仅需要调整医院评审机构与医院的关系，增加医院评审机构对医院的指导，而且政府应该努力推进医院评审结果与医疗服务购买机制挂钩，把医院评审结果作为医疗保险对医院支付医疗费用的主要依据，从医疗保险付费的角度鼓励医院参与医院评审。同时也可效仿国外把评审结果通过媒体向社会公布，以加强社会监督的力度，为患者选择就诊医院提供必要信息，从而促进医院参与医院评审。

案例讨论

【案例】日本、韩国、泰国三个亚洲国家的医院评审工作各有异同，相同之处诸如评审目的都是期望通过医院评审工作提高医院的医疗质量和患者安全水平，都为此成立了完全独立的第三方评审，使评审更加公平、公正，提高社会公信力，同时也都拥有比较完善的评审员培训制度，通过采用理论、实践培训等多种方式对评审员进行能力考核和提升等。同时，三个国家又各具特色，如日本开展评审工作更加注重对医院各方面数据的收集和开展多角度的评价，使医院能够更加客观、中立地了解自己的位置和需要解决的问题；韩国开展医院评审工作，其政府层面发挥了更强的主导作用，一方面，其被写入了"医疗服务法"；另一方面，第三方评审组织韩国医疗保健评审协会隶属卫生福利部下，政府对其提供经费保障；泰国的医院评审工作，并没有采取行政命令的方式强制医院参加医院评审，而是采取提供特定数额的患者、经济奖励等手段鼓励医院参加医院评审工作等。

【讨论】谈谈日本、韩国、泰国三个国家医院评审工作的比较分析？结合泰国医院评审对我国的启示，谈谈学习日本、韩国医院评审工作后，对我国医院评审工作的启示。

本章小结

本章从医疗机构认证的发展历程、认证目的、认证标准、认证流程及认证结果应用等方面介绍美国、英国、德国、日本、韩国、泰国等具有代表性国家的医疗机构认证工作。

美国、英国、德国三个国家的医院认证均经历了短则几十年、长则上百年的长期发展与演变，对其组织机构、评审员遴选和培训、评审标准、评审流程等进行了多次迭代，最终形成了全世界医疗机构认证体系中极具代表性的医院认证体系。三个欧美国家的医院认证均以质量改进与患者安全为目标，用严格的流程保障评审的同质化、客观性、公正性和公平性，用对数据的高要求和对医疗机构经济运作的监管，提升医疗服务的质量，保障患者权益。

日本于1995年成立了日本医疗机能评价机构，并于1997年正式开展评审工作。2001年，修订版的《医学事业法》规定凡医疗服务提供者必须提供日本医疗机能评价机构的评审合格证，或国际标准化组织颁发的证书，自此日本医疗机构评审走上了法制的轨道。韩国基于《医疗服务法》第58条，于2010年10月，成立了韩国医疗保健评审协会作为专业评审机构，负责医院评审体系的执行。泰国正式的医院评审工作于1997年开始，最开始是泰国公共卫生部所属的卫生系统研究所开展的医院评审研究项目，后来以该项目为基础成立了非营利性质、非政府性质的医院质量改进与认证研究所，负责对泰国医院进行认证。

（马丽平　梅宇欣　郭云剑）

附件1　英国CQC医疗质量和安全标准条款

	《卫生与社会保障法案 （2008）2014管理条例》 The Health and Social Care Act 2008（Regulated Activities）Regulations 2014	基本标准 Fundamental Standards
服务提供方为个体或合伙人的规定 4. requirements where the service provider is an individual or partnership	√	
合适及适当的人选考核：管理者 5. fit and proper persons: directors	√	
服务提供方为一个机构而非合伙人的规定 6. requirement where the service provider is a body other than a partnership	√	
注册管理者的规定 7. requirements relating to registered managers	√	
一般规定 8. general	√	√
以患者为中心的医疗及护理 9. person-centred care	√	√
尊严和尊重 10. dignity and respect	√	√
知情同意 11. need for consent	√	√
安全的护理及治疗 12. safe care and treatment	√	√
保护服务对象免于虐待和不合理的治疗 13. safeguarding service users from abuse and improper treatment	√	√
满足营养需求 14. meeting nutritional and hydration needs	√	√
建筑和设备 15. premises and equipment	√	√
投诉处理 16. receiving and acting on complaints	√	√

续　表

	《卫生与社会保障法案（2008）2014管理条例》The Health and Social Care Act 2008（Regulated Activities）Regulations 2014	基本标准 Fundamental Standards
良好治理 17．good governance	√	√
人力资源配备 18．staffing	√	√
合适及适当的人选考核 19．fit and proper persons employed	√	√
坦诚责任 20．duty of candour	√	√
展示评级结果 21A．requirement as to display of performance assessments	√	√

附件2　英国CQC智能监测指标体系

五大关键问题	指标领域	指标
是否安全？	不可饶恕事件（never event）	不可饶恕事件发生率
	可预防的感染（avoidable infections）	难辨棱状芽孢杆菌感染率 耐甲氧西林金黄色葡萄球菌感染率
	低风险诊断组的死亡（deaths in low risk diagnosis groups）	低死亡率的疾病诊断组的死亡率
	患者安全事件发生率（patient safety incidents）	上报的患者安全事件中构成伤害的事件比例 潜在的患者安全事件低报导致患者死亡或严重伤害 潜在的患者安全事件低报
	静脉血栓栓塞症（venous thromboembolism）	进行静脉血栓栓塞症风险评估的患者比例

续 表

五大关键问题	指标领域	指标	
是否有效？	死亡率：机构水平 （mortality: trust level）	医院标准化死亡率 总结性医院死亡率	
	死亡率：科室水平 （mortality: specialities）	心脏病 脑血管病 皮肤病 内分泌 胃肠肝脏科 泌尿生殖 血液 传染性疾病	精神疾病 肌肉骨骼疾病 肾脏病 神经科 儿科 呼吸 创伤及整形 脉管科
	妇女及孕产妇健 （maternity and women's health）	择期剖腹产术 产后败血症及其他产褥感染	急诊剖腹产术
	再住院（re-admissions）	择期住院后的急诊再住院 急诊住院后的急诊再住院 孕产妇再住院 新生儿再住院	
是否有效？（2）	患者自评疗效（PROMs: patient reported outcome measures）	腹股沟疝手术 髋关节置换术 膝关节置换术	
	审核：中风（audit: stroke）	中风：入院1小时内扫描率 符合条件的患者接受溶栓治疗的比率	
	审核：髋部骨折（audit: hip fracture）	达到国家髋关节骨折数据库全部9条治疗标准的患者数	
是否人性化？	同情心（compassionate care）	是否能找到医院员工去诉说您的担忧和恐惧？ 是否在住院期间从医院员工那里得到足够的情感支持？	
	满足身体需求（meeting physical needs）	您从医院员工那里是否得到足够的帮助来完成进食？ 您对治疗决策的参与度是否如您所愿？ 您认为医院员工尽他们所能地帮您控制疼痛吗？	
	总体体验（overall experience）	总体来讲，我的体验（非常糟糕、很好） 住院患者亲友调查得分	
	尊严和尊重（treatment with dignity and respect）	在医院期间是否得到足够的尊严和尊重	
	信任（trusting relationships）	您信任诊治您的医生吗？ 您信任照顾您的护士吗？	

五大关键问题	指标领域	指标
是否响应及时?	服务可及性（access measures）	急诊科等待时间
		转诊时间（住院及非住院）
		诊断等待时间
		癌症等待时间：62天（全科医生以及NHS癌症筛查转诊）
		癌症等待时间：自确诊日起31天
		取消手术
		28天内未得到治疗
		救护车在医院内停留时间超过60分钟
	出院和服务整合（discharge and Integration）	出院过程耽搁的天数
是否领导得当?	上报文化（reporting culture）	上报给国家上报及学习系统的一贯性
		医院上报给HSCIC的数据质量
		住院患者亲友调查的应答率
	合作伙伴（partners）	Monitor或TDA的治理风险评级/升级处理分数
		GMC：实习生总体满意度
	员工调查（staff surveys）	员工推荐本院为入职或接受治疗的地方
		过去12个月员工评价
		从直属管理者得到的支持
		过去12个月员工接受健康及安全培训
		事件上报程序的公正和有效性
		高层管理者和员工之间的良性沟通
	人力资源配备（staffing）	病假率
		支持和监管
		员工入职
		员工离职率
		稳定性
		员工：床位占用比
		流感疫苗接种率
整体	定性数据（qualitative intelligence）	CQC收到的投诉
		员工举报
		媒体或网站负面评论
		预防性的担忧
		其他机构的数据

第五章　国际医疗机构认证

学习目标

1. **掌握**　国际医疗质量协会（ISQua）国际认证项目、美国国际医院认证（JCI）、国际标准化组织质量管理体系标准认证（ISO9000）和国际专项认证的目的和意义。

2. **熟悉**　国际认证项目评分标准；JCI认证日程样表和准备图。

3. **了解**　国际医疗质量协会（ISQua）国际认证项目、美国国际医院认证（JCI）、国际标准化组织质量管理体系标准认证（ISO9000）和国际专项认证的标准框架和流程。

第一节　国际医疗质量协会国际认证项目

一、国际医疗质量协会简介

为全面促进国际医疗质量与安全，国际医疗质量协会（International Society for Quality in Health Care，ISQua）开展了国际认证项目（International Accreditation Programme，IAP）。IAP主要评价针对医疗与社会服务认证标准（Healthand Social Care Standards）、认证机构（External Evaluation Organizations）和调查员培训项目开展的认证项目。ISQua总部位于爱尔兰都柏林，于1985年由WHO资助创建的非营利性机构。创始人为WHO的HannuVuori和瑞典卡洛琳斯卡研究所的Peter Reizenstein教授。目前，ISQua已经发展成为医疗质量与医院认证领域最具国际影响力的机构之一。作为非营利性国际组织，ISQua拥有明确的愿景和使命，致力成为全球医疗质量和安全转变的促进者领袖，并通过教育、知识分享、第三方评价（外部评价）、为保健系统进行系统支持以及通过全球网络连接人来启发和驱动全球的医疗质量与安全进步。为实现其愿景和使命，ISQua制订有明确的工作计划，即会员招募、会议与活动组织、外部评价项目暨国际认证项目开展、教育与培训、合作网络，ISQua年度行业盛会的举办。

IAP项目建立于1999年，2005年由医疗服务认证项目领导力计划（agenda for leadership in programs for healthcare accreditation，ALPHA）项目更改为IAP。COHSASA（南非）和CCHSA（加拿大，现在的accreditation Canada）是IAP于2002年首批认证的项目。据最新数据显示，IAP已认证172项标准，30个调查员培训项目和78个认证机构。2018年，ISQua在日内瓦组建了独立开展IAP项目的认证机构，国际医疗质量协会外部评价协会（International Society for Quality in Health CareExternal Evaluation Association，IEEA），并于2019年1月1号开始运行。

卫生与社会服务标准认证（accreditation of health and social care standards，以下简称标准认证项目或标准认证）、外部评价机构认证（accreditation of external evaluation organisations，以下简称机构认证项目或机构认证）和调查员培训认证（accreditation of surveyor training programmes，以下简称培训认证项目或培训认证）是IAP项目的主要认证对象。具体来讲，标准认证项目认证的是外部评价机构的卫生和社会服务标准，这些机构包括认证、证明、监督和标准制定机构；机构认证项目认证的是外部评价机构，这些机构的目标必须是开展外部评价，机构可以是特定领域的认证机构。在开展机构认证之前，ISQua必须已经认证了机构的至少一项标准；培训认证项目认证的是调查员培训项目，被认证机构是提供调查员培训项目的机构，申请机构可以不是外部评价机构，但必须向IAP提供与外部评价机构的关系证明。

二、认证项目的组织

（一）认证领导机构

IAP的机构分为董事会（Board of Directors）、认证委员会（The Board Accreditation Committee，BAC）和认证理事会（The Accreditation Council）。董事会领导由ISQua会员选举产生。认证委员会由董事会的提名产生，并代表董事会开展IAP工作。认证委员会有代表ISQua授奖的权力，可做出授奖最终决定。认证理事会负责监督标准制定和外部评价方法，并保有对认证委员会有建议权。

（二）认证工作人员与调查员

ISQua工作人员（ISQua staff）的主要职责为：培训和分配调查员和复核审查员；确定调查的关键路径（critical path）的细节；实施技术审查；审核报告；为复核审查员准备报告。认证经理（accreditation manager）1名，负责进行技术审核，并处理有关调查员选派等问题。

调查员（surveyor）代表卫生和社会服务外部评价行业的高级管理者，来自超过18个国家通过ISQua调查员招募和培训程序产生。一般来说，认证调查由调查小组具体开展，调查小组有2名成员，具体复核内容是被调查机构提交的自查报告，并对每个标准内容的符合度进行具体检查。调查小组中的两名调查员，其中1名为调查小组领导，1名为调查组组员。调查小组领导负责协调调查任务、完成调查报告、确保对评分的意见一致，并与ISQua对接有关调查报告、评分矩阵和认证建议等相关事项。调查组成员负责包括保证所在单位对参与调查的支持；阅读调查准备材料；引导具体认证准则的确定；配合调查组领导；完成负责的调查报告章节；回复调查组领导和ISQua的疑问等具体工作。如果被调查机构对调查员有异议或认为与其存在利益冲突，会在5个工作日内向调查小组领导提出反对的原因，ISQua审核后，做出是否替换的决定。

复核审查员（validation reviewer）是由认证理事会赋予的具有授奖建议权的审查员。复核审查员与被调查的机构不存在利益冲突，其具体负责包括：审核报告，确保报告清晰，提出的建议可以保证被认证的机构朝着满足认证准则的方向进步；确保提出的建议能够反映出恰当的评分；确保报告的发现可以支撑提出的建议，提供改进的机会；确保报告可以支撑调查组提出的认证建议；完成复核报告，提交给ISQua；复核审查员的建议提交给认证理事会，由认证理事会做出认证的最终决定。

三、认证流程

IAP的认证程序已经被证明是一种独立评价的稳健方法，主要包括10个步骤，详细如下。

（一）认证申请

1. 申请资格

（1）标准认证项目：申请机构通常为卫生和社会服务领域的外部评价机构，或者是标准研发机构。申请人员须为该标准的机构所有者，或者是标准所有者书面授权的第三方。

在特定情况下，使用第三方标准的外部评价机构也可申请标准认证项目，但是前提是必须提交与相关标准制定机构之间的服务协议书。如使用卫生部制定标准的第三方机构，可允许申请认证，在申请认证同时，提交与政府的服务协议。

（2）机构认证项目：机构认证项目的申请对象为卫生和社会服务领域公认的外部评价机构，或者是该机构的一部分。在特定情况下，采用非本机构制定标准的政府机构或者政府制定的监督机构也可以申请认证。但申请认证的前提均为机构内至少有一套使用的标准已获得ISQua认证。如果机构有培训项目被ISQua认证，在申请认证时可以申请联合认证调查。

（3）调查员培训认证项目：调查员培训认证项目对象为非外部评价机构，或者是与外部评价机构之间有官方关系的机构，但在此种情况下需提供关系证明，如备忘录或者是服务合同。在该项认证中，调查员尽可能使用经ISQua认证的标准。

2. 填写申请表和关键路径确认

申请机构完成在线申请表后，支付申请费（access fee）。并在随后的流程中获得在线调查管理工具包。工具包包括调查日期的关键路径（critical path）、自我评价工具（self-assessment tool，SAT）和认证资源三大部分。

关键路径包括6个主要活动的时间节点：提交供技术审查的完整版自评报告；提交终版自评报告及与之相关的支持材料以供调查；开展书面或现场调查，其中书面调查一般在标准和培训认证项目开展，现场调查一般在机构认证中开展；审核调查员的报告，避免事实错误（factual errors）；复核审查员的评价（非正式通知）；认证授奖。在标准认证项目中，如一个项目拥有多个标准集的，每个标准通常会被单独认证。但如果该多种标准基于同样的模型，而只是分属于不同的专业，ISQua会对不同标准的差别进行对比，做出是否需要单独认证的决定。

知识拓展

事实错误（factual errors）：事实错误意味着调查员误解了证据或遗漏了某些信息。例如，调查员在报告中声明评审报告中缺少某些文件，但实际上在作为证据上传的自查报告中找到了丢失的内容。一个更现实的例子可能是对访谈中讨论的某些内容存在误解，例如，当某个文件在现场或在线演示时，调查员误解了他们所看到的内容。

另一种说法是：报告陈述了（1）调查员的发现，以及（2）他们根据这些发现做出的评级和建议。事实错误与（1）相关，并可以回到事实来澄清情况，而不是只通过（2）作为判断元素。

（二）自评

1. **初步自评**　机构首先使用工具包中的自评工具和指南完成初始自评。在这个过程中需要使用笔记，记录下来建议证据（标准中使用"应当"一词的地方）和实际完成情况（标准中使用"可以"一词的地方）的差别，这些差别可能会成为未来标准中的例子。在标准认证项目的准则中，准则1和2提供了建议的证据，准则3~6中的建议证据来自于被调查标准的例子。在初始自评结束后，申请机构已经有了一份差别分析报告，明确哪些地方还需要进一步的工作。

ISQua通常建议被调查机构成立专门小组完成自评工作，同时有利于收集证据，明确检查细节和确定需要注意的地方。如果工作小组对于准则理解有困难，或者对于提供证据类型和量有疑问，ISQua认证成员可提供帮助和建议。ISQua一般建议自评时间至少10个月。

2. **完成自评工具** 自评工具（the self-assessment tool，SAT）主要指机构自评时所采用的表格。自评表格中详细罗列了针对每一项具体的标准，申请机构要在其中清楚地指出符合标准的证据或者这些证据的出处。如有必要，为更好地满足标准要求，还需注明要进一步采取的行动。ISQua对工具的语言使用和格式也有详细的要求，例如自评工具需用英语完成，不使用特殊格式和公式等。在自评小组完成自评，被评价机构的管理层应对文件进行审核，需要时进行修订，并批复自评报告和相关证据。一般情况下，自评报告在调查日期前8周提交，以便进行技术审核。

3. **技术审查** 为确保自评按照ISQua的要求进行，ISQua会对自评报告进行技术审核。在技术查核中，所有的标准项目都获得相应的评分。技术审核完成后，报告反馈给被评审机构，评审机构同时对一些需要解释的情况进行回复。技术报告未包含关于标准符合方面的内容。该过程只是对自评报告开展的评价，以帮助更好的开展调查工作。技术评审报告也会被作为调查信息的一部分一起提交给调查组。技术审核由ISQua认证经理完成，在此期间，申请机构允许对自评报告进行必要的修订。

4. **提交最终自评和相关材料** 完整的自评报告、标准副本、支持材料需在正式调查前4周提交给ISQua，提交后将不再接受任何修改。

（三）现场调查

对于标准与认证项目，自评报告和相关的支持材料由国际化的同行评议调查员通过书面或远程（desktop survey/remote）的方式进行调查，调查周期2周。对于机构认证项目，一般由3名国际化的同行评议调查员组成的调查组到调查机构进行为期3~5天的现场调查，最终人数取决于是否是第一次调查；调查是否和培训调查合并。调查时间安排需确保调查员可以完成报告初稿。不论何种调查方式，调查组均应在调查结束后一周内向ISQua提交调查报告和授奖建议。此外，为保证评价质量，确保所有的评分与指南一致，调查报告将由ISQua认证经理进行审核。随后，调查组对ISQua提出的问题进行解释和修订，提交最终版调查报告和授奖建议。至此，调查结束。

在现场调查中ISQua负责安排调查时间表、确定调查组成员、管理后勤安排确保调查组获得需要用到的信息、确保调查按照时间表进行。被调查机构需承担调查过程中发生的差旅、住宿和餐饮费用。关于差旅，调查员可以申请自己预定航班，但要获得事前批准，随后被调查机构在预定后一个月内报销相关费用，报销方式也应提前与调查员沟通协商；当然，被调查机构可以帮助调查员直接预定航班，航班信息需经过经调查员同意。机票要求为可改签可升舱的全价票。此外，被调查机构也应为调查员预定酒店和会议室（如果需要），并支付相关费用，酒店应具备办公条件，包含桌子、灯、网络连接功能。

1. **后勤保障安排**　被调查机构在调查前前应做好以下工作：安排一名负责人员接待调查组，如有必要提供ID、访客徽章等标志物，并直接回复提问、提供附加信息和材料、接收调查过程中的反馈等；调查中每天的行程安排；安排好独立会议室并安装好Wi-Fi；提供自评的支持材料。

2. **调查参与者**　为保证访谈的客观性，需要更多的工作人员参与到调查中，被调查机构应当安排好相关人员接受访谈，并将它们的名字放在调查时间表中。如有可能，被调查机构需要邀请尽可能多的员工参与访谈并参加总结会。

3. **时间表**　在调查之前，ISQua和调查组领导应准备好包含每天访谈和会议日程的时间表草稿，并发给被调查机构，获得被调查机构意见和同意。时间表内容包括：被调查机构高级管理团队做基于机构的环境、机构遇到的问题以及自评以来的改变和进步的总体介绍；被调查机构的定向参观；文件浏览指导；与评价标准相关的机构成员会议；与部分调查员的会议或者电话会；与部分利益相关机构，如专家、供应商、消费者组织、政府和顾客等的会议或者电话会。

4. **总结会**　评价完成后调查组会组织召开总结会，时长一般1个小时。其主要目的是对调查进行总结、对主要发现的问题进行反馈并给予被调查机构提供事实澄清的机会。在总结会召开之前，调查组应将这些主要问题向机构领导或者高级管理者做简单说明并取得其认可。

总结会由调查组领导主持，每项标准逐一进行总结，并指出开展较好和需要改进的地方。在总结会上一般不进行泛泛的讨论或者辩论，调查组领导会总结下一步的工作安排以及机构应如何对报告草稿中可能存在的错误进行澄清。在总结会上调查组不会提出授奖建议。

5. **对非英语机构的调查**　调查一般采用英文，但为尽量减少对非英语机构造成的负担，对被调查机构可安排1~2名翻译，帮助调查组开展访谈和浏览文件。建议文件翻译成英文。

（四）事实审查

报告草案会被提交给被调查机构进行事实审查（factual review），确保调查员正确理解了提交的证据，没有遗漏信息。事实审核的结果会反馈给调查组，调查组可以根据事实审核结果对报告进行相应修改。

（五）复核审查

最终报告和授奖建议提交给ISQua认证理事会成员或者一位高级调查员进行复核审查（validation review），时长一般2周。复核审查员负责审查调查报告，并确保所有的打分都反映了事实，且调查报告支持授奖建议。

（六）授奖

最终报告，包括复核审查员提出并经调查组认可的修改建议，以及复核报告表会被提交给认证委员会，由认证委员会做出最终授奖决定。在整个过程中，ISQua要确保没有利益冲突。

如果报告符合授奖要求，从认证理事会会议召开日期开始，被评审的标准会被授予为期4年的认证状态。除报告外，授奖还取决于ISQua财务部门的调查确认，即所有的认证相关费用都已经缴纳保证。

在核准后，ISQua会向被调查机构发送调查最终报告、认证证书（certificate of accreditation）并提供ISQua认证标志（accreditation logo）和标志使用政策。授奖的细节将同步在ISQua官方网站上发布。

（七）调查后评估

为持续改进服务，ISQua要求每个被调查机构和调查组完成调查体验的在线问卷。评估结果会汇总在其年度报告中，分发给利益相关者。

（八）维持认证

为维持认证，申请机构一般需完成两次改进报告（progress report），第一次报告需要在12个月内完成，第二次报告要求在30个月以内提交。第一次改报告与行动计划类似，需说明如何完成调查报告中的具体建议，计划完成时间或者已完成情况。第二次改进报告需就突出问题的进一步改进计划。两次报告均需涵盖相关的支持证据，而且需详细说明未被实施的所有改进措施以及调查报告中还有哪些行动未被实施。

1. **标准**　因ISQua的认证标准是持续改进的，被调查机构需要根据ISQua的最新标准提交改进后的报告，以维持认证状态。被调查机构如果被发现缺少改进报告、或是对标准的维护发生了重大改变，委员会会对其开展独立审核。被调查机构的认证状态会根据审核的结果发生变化，甚至被取消授奖。如果ISQua收到投诉说被评审机构没有维护他们的标准，要求被评审机构提供书面报告，同时ISQua的投诉程序也会启动，该程序由CEO领导开展。委员会也会被通知对被评审机构开展更加频繁的报告程序，或者要求对其进行附加调查，以确定被调查机构让然遵从ISQua标准。如果ISQua认为该投诉产生了重大或严重的后果，可能会取消认证委员会的认证结果。

2. 机构和培训认证项目　要想维持认证状态，也应被报告机构/培训项目的任何重大改变。如果存在缺乏改进的问题，认证委员会可能会要求进行独立审查，独立审查由高级调查员进行，并审核改进报告及提供的证据，然后向认证委员会提出建议。根据审查的结果，认证可能会被取消。

（九）再认证

在认证到期前9个月，ISQua会与被调查机构沟通确定再认证调查。再认证调查一般在认证到期前至少3个月时开展，避免出现真空期。

（十）申诉

申诉流程独立于其他评审流程。但是如果被调查机构对认证结果不满意，可在收到评价结果28天以内向ISQua进行申诉，并提供相应证据。

申诉的证据包括：证据未被考虑，或者被误解；证据的重要性没有被适当评价；评审决策流程与发布的标准不一致。

收到书面申诉1个月内，CEO会组建申诉小组。申诉小组一般由3个人组成，包括一名认证委员会成员（申诉小组的主席）；两名没有参与该机构调查的独立专家。如果CEO和申诉小组主席认为有必要，会再增加一名成员。申诉小组的认证决定提交给认证委员会，并给出具体建议。认证委员会做出认证状态是否随之改变的最终决定。

四、标准与准则

认证依据3个标准，在标准与机构认证中称为准则（principle），在培训项目认证中称为标准（standard）。

（一）标准制定流程

为保证评价标准反映最佳实践和研究成果，所有标准或准则每4年修订1次。认证委员会代表ISQua认证理事会开展标准或准则的具体制定工作。标准的制定方法与

ISQua对于标准的指导原则一致，主要分为3个主要步骤：①广泛参与。所有利益相关者的广泛参与，包括机构的客户、调查员和ISQua专家。②文献回顾。开展基于最佳实践证据的文献回顾，但因为相关的研究还很不充足，ISQua专家提供的信息至关重要。此外，ISO9001、ISO31000标准和2011—2012鲍德里奇卓越绩效标准也被当作重要参考进行回顾。③试点测试。根据相关、可理解、可测量、有益、可实现（relevant，understandable，measurable，beneficial and achievable，RUMBA）原则，修订后的标准会在丹麦、南非、澳大利亚、美国、加拿大、英国等国家进行测试。

以2018年版标准认证项目的标准制定为例。标准修订工作自2017年3月启动，认证理事会成员与IAP小组一起，通过文献研究对每一条标准或准则进行了回顾，另一方面对顾客和调查员开展了针对标准的评估工作。2017年第四季度，修订后的标准草案被发往所有的利益相关方，包括客户机构和调查员，进行意见征求。2018年第一季度，采用RUMBA原则，ACHS和两位调查员分别对标准进行了试点测试。

（二）标准结构

标准和/或准则结构相同，均包括：准则/标准、标准条款（criterion）、指导（guidance）、建议证据（suggested evidence）等4个部分。

准则/标准：准则是对标准结果（outcomes）的描述。准则由可测量的标准条款支撑。

标准条款：标准条款是实现准则所需要的关键结构、过程和结果（structure，processsan，doutcome）。标准条款是必须满足的，机构要针对每一条标准条款进行自评。如果标准条款中有多项元素（element），这些元素有同等的重要程度。

指导：解释和说明标准条款中的概念。指导机构在评分和撰写支持材料时应该考虑的因素。指导是为了解释标准条款，因此，其中的内容并不是必须满足的。机构也可以采用不同于指导的方式来证明他们满足了标准。

建议证据：除了准则和标准，在第3版以后，自评指南中在每个标准条目下还加入了建议证据。建议证据是解释性的例子，告诉机构可以采用哪些证据来说明他们对标准条款的遵守。部分准则的建议证据来自于调查中的发现。这些建议证据并不是绝对的，被调查机构可以提供其他的证据。

（三）标准框架

1. 标准认证项目的准则

（1）标准开发：依照一套确定的和严格的流程来计划、开发和评价标准。

（2）标准测量：为保证评价结果的一致性，向评价机构和调查员提供透明的评分和测量方法。

（3）机构角色、计划和绩效：标准能够评估卫生和社会服务机构的能力和效率。

（4）安全和风险：标准包含对风险管理、患者/客户、员工和访客安全的测量。

（5）以人为本：标准以人为本，能够反映服务的连续性，鼓励患者/客户和医务人员协作。

（6）质量表现：标准要求服务提供者监测、评价和改进服务质量。

2．机构认证项目的准则

（1）治理：为满足确定的意图和目标，机构治理有效。

（2）战略、运营和财务管理：机构得到有效管理，满足其战略、运营和财务目标。

（3）风险管理和质量改进：能够定位风险和改进空间，通过管理提供安全和高质量的服务。

（4）人力资源管理：员工计划和管理能够支持机构的目标，员工能够得到支持，以提供高质量的服务。

（5）信息管理：管理信息以支持机构的目标。

（6）调查员管理：调查员计划、筛选和管理机制能够支持提供高质量的调查服务。

（7）调查和客户管理：外部评价项目与机构的目标一致，能够满足被调查机构和其他利益相关者的需求。

（8）认证授奖：确定、授奖、维持评分的过程是客观的、一致的，并且与机构的目标一致。

3．调查员培训项目认证项目的标准

（1）项目计划：培训项目的设计、开发和实施都与其目标一致。

（2）项目管理：项目的治理和管理结构可以支持其获得预期结果。

（3）培训对象管理：未来和目前的培训对象能够获取相应的信息和支持，满足他们的需求。

（4）培训项目提供：培训项目的学习策略与学习结果、培训对象的需求和调查员能力需求一致。

（5）培训对象能力评价：培训对象的绩效和成就对比培训项目预期结果进行评价。

五、认证方式

（一）评分方法

1．评分方式　在进行标准条款评分时，请使用以下原理和准则（表5-1）。有些标准条款有多项元素，有的标准条款只有一项元素，因此，只有完全符合和不符合两种评分。

表5-1　评分标准

评分	内容	指南
4	完全符合（full achievement） 完全满足或者超过了标准，没有任何差距（100%） 没有建议（可以有进步空间）	如果机构超过了标准要求，调查员应当进行具体说明
3	比较符合（good achievement） 大多数标准元素被满足（超过60%） 有进一步提升的建议和改进空间	调查报告中应当对建议和改进空间的原则进行说明
2	一般符合（fair achievement） 部分标准元素满足（30%-60%之间） 需要提出改进建议 需要进行风险评估	调查报告中应当对建议和风险评估的原则进行说明
1	不符合（poor achievement） 很少的或者没有元素被满足（少于30%） 需要提出改进建议 需要进行风险评估	调查报告中应当对建议和风险评估的原则进行说明

　　总体评分通过加总各项评分除以评价项目数再四舍五入来计算。例如，准则2有4项标准，如果得分分别是3、4、2、2，那总分就是11，除以4得到2.75，四舍五入为3，这就是该准则的总体评分。除了总体评分，还有一个符合程度的总体评价陈述。

　　建议（recommendations）：有一项或者多项元素不符合标准条款要求时，机构必须提供建议，而且建议只针对不符合的标准条款。12个月和30个月后的改进报告要针对建议的内容是否或者如何落实进行说明。

　　进步空间（opportunities for improvement，OFIs）：机构还可以采用哪些手段进行改进和加强。进步空间不是必须的，针对所有的标准条款都可以提供进步空间。

　　2. **核心标准条款**　在标准和机构认证项目中，有一些标准条款是核心条款，要满足核心条款所在准则的要求，这些条款必须评分在3分以上。如果与标准相关的风险属于中、低级风险，2分的核心标准评分也可以被接受，但是要确保必要的改进措施可以在授奖后的3~6个月内实现，而且2分以下的核心标准条款总数不能超过4个（表5-2）。

表5-2　核心条款

标准	机构	培训
核心标准　临床和机构职责　对患者安全和临床疗效有直接影响的流程　经评估且正式批准的循证标准　明确的测量体系	领导力　财务管理、风险管理　质量改进　员工健康与安全　信息控制　数据保护　调查员计划和技能发展　认证授奖决策	无

有些标准或许不适用于一些被评审的标准/机构/培训项目，在这种情况下，应该在评审之前与认证工作人员进行讨论，在技术审查前达成一致。任何不适用的标准在自评中都应该被标明，如果在现场调查中调查组发现标准适用，那就会在报告中提及并且进行评分。

（二）风险评估

在自评或者调查中，如果某项条款给予了1~2分的评分，需要进行风险评价。风险评价包括描述因为缺少标准中的元素会存在哪些风险，并采用风险矩阵量化风险。风险矩阵作为一种风险可视化的评估工具，可以帮助机构明晰危险发生的可能性和危险的严重性，并通过对可能性和后果严重性的赋值得到量化的评估结果（图5-1）。风险评级由风险发生的可能性和对机构影响的严重程度相加产生，风险=可能性+严重性。在完成风险评价时，与标准相关的风险应当被具体描述，如何应对风险的建议也应当被提出。

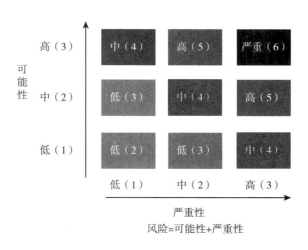

图5-1　风险矩阵

（三）结果表达

认证结果包括授奖（award）、有条件的授奖（award with consideration）、推迟授奖（deferred award）。

1. 授奖

（1）标准和机构认证：要想通过ISQua的认证，总符合率要达到70%（即全部评分超过满分的70%），各项准则也必须满足70%的符合率，而且要满足以下条件：每条准则中不能有超过2项标准条款评分低于2分，且该标准相关的风险评估是低风险或者中等风险；总共不超过4项核心标准条款评分低于2分，且该标准相关的风险评估是低风险或者中等风险；任何标准条款的风险评级都不能是高风险；如果是再认证，上一轮认证中提出的所有建议都已经得到了落实或考虑。

（2）培训项目认证：要想通过ISQua的认证，总符合率要达到70%（即全部评分超过满分的70%），各项标准也必须满足70%的符合率，而且要满足以下条件：每条准则中不能有超过2项标准条款评分低于2分，且该标准相关的风险评估是低风险或者中等风险；任何标准条款的风险评级都不能是高风险；如果是再认证，上一轮认证中提出的所有建议都已经得到了落实或考虑。

2. 有条件的授奖

如果某一准则没有满足以上条件，但是调查员的建议能够在3~6个月内被实现，也建议给予认证，但必须在授奖后的3~6个月内完成行动计划（action plan），说明何时、如何完成报告中的具体建议，或者已经完成的情况（具体是3个月还是6个月由调查组决定）。如果未能在3~6个月内落实建议，授奖可能会被取消。

3. 推迟授奖

如果两项准则没有满足以上条件，根据情形，报告的建议可以是：延期3个月或6个月授奖，根据机构提供的书面报告；再调查推迟授奖，如果调查组认为行动计划还不够，可能会建议由调查员再次回到现场，检查是否高风险标准条款已经被落实。

六、认证收费与运行现状

认证费分为报名费、年费两类，收费根据国家地区和年份等有所不同。以2019年为例，低收入国家报名费为1568欧元，中等收入国家为1632欧元，高收入国家为1680欧元。对于低收入国家，标准认证年费为2832欧元、培训项目认证年费为2470欧元、机构认证年费为3616欧元、采用其他机构标准的机构认证年费为4802欧元。对于中等和高收入国家，则在此基础上高出100~200欧元。根据年度不同，每年涨幅在5%左右。

通过参与IAP项目，机构能够获得两方面好处，一是促使这些机构能够展示他们的可信度，二是在全球水平对他们的绩效进行对标。

第二节　美国国际医院认证

美国医疗机构评审国际联合委员会（Joint Commission International，JCI）是开展美国以外医疗机构评审的机构，是美国联合委员会（The Joint Commission，TJC）的前身（JCAHO）的下属机构美国联合委员会资源部（Joint Commission Resource，JCR）的附属机构，于1998年创立，并于第二年开始国际医院认证业务。JCI的主要宗旨，即促进国际医疗质量的提升，保障患者安全。JCI创建至今，受到了国际社会的广泛关注，影响深远。已有约70个国家和地区的1000家医疗机构通过了JCI认证，并与超过80个国家和地区的医疗机构、卫生部门以及全球性组织展开了合作。中国大陆从2003年开始参与JCI认证，已有100多家医疗机构通过了JCI认证。

一、JCI概述

（一）创建背景

1912年，来自于美国外科医师学会（ACS）的医院标准委员会（TJC前身）主席Emest Amory Codman首先提出用医疗结果改进医疗服务质量的想法。5年后，《医院评审最低标准》（The Minimum Standard）发布。虽然该标准只有一页纸，却开启了医疗机构认证的先河。该标准在以后的10年中，逐渐完善。1926年出版的《医院运营标准化手册》共18页，并首次印刷。

1951年，独立的、非政府、非营利性的美国医院认证联合委员会（Joint Commission on Accreditation of Hospitals，JCAH）成立，主要参与方包括美国内科医师学会（ACP），美国医院协会（AHA），美国医学会（AMA），加拿大医学会（CMA）与ACS。JCAH的主要工作内容为向各种类型的医疗卫生和保健机构提供自愿认证。1953年1月，JCAH开始开展医院认证服务。伴随美国《社会保障修正法案》（Social Security Amendments）的颁布，1965年，JCAH认证正式被纳入法制轨道。美国修正法案规定，只有通过JCAH认证的医院才有资格从联邦政府得老年和残障健康保险（Medicare）和医疗援助（Medicaid）两大保险计划的偿付。这一举措促进了医院认证工作的发展。

1970年，JCAH将最低医院标准改为医院最佳标准，从医院的准入评估转向最佳绩效评估。1987年，JCAH更名为美国医疗机构认证联合委员会（Joint Commission on Accreditation of Healthcare Organization，JCAHO）。

JCI的创立受1999年美国出版的 *To Error is Human* 报告的启发。该报告首次向公众公布美国每年有4.4万~9.8万人因医疗错误死亡，引起了全球政府和医疗机构对医疗质量和患者安全的重视。为提高国际医疗机构的医疗服务质量，保障患者安全，JCAHO的下属机构JCR成立了JCI。

（二）JCI的目标和主要职责

JCI的目标是以标准为基础，为国际社会提供科学的、准化的、客观的评价医疗机构流程，最终改善医疗服务的质量与安全，并引导医疗机构建立以标准为导向的可持续改进。

JCI的主要职责是提供医疗机构认证、临床项目认证和咨询指导三大服务。它开展的医疗机构认证项目包括医院、非住院医疗机构、临床实验室、持续性医疗服务机构、家庭治疗和长期治疗机构、医疗转运机构和初级医疗服务机构的认证。临床项目认证主要涵盖心力衰竭、急性心肌梗死、原发性脑卒中、慢性肾病（Ⅰ~Ⅳ期）、疾病缓解期护理（palliative care）（所有类型）、HIV/AIDS管理、疼痛管理、关节置换（所有类型）、慢性阻塞性肺病、糖尿病（1型和2型）、终末期肾病、创伤性脑损伤、癌症（所有类型）、哮喘和移植这15个领域。它的咨询服务主要是对美国以外的国家或地区的卫生行政组织、医疗机构提供的认证体系发展设计，认证和认证准备，机构管理、临床和设施设备规划的发展和改进，绩效评价，持续的质量改进项目以及环境安全设计、感染控制、药物和患者安全等方面的改进，最终帮助这些机构提高医疗质量、增强患者安全、降低并管理风险，达到国际标准。

除上述三大主营业务之外，JCI还会经常组织召开各种研讨会、培训会，并出版与认证相关的各种书籍，此外还开发在线课程、电子知识课程，并提供一些诸如"国际医疗机构自我评价系统"的实用管理工具。这一切举措的最终目的是实现医疗质量和患者安全，达到基于标准的国家间高层次管理水平。

二、医院认证程序

医疗机构如果希望参加JCI认证，必须满足如下条件：该机构需为美国之外；该机构拥有执照（如果需要的话），并且处于正常开业和运营状态；该机构以JCI标准为指导提供服务，并承担或愿意承担改善其医疗质量和服务质量的责任。此外，该机构直接面对患者的服务部门应能保证每周7天，每天24小时提供服务。如果在对患者每周7

天，每天24小时服务中有意外的、紧急的和/或突发事件发生，根据医院类型提供相应的辅助和支持服务，如诊断检查、实验室检查、外科手术。所有在申请表中由机构确认的正在开展的临床服务，在现场调查时都要全部开展追踪检查进行综合评价，如患者追踪、质量和安全访谈、供应链访谈、员工资质和教育访谈、院感追踪和访谈、药品管理追踪和访谈、运行和归档的医疗记录检查、直接的患者观察和患者访谈、设施巡查等。

符合以上条件的医疗机构在JCI认证流程中主要经历基线调查、模拟认证调查、正式认证调查3个阶段。对在正式认证调查中不合格的医疗机构，JCI会在6个月后对其进行一次不符的合项专项调查，称跟踪调查。JCI主要认证方法有访谈、小型会议讨论、档案与记录查核及观察等。

（一）申请及准备过程

对于首次申请认证的医疗机构需要在申请调查前了解掌握国际联合委员会医院认证标准、政策及程序。2021年1月1日后，申请再次认证的医疗机构需要提供前次认证后连续3年的标准依从性追溯循证依据。较2018年1月的对首次认证的医疗机构由原4个月的标准依从性追溯提升到6个月，对于每3年申请再次认证调查的医疗机构需提供认证调查前12个月标准依从性追溯循证依据的要求逐渐提高。

首先，拟申请认证的医疗机构需访问JCI网站，填写认证电子申请表，并访问www.jointcommissioninternational.org/achievehospitals上传相关信息。申请通过后，申请机构将收到JCI Direct Connect、JCI客户门户网页和电子申请之家的登录名和登录密码。JCI也会安排客户专员与医疗机构进行对接，包括签订合同和解答医疗机构提出的问题，并与医院协商最终确定现场调查日期。

一般来说，申请机构首先进入12~18个月的现场认证前的准备阶段。在此期间，认证服务中心管理人员指导医院进行认证工作准备，也会为医院提供多方面的帮助，如回答医院方关于调查准备工作的问题，为医院提供在线教育与培训（网上讨论会、视频直播等）、新型电子自我评估工具以及《国际联合委员会认证医院调查过程指南》。

（二）现场调查

现场调查主要采用追踪法对患者在医疗机构就医经历进行追踪，以了解患者在医院中接受医疗护理的各个过程，从个体和系统两方面来完成评价工作。JCI调查过程的一个重要特点是由调查员现场指导和教育，并对医院提出改进的建议和方法。现场调查主要包括以下10个步骤。

1. 开幕式和医院服务介绍 开幕式主要是认证双方的相互了解和沟通，包括认证双方对成员、认证政策、流程、医院基本情况进行沟通了解。在开幕式上，JCI调查小组会简要介绍调查的主要目的、内容、方法、要求等，并根据实际情况对调查日程做好调整。医院要介绍医院的使命和愿景、组织架构、战略计划、医院规模和人员情况、提供的服务类型、质量委员会架构与其他委员会之间的关系的内容。根据需要，审核员将询问相关问题，以明确信息供以便在后续调查中使用。

2. **文件审阅** 审阅文件的目的是为了调查医院标准依从性情况的书面证据。需要审阅的文件涉及所有章节提到需要的书面制度、程序、记录和计划；院级质量监测指标清单和过去6个月（首次认证）或36个月（再次认证）的质量监测指标信息；警讯事件和/或警讯事件根本原因分析和改进示例；失效模式－效应分析示例；所有病历记录表单样本；过去一年的重要会议记录；当天有创和无创检查或治疗安排；目前医院的地图；所有医疗记录表格的模板；医院选取临床实践指南、临床路径、临床协议的示例。另外医院需提供完整的国家或地方的相关法律法规清单。

3. **追踪调查** 2006年追踪方法学应用于医疗机构认证，2011年追踪检查法被进一步肯定。调查小组将通过患者个体追踪和系统追踪对患者服务进行考察。追踪检查法是JCI现场检查的基础，内容包括：①结合使用审核检查申请表中提供的信息；②追踪一定数量患者对医疗机构整个医疗流程的就医体验；③允许调查员检查医疗流程中一个或多个环节，或环节衔接处的表现。追踪检查法主要分为个案追踪和系统追踪。从2011年元月生效的美国JCI第4版标准中追踪检查法应用的比例从30%提升到70%，成为医院JCI评价中最主要的评价方法。

（1）个案追踪：个体案追踪法是追踪当前就诊的患者的就诊流程来分析医院医疗服务系统的一种方法。审核员一般会查阅患者当前的病历记录，追踪医院向患者提供的治疗、护理和服务的过程，评估各学科、各科室、各项目、各服务或各单元之间的相互关系，以及它们在提供的治疗和服务中的重要职能，评价各相关环节的表现，特别强调不同而又相互关联的各个环节之间的结合与协调，找出各相关环节中的潜在问题。

个案追踪的主要内容包括以下几个方面：①与负责某患者护理、治疗或服务的工作人员一起审核该患者的记录；②直接观察患者治疗；③观察患者用药过程；④观察感染预防和控制问题；⑤观察治疗计划的制订过程；⑥讨论各单元的数据——利用质量改进指标，通过数据及数据分享学到了什么，并做了哪些改进；⑦观察环境对安全的影响及员工在降低环境风险方面的作用；⑧观察医疗设备的维护，并审核负责医疗设备维护人员的资格；⑨与患者家属面谈（征得同意）；⑩考察急诊室时，检查员会了解急诊管理并探讨患者流程问题。在辅助科室和其他与被追踪患者相关的医疗单元也会涉及患者流程问题；⑪可能会抽取2~3份运行或归档的记录进行审核以核实发现的问题；⑫了解科室的质量监测指标信息和改进情况；⑬与员工面谈；⑭必要时审核会议纪要和程序。

（2）系统追踪：与个案追踪不同，系统追踪着眼于医院某个特定的系统或流程。系统追踪期间，审核员不会追随患者的医疗服务流程，而是评估相关流程的绩效，尤其是不同却相关的流程之间的整合与协调，评估各学科和部门间的沟通，确定相关流程中的潜在风险。系统追踪更加关注药物管理和药物供应链、感染预防和控制、设施管理3个方面，而非患者本身。

药物管理和药物供应链的系统追踪，药物管理系统追踪需要探究医院的药物管理流程，同时关注各子流程和潜在风险点。调查员将巡查与药物流程相关的区域，并与区域内员工就其在药物管理中的作用进行交流，巡查护理单元药物储存区域，审查药物管理文档。药物追踪可能始于一次高警讯药品的用药流程追踪，从药品采购、储存、开具处方/医嘱、调剂、用药、用药后监测、用药不良事件报告等，全面评估医院的用药管理及潜在风险点。其间还将集中讨论医院药物管理制度、用药系统评估情况、用药管理服务项目或改进情况、与药物管理相关的信息情况以及以往用药错误和药物追踪错误情况。

感染控制系统追踪用以评估医院遵从感染预防和控制（PCI）标准的情况，确定感染预防和控制计划的优势和潜在风险的领域，了解医院针对感染预防和控制流程中已确定的风险所采取的改进措施。调查小组就调查中医院感染控制方面的问题与医院负责感染控制的成员进行讨论并最终得出合适的可以实施的结论来帮助医院改善在感染控制方面的问题。

设施管理与安全系统追踪：这一环节旨在评估医院的设施管理与安全体系，以及评估设施管理和安全六大计划在风险管理方面的效果。设施管理和安全系统追踪的主题将由管理审核员在检查过程中采用多种方法进行选定。审核员可能根据检查时发现的问题确定系统追踪主题，也可围绕过于复杂而难以通过设施巡查进行评估的主题，或围绕需要进行多学科访谈的主题。例如，审核员可能观察到地下室出现漏水、厨房地板上有水，或者他们对于进行何种测试以确保饮用水安全抱有疑问。除此之外，其他审核检查小组成员可能就针对血液透析的水处理项目而提出质疑。基于这些观察结果，审核员将对用水管理进行追踪。最后，追踪选择可能是召开针对设施管理计划的讨论，旨在确定相关主题以说明如何进行信息的收集、整合和应用，从而实现医疗机构的安全和安保目标。例如，如果发生停电，医院从输电网转移至院内发电机以保证电力供应，则审核员也可能选择对公用设施管理进行FMS追踪，以审查医院的公用设施管理计划在特殊情况中是如何运作的，并审查任何不符合计划的运作情况以及讨论解决这些问题需进行的改进。

4. 访谈 审核员通过访谈以评估医院质量改进计划的实施、质量改进和患者安全方面医院采取的策略、领导在安全文化中的作用、科室质量监测指标的数据收集和分析、医学生教育质量监督、临床研究安全性和患者权益保护的管理。分为8个方面的访谈：质量、患者安全、伦理和安全文化领导访谈，质量计划访谈，科室质量监测指标访谈和追踪，供应链访谈和追踪，器官和组织移植服务访谈和追踪，医学教育访谈，人体受试者研究访谈及患者访谈。

（1）质量、患者安全、伦理和安全文化领导访谈：该访谈旨在确定领导监测、评估及改进医疗质量和患者安全的方法，包括选择全院战略优先改进项目的流程。同时会评估伦理框架的制订和实施，及领导如何塑造医院安全文化。

（2）质量计划访谈：该访谈旨在了解领导和质量计划相关人员是如何为整个质量和患者安全计划提供支持的。从两个方面着手：审查临床质量监测指标和项目改进，和医院运营访谈。临床质量访谈重点是临床质量监测指标，包括IPSG指南和路径及部门层面的质量监测指标，重点关注所作的改进。医院运营访谈检查根本原因分析、前瞻性风险评估和数据验证所使用的流程。

（3）科室质量监测指标访谈和追踪：该访谈的目的在于确定各科室/服务部门领导如何利用质量监测指标来改善其所提供的患者医疗服务。此外，审核员将评估临床医疗领域是如何选择和实施临床实践指南和临床路径。

（4）供应链访谈和追踪：此访谈旨在确定医院领导层如何利用证据，做出与采购相关的决策，以及技术及人力资源的使用。作为决策制订的一部分，彻底了解药物、技术和医疗用品的供应链至关重要。讨论包括领导层对完整供应链的知识和理解。

（5）器官和组织移植服务访谈和追踪：本访谈旨在讨论移植项目的组织和运作，尤其关注多学科团队之间的相互关系。除此之外，还关注器官和组织捐献的数量与类型的概况；成功率、存活率、不良和/或警讯事件的有关的数据和信息；与器官和组织移植相关的地方法律、法规及资源的信息。

（6）医学教育访谈：此访谈旨在评估对医学生和受训医师就患者医疗服务与安全相关活动的指导和监督职能。审核员就医院医学教育活动方向相关事宜提问，着重关注临床患者医疗活动整合、在安全临床医疗环境下由员工来提供教育，以及医学生和受训医师的监管情况和具体监测方式。

（7）人体受试者研究访谈：本访谈旨在评估领导在人体受试者研究计划中各个方面的作用和职责。此外，对医疗机构开展和管理人体受试者研究项目的流程进行评估。具体包括：人体受试者研究计划与医院质量和患者安全计划的整合情况；在研究对象的选择阶段和研究进行阶段，医院对患者进行告知并保护患者的各项制度及其落实情况。对于参与合约性研究的机构，访谈将包括合约性研究的管理。该访谈旨在评估合约性研究机构对研究各方面的管理情况。合约性研究机构是指与研究发起方签订合同的参与本研究的个人或机构，为发起方的一项或多项研究试验履行责任并行使职能。

（8）患者访谈：深入了解患者及其家属对医院所提供的治疗和服务的感受。一般有单个访谈和小组访谈两种形式。单个患者访谈一般在对住院患者进行个案追踪时进行，而小组访谈一般是指与最近出院的3~5位患者进行访谈。如果受检机构能够对以上访谈进行安排，将会有利于审核员工作的开展。

5. **病历审查**　目的在于验证医院对文档追踪记录（首次检查为6个月，3年1次复审检查为36个月）要求的依从情况。医院应使用患者归档病历审查表对病历进行审查，以识别文档的潜在差异以及改进领域。调查小组会按照类别随机抽取某个号码的医疗记录，如抽取5545号充血性心力衰竭患者记录。调查小组组长可能共审阅5~10份记录。检查表格中的"是""否""NA"来确认医院目前是否有这些必需项目。然后综合起来对是否达标进行打分。

6. **人力资源评估**　重点在于了解和评估医院招聘、教育、评估员工的流程，包括医疗、护理和其他医疗服务人员资质和能力的审核。此部分评估通常在不同的地方举行两次。

7. **设施巡查**　设施巡查由调查小组医院管理方面的专家进行，此部分工作重点是对医院建筑、外界环境、医疗设备、急诊设备、危险品和医疗垃圾处理的情况进行考察评估。视察地点应包括但不限于住院部、治疗科室、厨房、药房、开水房、图书馆、氧气储存室等。另外为了保证评估的效果，调查小组会在视察如上地点时查阅相关的计划、制度和法律法规文件等材料。

8. **每日简报**　除第一天之外，审核检查组在每日早上都会开展1小时左右的简要沟通会议。在会议上，审核员会对前一天完成的审核检查活动进行简要总结；就前一天活动产生的重要事项进行总评；记录所有特定的正面结果（由于时间有限，该会议并非旨在审查大多数或所有完全符合标准的问题）；着重强调可能导致"不符合"认证决策的重大问题的类型或趋势；允许医院员工针对前一天检查中缺失或被误解的内容提供补充信息；安排处理医院要讨论的相关问题的要求，并指定可进行讨论的时间；回顾当日检查前日程（包括单个患者追踪的确定），并根据医院需求进行必要的调整；在未决审核检查活动期间，对某问题需要进行更全面评估。简报后进入当日审核计划的下一项计划。

9. **领导层闭幕式会（离院前报告）**　审核小组会在闭幕会议上向全院员工报告调查结果，并提交给院方有关标准依从性的报告草案。

10. **调查结果报告**　JCI认证中心办公室会在10日内，根据审核小组提交的报告草案确定调查结果并通知医院。如果院方对审核结果有异议，可在接收到调查结果报告起的7天内以书面或电子邮件形式，申请对一个或多个调查相关的报告结果进行修改，申请必须附带适当的数据和信息支持。JCI认证委员会会考虑修改调查报告，并做出最终的认证结论。

（三）跟踪调查

跟踪调查是在限定范围、内容和调查时长的情况下开展的实地调查，旨在收集与JCI认证调查时发现的某些具体问题、标准或可衡量要素相关的信息，以评估符合JCI认证通过的决策规则。

以下分别为JCI认证日程样表（表5-3）、JCI认证准备图（图5-2）。

表5-3　JCI认证日程样表

	时间	审核员1	审核员2		审核员3
第一天	07:30—08:15	与调查联络员和翻译的团队会议（讨论后勤要求和支持事宜）			
	08:15—09:00	开幕式和回顾日程安排			
	09:00—10:00	巡视医院概况和服务			
	10:00—12:00	文件审查			
	12:00—13:00	审核员工作午餐（审核员单独用餐，同时制订追踪计划）			
	13:00—16:00	个案追踪	个案追踪		设施管理与安全文件审查
	16:00—16:30	与调查联络员的团队会议（确定以后调查的需要）			
第二天	08:00—09:00	日简报			
	09:00—11:00	个案追踪	不确定调查活动		设施管理与安全系统追踪
	11:00—12:00	个案追踪	个案追踪		
	12:00—13:00	审核员工作午餐（审核员单独用餐，任务报告同时制订追踪计划）			
	13:00—16:00	药事管理系统追踪（包括医药差错数据审查）	13:00~15:00	感染控制系统追踪	设备巡查
			15:00~16:00	追踪或不确定调查活动	
	16:00—16:30	与调查联络员的团队会议（确定以后调查的需要）			

续　表

	时间	审核员1	审核员2	审核员3
第三天	08:00—09:00	日简报		
	09:00—12:00	必需审查复核 （两个审核员一起） 质量改进和患者安全系统追踪 失效模式与效应分析和路径或指南讨论 （两个审核员一起）		追踪或不确定调查活动
	12:00—13:00	审核员工作午餐 （审核员单独用餐，任务报告同时制订追踪计划）		
	13:00—14:30	医务人员资格认证与教育	追踪或不确定调查活动	个案追踪
	14:30—16:00	个案追踪	护理人员资格认证与教育	不确定调查活动
	16:00—16:30	与调查联络员的团队会议 （确定以后调查的需要）		
第四天	08:00—09:00	日简报		
	09:00—11:00	出院患者病历审查 （两个审核员一起，一个房间有单独的工作空间）		其他卫生专业人员资格认证与教育
	11:00—12:00	追踪或不确定调查活动	追踪或不确定调查活动	个案追踪
	12:00—13:00	审核员工作午餐 （审核员单独用餐，任务报告同时制订追踪计划）		
	13:00—14:00	领导访谈		
	14:00—16:00	个案追踪	教育会议：为医院管理层提供评分指南、医院决策规则和调查后的改进计划	追踪或不确定调查活动
	16:00—16:30	与调查联络员的团队会议 （确定以后调查的需要）		
第五天	08:00—09:00	日简报		
	09:00—10:30	不确定调查活动	不确定调查活动	不确定调查活动
	10:30—11:30	审核整合		
	11:30—15:00	审核员工作午餐 准备调查结果报告 （将需要个人网络和共享打印机）		
	15:00—16:00	调查结果报告会议		

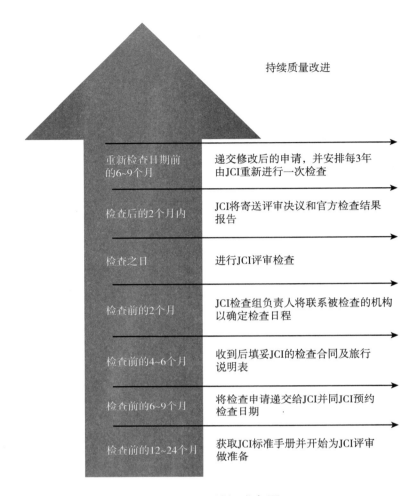

持续质量改进

重新检查日期前的6~9个月	递交修改后的申请，并安排每3年由JCI重新进行一次检查
检查后的2个月内	JCI将寄送评审决议和官方检查结果报告
检查之日	进行JCI评审检查
检查前的2个月	JCI检查组负责人将联系被检查的机构以确定检查日程
检查前的4~6个月	收到后填妥JCI的检查合同及旅行说明表
检查前的6~9个月	将检查申请递交给JCI并同JCI预约检查日期
检查前的12~24个月	获取JCI标准手册并开始为JCI评审做准备

图5-2　JCI认证准备图

三、JCI认证标准

（一）JCI认证标准主要框架内容

JCI标准是认证的基础和灵魂，也是被认证机构持续改进的强大管理工具。对应其认证项目，JCI标准分为医院标准、非住院医疗标准、医疗服务持续性标准、临床实验室标准、医疗转运机构标准以及临床医疗项目认证标准。

JCI的编写与修订是基于大量的数据和资料分析的基础之上，并根据医院共有的重要功能，由来自于世界六大区的16名专业人员进行拟定。在付诸实践之前经过了广泛的测试和验证。同时JCI的审核员持续收集标准在世界各国实施过程中遇到的问题、意见或建议，据此进行必要的更新或提出修订建议，结合互联网在全球范围内征求有关人士的意见，不断完善和更新。另外也会通过分析大量的警讯事件对标准条款进行改良，例如，在充分分析警讯事件发生率较高的领域后，提出避免事件发生的措施。一般情况，标准每3年修订一次。目前最新版为2020年4月1日颁布的JCI第7版认证标准，共13个章节，262条标准，1200多条衡量要素，更凸显评审工作的规范化、精细化和体系化。改版标准于2021年1月1日启用。与第6版标准相比，第7版标准变化如下。

1. 制订并实施流程以提高外观相似/发音相似的药物的安全性。

2. 制订并实施管理临床警报系统的风险降低策略。

3. 建立识别有自杀和自残风险的患者流程。

4. 制订并实施使用激光和其他光辐射设备的计划。

5. 解决环境和环境表面的清洁和消毒问题。

6. 实施临时措施，以解决建筑、维护、故障或维修期间建筑物居住者的安全问题。

7. 通过合并患者和家庭权利（PFR）与患者和家庭教育（PFE）章节，引入了新的以患者为中心的护理（PCC）章节。

（二）评分方法及认证结果

JCI将每项标准的评价结果按照四个等级进行划分，分别为"完全达标（10分）""部分达标（5分）""未达标（0分）""不适用"。

1. 完全达标　某可衡量要素的达标情况为"是"或"大部分"：90%以上观察结果为达标，单个观测结果的否定不影响整体结果。

2. 部分达标　某可衡量要素的达标情况为"通常"或"有时"：50%~89%的观察结果认为达标或某一观察指标不是在所有部门均达标，或可衡量要素有多项要求时50%以上达标，或某些政策指标在实施但未持续实施或持续实施时部分不达标。

3. 未达到　某可衡量要素的达标情况为"很少"或"从不"：低于49%的观察结果认为达标或上次调查为"未达到"本次调查有小于或等于67%达标，或可衡量要素有多项要求时49%以下达标或某些政策指标未实施；另外如果一个可衡量要素"未达到"，其他基于这个可衡量要素的元素均为"未达到"，无论之前评分时是否已达标。

4. 不适用　某可衡量要素基于服务、患者人数等方面的要求不可用。

JCI给医院的决议不是一系列评分情况，而是根据医院整体达标情况给出认证通过和认证否决的结果。认证通过反映医院下列结果：①遵从标准情况每条标准和患者安全目标得分不低于5分；②每章的平均得分不低于9分；③所有标准平均得分不低于9.8分；④国际患者安全目标中没有不达标的可衡量要素；⑤所有可衡量要素中"未达到"和"部分达到"不能高于JCI认证医院过去24个月的平均扣分项数目（小于3个标准差）。

四、JCI认证体系的特点

JCI在20余年的发展过程中始终坚持质量管理和持续质量改进的原则，在医疗机构内围绕患者创建一种安全和质量文化，通过持续改进医疗流程获取最佳效果。

（一）独立的认证主体

作为独立的非营利性组织，JCI在认证时，强调医院寻求认证服务的自愿性，并在认证工作开始前要求医院愿意承担医院持续改进的义务，因此往往认证机构和医疗机构之间建立起相互信任、透明度高的良好氛围。此外，JCI在认证过程中不容易受到政府及其他组织的影响，可以在较大程度上保证他的公平性和客观性。

（二）商业化的操作模式

确定医疗机构可以开展JCI认证后，JCI会与其签订合同，明确双方的关系。责任和义务增强了双方参与的积极性和主动性。

（三）持续改进的标准

JCI的宗旨是以高标准的规范，促进医院不断的持续改进，进而提升质量和安全。在每一次JCI的认证活动中，审核员不仅关注医院的系统缺陷，鼓励并指导其改正，也注意对各家医院好的做法进行收集和总结，使得标准不断的被充实和完善。标准修订完成后，也会在一定数量的医院对认证标准进行验证。标准在如此的循环流程中，已经日臻完善，更加精细化和体系化。

（四）标准的制定和修改实现了国际化

如前所述，JCI标准由来自于世界六大区的16名专业人员参与拟定。认证过程的设计能够适应所在国的法律、宗教和/或文化等因素。此外，JCI的认证标准已通过了卫生保健质量国际社会认证（International Society for Quality in Health Care），证明JCI已经达到了国际认证的最高标准。

（五）倡导以患者为中心的安全和质量文化

JCI的建立初衷是避免差错，保障患者安全，促进医院持续改进。在认证标准第一部分"以患者为中心的标准"和第二部分"医疗机构标准"的设计中，也从各方面体现了质量改进和患者安全这一目标。此外，作为JCI重点评价方法，追踪方法学的应用也是站在患者的角度，对医院流程和就医体验做出客观评价，更好地体现了"以患者为中心"的认证理念。

（六）个性化的咨询指导

JCI非常重视对医院进行认证前的指导。他们会投入大量精力针对每所医院的具体情况进行详细的个性化咨询，对医院的能够准确理解掌握认证标准以及利用认证标准自我改进起到极大的促进作用。

（七）稳定的认证队伍

JCI的审核员是来自于医院管理、护理、药学等各个领域的专业人员，他们均接受JCI的统一培训，并在考核合格后开展认证工作。此后，JCI还会组织定期培训以保证审核员能够随时学习掌握新的标准和方法。JCI用这种严格的、序贯的遴选、培训、考核和再教育的方式，保持了审核员对于认证标准掌握的一致性，从而保证了认证的科学性和客观性。

五、JCI认证对医疗机构的作用

大量研究结果表明，JCI认证可以有效地提高患者安全、避免医疗差错，保障员工安全，提高医院效益。同时通过JCI认证有助于医院建立完善的管理体系，实现规范化管理，获得国际医疗保险的认可，增强本院职工的凝聚力和自信心。

（一）促进病人安全与医疗服务质量的持续改进

JCI的目标和宗旨即为保障患者安全，促进医疗流程和效果的持续改进，其所有标准的出发点和落脚点都是患者安全和医疗质量。通过参加认证以及对照认证标准进行日常改进，医疗机构可以不断地接近、达到和超越标准的要求，最终在医疗机构内创造出质量和安全的文化和环境。

（二）降低医疗风险发生的可能

JCI认证非常注重实践的评估和风险的预测，标准中有各种评估要求，如要求医疗机构对自身有正确的评估，包括其有能力收治患者的范围、数量等；患者入院时医院要对患者进行必要的评估，向患者或其亲属提供医疗方案、预期效果及全部预计的医疗费用，特别是急诊、抢救患者要得到优先的评估及治疗。此外标准还特别强调了对意外事件的风险管理，如临床监测包括用药差错和临界差错的监测；管理监测要包括有领导者选择的风险管理的相关内容；医疗机构要制订明确的程序以确定和管理警讯事件等。这套对风险事件的评估、监测、预警以及差错分析的管理流程的建立能够最大限度地减低医疗风险发生的可能。

（三）降低职业风险，提高员工满意度

JCI非常重视员工在医疗机构中发挥的作用，特别注意对员工职业安全的保护，并

将其工作满意度作为监测项目之一。标准中要求医疗机构建立并执行一项持续性的项目，发现并减少对患者和员工意外不良事件和安全风险；监测管理包括由领导选定的员工期望与满意度相关的内容等。除此之外，认证之前的准备和认证过程都需要全体员工的参与，在学习标准、执行标准的过程中极大地调动员工的积极性，增加了员工团结协作的精神和工作热情，提高了员工的满意度。

（四）规范管理，完善体系，提高效益

JCI认证过程就是医院规范管理，完善体系的过程。通过JCI认证，不仅提高医院的管理水平，与国际医院管理接轨，而且JCI的影响力也提高了医院的社会声誉和社会效益。同时，JCI认证是争取国际医疗保险支付的通行证，在有较多外籍人士居住的地区的医院，JCI认证可以帮助医院获得国际医疗保险合同，更好为外籍人士提供服务，从而提高医院的社会收益和经济效益。

案例讨论

【**案例**】北京某高端妇儿医院于2006年成立。成立至今始终专注于为中国家庭提供高品质妇科、产科和儿科服务。在诊疗上能结合现代国内外医学技术精髓，并时刻注意引入海外先进医疗服务理念和管理模式。为适应市场需求，该院于2015年和2018年分别通过了JCI认证。院方一致认为，作为系统化的管理手段，该院JCI认证的实践，确保了医疗安全和服务质量的整体提升，也为医院的发展奠定了良好的基础。

【**讨论**】在"现场调查"的文件审阅环节，查阅文件涉及哪些方面？什么是个案追踪？该医院中你认为可以在哪些方面开展个案追踪？你能举个例子并详述具体流程吗？JCI认证标准涵盖几大方面内容，你能罗列出来吗？申请再认证的医疗机构需要提供前次认证后多长时间内的标准依从性循证依据（泛指医疗记录）？

第三节　国际标准化组织质量管理体系标准认证

国际标准化组织（International Organization for Standardization，ISO）是世界上最大的独立、非政府的国际标准化机构，总部位于瑞士的日内瓦。"ISO"一词源于希腊语"isos"，为"平等"之意。到目前为止，ISO共包括中国在内的165个成员。

一、国内外发展概况

1947年2月23日，ISO成立。与世界卫生组织（World Health Organization，WHO）不同，ISO不隶属于联合国，是一个全球性国家标准联盟机构。虽然其制定的标准为非强制标准，但却因具有权威性、指导性和通用性，而被世界各国广泛使用。其宗旨是在全世界范围内促进国际物质交流和相互服务，以促进各国知识、科学、技术和经济方面的合作，最终提升标准化工作的发展。至今，ISO所颁布的22 590份国际标准和相关文件覆盖各个领域，深度影响着人们的生活。

1979年，英国标准学会向ISO提出的制定有关质量保证技术和实践的国际标准提案得到了150个成员的认同。该部分标准主要针对管理活动的通用特性进行标准化，以便于给经营者和顾客带来利益。同年，ISO下的质量管理和质量保证技术委员会（TC176）成立，专门负责制定质量管理和质量保证相关标准。1987年，87版ISO9000质量管理体系系列标准正式发布。1994年ISO9000管理体系族标准发布。ISO9000既具有统一术语，又是一个国际公认的质量管理和质量保证标准，减少了名目繁多的国家标准和行业规定，推动了国际间质量认证。2000年、2008年和2015年，ISO分别对原有标准进行了更新，形成了目前ISO9000：2015系列标准。根据新的2015版标准，我国制定颁布了国家标准GB/T19001-2016，并于2017年7月1日正式实施。

因ISO9000族标准适用于各种类型、不同规模和提供不同产品的组织，英、美等发达国家较早将ISO标准的概念导入医疗服务和医疗管理，并根据医院的实际制定了一系列的辅助标准，数百家医院通过标准认证。1995年6月，我国发布了GB/T19000-ISO900系列标准，等同于采用ISO9000-1994系列标准。随着中国加入WTO的步伐加快，医疗器械和制药企业率先将ISO标准认证引入我国医药领域。1997年，军队医院率先将其在医疗服务中应用。不过，由于ISO9000-1994版标准制造业痕迹明显，实行效果并不理想；又因其重点要求机构通过严格的流程做到"产品"的规范统一，但是医疗服务的"产品"很难做到一致，因为患者永远不是"整齐划一"的，导致了ISO标准认证和医院实际需求的差距。2010年之后，伴随JCI在国内如火如荼的开展以及我国第二周期医院评审工作的启动，医院整体寻求ISO标准认证的热度逐渐减退，目前的认证活动主要在医院里的药剂、后勤、临床检验等辅助科室以及个别部门开展。

二、机构组成和职责

（一）国际组织

ISO的最高权力机构是"全体大会"，大会每年召开1次，其日常办事机构是中央秘书处。中央秘书处由秘书长领导，现有135名职员。ISO理事会是组织的核心管理机构，向"全体大会"负责，一般一年召开3次，参加人员包括20个正式成员、ISO官员以及政策发展委员会的主席。2012年，ISO董事会（President's Committee）成立，成员为ISO的行政官员。理事会及董事会的职责见表5-4。

表5-4　理事会组成职责及董事会职责

成员	理事会组成及职责	董事会职责
董事会	负责就理事会决定的事宜提出建议	向理事会进行工作汇报
常务委员会	处理与财务（CSC/FIN）、战略与政策（CSC/SP）、为管理职位题名（CSC/NOM）、监督组织的管理工作（CSC/OVE）	就理事会决定的事宜提出建议　在各管理机构之间进行沟通和协调
顾问委员会	负责为ISO商业和信息技术方面的政策提供建议	管理秘书长的绩效目标
CASCO	为符合性评估提供指导	为秘书长提供行政管理方面的指导
COPOLCO	为消费者相关的议题提供指导	
DEVCO	为发展中国家的相关议题提供指导	

为代表全体成员的利益，理事会资格向所有的成员团体开放并轮流。技术管理委员（Technical Management Board，TMB）会负责管理技术相关的工作并向理事会进行汇报，同时也对各专业技术委员会负责。ISO的组织结构见图6-3。

按专业性质的不同，ISO设立了不同的技术委员会（TC），各TC下又分为若干分技术委员会（SC），各技术组织按任务设立工作组（WG）。在这些组织中，TC和SC共786个。ISO的技术工作一般由上述技术组织具体承担，并负责制定与修订各类标准，工作语言是英文、法文、俄文。每一个TC和SC都设有一个主席和一个秘书处，秘书处由各成员分别担任。各秘书处与位于日内瓦的ISO中央秘书处保持直接联系。

ISO的主要功能是为人们制订国际标准达成一致意见提供一种机制。其主要机构及运作规则都在ISO/IEC技术工作导则的文件中予以规定。制定一项新标准的程序是：①ISO某成员团体就某一领域的要求提出立项；②ISO立项后，交由TC的专家们进行文件整理及标准制定，分别形成工作小组草案、委员会草案和国际标准草案；③各成员团体对TC通过的国际标准草案投票表决（每个成员团体均享有平等的一票表决权）；④取得至少75%参加表决的成员团体的同意，国际标准正式发布。一般情况下，从标准提案到标准发布历时3年左右。

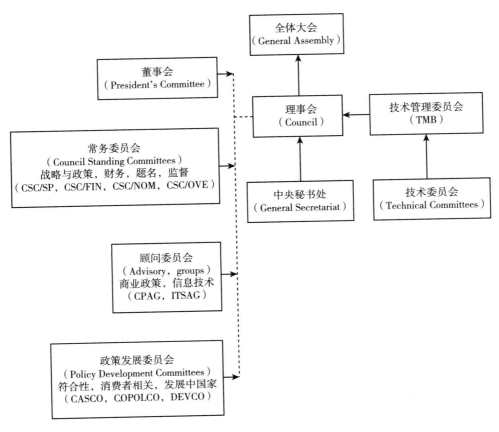

图5-3 ISO组织结构图

（二）国内组织

2008年10月，中国正式成为ISO的常任理事国。中国国家标准化管理委员会（Standardization Administration of China，SAC）代表中国参与ISO具体事宜。SAC的职责包括下达国家标准计划，批准发布国家标准，审议并发布标准化政策、管理制度、规划、公告等重要文件；开展强制性国家标准对外通报；协调、指导和监督行业、地方、团体、企业标准工作；代表国家参加国际标准化组织、国际电工委员会和其他国际或区域性标准化组织；承担有关国际合作协议签署工作；承担国务院标准化协调机制日常工作。

我国ISO9000认证工作由国家市场监督管理总局统一管理。ISO标准的咨询、培训和认证由具有相应资质的机构承担。中国国家认证认可监督管理委员会（Certification and Accreditation Administration of the People's Republic of China，CNCA）（国家市场监督管理总局）负责对咨询、培训、认证机构的资格和质量进行严格的审查、认可和监督。

中国合格评定国家认可委员会（China National Accreditation Service for Conformity Assessment，CNAS）秘书处负责认证机构认可。截至2019年3月末，CNAS批准认证机构179家，其中质量管理体系（Quality Management System，QMS）认证机构124家，分支机构280家。2018年，认证机构共颁发认证证书123.6万份，其中QMS认证证书28.9万份。

认证机构根据各类组织的申请对其体系运行状况进行审核和认证。各认证机构配备的审核员经过严格的审核培训与考试，并经中国认证认可协会（China Certification and Accreditation Association，CCAA）批准注册获得相应的审核资格。

三、ISO经费来源

ISO中央秘书处的日常运营费用主要来源于各成员按照国民收入总值和贸易指标核算并缴纳的捐款和出售标准的收益。这些费用中的1/5用于中央秘书处的运营费用，其余用于特殊标准项目的开发和技术工作。这部分费用通常由派送专家的成员和企业组织负担。

四、审核员的注册

对医院进行ISO9000认证的审核员需通过严格的培训和国家统一考核，获得质量管理体系（Quality Management System，QMS）审核员资格，并在中国认证认可协会注册。2018年，CCAA发布《管理体系审核员注册准则》，将实习审核员、审核员、高级审核员的三级审核员体系修订为实习审核员和审核员两级。注册及相关流程如下。

（一）注册要求

1. 总则。

2. 申请要求。

3. 申请人资格经历要求（实习审核员无工作经历和审核经历要求）。

（1）教育经历：大学本科（含）以上学历，或大专学历并具有申请领域相应专业中级（含）以上技术职称；无高等教育学科专业要求。

（2）工作经历：大学本科（含）以上学历应具有至少4年全职工作经历，大专学历申请人应具有至少20年全职工作经历。

满足CCAA管理体系审核员注册要求的工作经历应在取得相应学历后，在负有判定责任的技术、专业或管理岗位获得。研究生学习经历可按50%计算工作经历。

（3）专业工作经历：大学本科（含）以上学历应具有至少2年专业工作经历，大专学历申请人应具有至少15年专业工作经历，该专业工作经历能够使申请人获得有效地进行相应领域管理体系审核所需的专业知识。

专业工作经历可与工作经历同时产生。

（4）审核经历：审核员申请人审核经历要求：实习审核员需在注册审核员的指导下完成至少4次相应领域完整体系审核，审核天数≥15天。审核应覆盖认证领域所有标准条款。

经CCAA认证的某一认证领域审核员或强制性产品认证检查员以上注册资格的申请人，完整体系审核时间可减少至3天，现场审核经历≥10天即可。

审核经历需在注册前3年内获得，同时GB/T19011标准7.2.3.2 a）标准条款现场评价结论被认定为满意。

可接受的审核经历：CNCA批准的认证机构、国际认可论坛（IAF）成员机构认可的认证机构的第三方审核经历以及CCAA承认的二方审核机构获得的第二方审核经历。

4．个人素质和审核原则要求

（1）各级别审核员应具备有道德、思想开明、善于交往、善于观察等个人素质。

（2）各级别审核员应按照诚实正直、公正表达等原则开展工作。

5．知识和技能要求　包括：掌握管理体系审核、质量管理体系标准、质量管理领域专业知识、相关法律法规以及综合应用技能等。

6．考核要求　申请人应在申请注册前3年内通过CCAA组织的"基础知识"和"审核知识与技能"考试。

7．审核员行为规范要求　各级别审核员均应遵守CCAA审核员行为规范。

8．年度确认要求　实习审核员无年度确认要求。在注册证书有效期内，审核员应在每个注册年度提交一次完成下列活动的证明，表明其持续符合本准则的相关要求：1次管理体系认证审核；16学时与相应领域相关的继续教育课程，其中至少包括8学时经CCAA确认的继续教育课程；持续遵守行为规范要求；已妥善解决任何针对其审核表现的投诉；CCAA指定的专业发展活动时。

9．再注册要求　为确保各级别审核员持续符合本准则相应级别的各项要求，审核员应每3年进行1次再注册。

10．担保要求　实习审核员申请人无担保要求。审核员申请人应由一名担保人员对其专业状况、主要工作经历和基本个人素质做出担保。

11．机构推荐　实习审核员申请人无机构推荐要求。审核员申请人应由所在认证机构推荐，推荐机构应对申请人资格经历的真实性进行核实，并对申请人个人素质、知识和技能符合本准则注册要求提出推荐意见。

（二）注册决定

1. 注册决定 CCAA考核人员根据评价考核过程中收集的信息形成评价考核结论，给出申请人是否适宜注册的意见。

2. 注册公告及注册证书 对批准注册/再注册的申请人，CCAA将予以公告并颁发/换发注册证书，证书有效期3年。

3. 注册证书包含下列信息 CCAA的名称、标识、注册准则信息、注册人员姓名和身份识别信息、注册领域、注册级别和注册证书编号、注册（批准）日期和有效期。

（三）监督与年度确认

1. 推荐机构认证人员管理要求

（1）推荐机构应建立相应认证人员管理制度并有效实施。

（2）认证人员管理制度文件至少应包括：认证人员能力评价系统的建立与实施；认证人员现场见证活动的要求和实施；见证评价人员和申请信息、资料核实人员的评价、选择、培训与指定等内容。

（3）推荐机构应对申请人资格经历的真实性进行核实，并对申请人个人素质、知识和技能是否符合本准则注册要求进行审查，提出推荐意见。

2. 监督

（1）CCAA将通过处理投诉、接受聘用机构和受审核方反馈及年度确认等方式收集信息，对各级别审核员持续保持其能力和个人素质以及遵守行为规范的情况进行监督。

（2）CCAA将根据推荐机构申报资料情况、申投诉等外部信息，制定对推荐机构的监督计划；CCAA将根据监督中发现的问题，要求推荐机构采取必要的整改措施。

（3）CCAA将采用资料审查与现场评价（必要时）相结合的方式，对认证机构人员管理能力和状况、过去和当前的业绩等进行监督。监督的方式包括通过国家认监委等机构的联合检查、调阅资料以及现场监督等。

（4）CCAA对注册审核员进行信用管理，认证机构应按协会要求对审核员进行信用管理。

3. 资格处置

（1）推荐机构应对申请人申报的有关资格经历的信息、资料的完整性和真实性负责。若推荐机构隐瞒申请人的虚假信息或提供误导性信息，推荐出现失实，造成严重后果的，CCAA将按照《注册人员资格处置规则》，对推荐机构的推荐资格进行处置。

（2）担保人员应认真负责，尽到核实、审查的责任。如担保意见失实，造成严重后果的，CCAA将按照《注册人员资格处置规则》相关规定对担保人员进行处置。

（3）对违反行为规范、不满足注册准则要求的各级别审核员，经调查核实，CCAA将按照《注册人员资格处置规则》给予警告、暂停注册资格、降低注册级别，直至撤销注册资格的处置。

（4）注册人员因个人原因不再保持注册资格，可以书面形式向CCAA申请注销。

QMS审核员培训、考核、注册流程如图5-4所示。

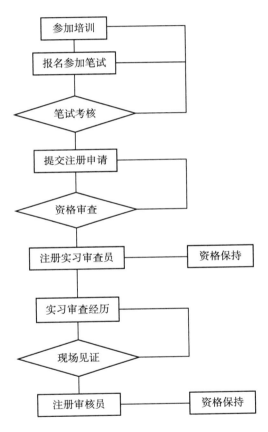

图5-4 QMS审核员培训、考核、注册流程图

五、认证标准

（一）质量管理原则

质量管理原则是在总结质量管理实践经验的基础上用高度概括的语言所概述的最基本、最通用的一般规律，可以指导一个组织在长期内通过关注顾客和其他相关

方的需求和期望而达到改进其总体业绩的目的。1995年，ISO/TC176在总结全球质量管理实践经验的基础上，高度概括地提出了八项质量管理原则，该八项原则也成为1996年编写的2000版ISO族标准的理论基础。2015版将其修订为七项基本原则，具体内容如下。

1. **关注顾客**　顾客是组织的焦点，也是质量管理原则的核心思想。组织应充分理解顾客并关注其当前、未来的需求，并争取超越顾客期望。关注顾客可以随时对其要求和期望做出改进，从而取得信任，稳定占有市场，并能根据市场变化动向做出快速反应，进而更多地占有市场。

2. **领导作用**　领导者确立组织统一的宗旨及方向。他们应当创造并保持使员工能充分参与实现组织目标的内部环境和条件。领导应该能提出目标，落实职能，提供资源，促进参与，检查绩效，组织实施改进。

3. **全员参与**　各级人员都是组织之本，所有人员的胜任、授权和充分参与，是提高组织创造和提供价值能力的必要条件。作为组织中最重要的资源，首先要使员工了解他们在组织中的作用及他们工作的重要性，明白完成目标要开展的具体工作，然后给予机会提高他们的知识、能力和经验，使他们对组织的成功负有使命感，渴望参与持续改进并努力做出贡献。

4. **过程方法**　"过程方法"即系统识别和管理组织内部所采用的过程，特别是这些过程之间的逻辑系统和相互作用。将这些相关的资源进行统一管理，可以助力最终目标的达成。ISO9000族标准观点正是基于"所有工作都是通过过程来完成的"这一基本思路而制定的。

5. **改进**　持续改进是组织连续改进某一或某些运营过程以提高顾客满意度的方法，也是维持组织业绩水平，适应环境变化的主要方法，其本质是不断提高产品质量。在持续改进过程中，组织应注意质量管理体系的适宜性、充分性和有效行3方面。其实施过程主要通过明确质量方针、目标、审核结果、数据分析、纠正和预防措施以及管理评审，促进质量管理体系的持续改进。

6. **循证决策**　有效决策应建立在数据、信息分析和评价的客观事实基础上。对事实的数据和信息的分析可为决策科学化提供依据，在这些分析结果的基础上再加上经验和直觉做出判断，确认分析结果的可靠性，从而做出正确的决策。

7. **关系管理**　相关方是指与组织的业绩或成就有利益关系的个人或团体。与相关方的关系影响着组织的绩效，为达到持续的成功，组织应管理与其有关各相关方的关系。"关系管理"原则的实施要点包括权衡短期利益与长期利益，确立相关方的关系；识别和建设好关键相关方关系；与关键相关方共享专有技术和资源；建立清晰与开放的沟通渠道；开展与相关方的联合改进活动。

（二）标准体系

由ISO/TC176制定的所有国际标准称为ISO9000质量管理体系族标准，主要包括核心标准、质量管理体系指南、质量管理体系技术支持指南、支持质量管理体系的技术报告以及特殊行业的质量管理体系要求五类文件。

ISO9000族的核心标准是系列标准中最基本的标准，包含以下3个核心标准。

1. ISO9000：2015《质量管理体系基础和术语》：表述质量管理体系基础知识，并规定质量管理体系术语。

2. ISO9001：2015《质量管理体系要求》：规定质量管理体系要求，用于证实组织具有满足顾客要求和适用法规要求产品的能力，目的在于增进顾客满意，是ISO9000族标准中唯一可以被用作认证的标准。

3. ISO9004：2018《质量管理-组织质量-实现持续成功的指南》：提高质量管理体系的有效性和效率两方面的指南，旨在促进组织业绩改进和顾客及其他相关方满意。

与2008版相比，2015版包括10章，适用于组织的任何管理体系的标准化架构，也能更好地与其他管理体系标准保持一致。与2008版只强调组织内部的"质量管理体系"相比，2015版标准将"组织环境"作为术语和定义后的第一部分，强调了组织需要依据国家政策和行业环境对质量工作进行策划，是一种"站在整体角度思考局部"的理念变革。

新版标准更加重视过程管理，去掉了"预防措施"单独条款，并将其融入到质量管理体系要求之中，减少了规定性要求，并以基于绩效的要求替代。

新版标准改善了服务型组织（如医院）对标准的适用性。组织可以根据其规模和复杂程度、所采用的管理模式、活动领域以及所面临风险和机遇的性质对相关要求的适用性进行评审。当不实施某项要求不会对提供的产品和服务造成不利影响时，组织可以决定该要求不适用。此外，新版标准增强了对领导作用的要求，更加重视过程的绩效分析和评价，更加注重取得预期成果，以提高客户满意度。

六、第三方认证的典型流程

（一）认证前的活动

一般认证前活动包括：第一，机构提交认证申请；第二，认证机构与申请机构充分沟通，并对认证申请是否具有评审能力进行审核；第三，认证机构明确认证周期及方案。初次认证的审核方案包括两阶段初次评审、认证决定之后第一年和第二年的监督审核，第三年在认证到期前的再认证审核。

（二）审核策划

认证机构负责确定审核的目的、范围和准则，选择和指派审核组、编制审核计划并公布审核组成员信息。申请方有权对审核组成员任命表示反对，并在反对有效时使认证机构重组审核组。

（三）初次认证

1. **第一阶段**　第一阶段审核的是为了了解和评估申请方文化信息，现场具体情况，实施标准要求的情况，并收集关于管理体系范围及运作的必要信息。审查第二阶段所需资源配置的情况，评价申请方是否策划和实施了内部审核与管理评审，以便确认申请方是否已为第二阶段做好准备。

第一阶段审核通过索取/查阅申请方文件和资料，与申请方沟通等方式进行。审核意见反馈给申请方。申请方需解决审核意见中提出的"关注问题"方可进行第二阶段审核。

2. **第二阶段（现场审核）**　第二阶段的审核目的是为了评价申请方管理体系的实施情况及其有效性，内容至少包含以下6个方面。

（1）与标准或规范性文件的符合度及支持证据。

（2）对关键绩效目标和指标进行的测量、报告和评审。

（3）申请方管理体系的能力以及在符合适用法律法规要求和合同要求方面的绩效。

（4）申请方过程控制情况。

（5）内部和管理能力评价。

（6）申请方方针的管理评价。

（四）实施审核

一般会召开两次审核会议，首次审核会议和末次审核会议。首次审核会议，由审核组长主持召开，申请方最高管理者和质量管理体系相关职能部门负责人应参加会议。在现场审核时，审核组会通过面谈、对过程和活动进行观察以及审查文件和记录收集必要信息，并将其作为审核证据。对不符合的审核发现，会与申请方讨论，以确保证据准确且不符合获得理解。现场审核结束之后，审核组会对不符合的发现进行分级，并就审核结论达成一致。随后，审核组会与申请方的管理层人员召开末次会议，提出审核结论、不符合的方面以及认证的推荐性意见。

对于审核中发现的不符合，认证机构应要求申请方在第二阶段结束后6个月内分析原因，并说明为消除不符合已采取或拟采取的具体纠正和纠正措施。认证机构会审查改进措施是否被接受。如果为了验证纠正和纠正措施的有效性，有可能会需要补充一次全面的或有限的审核，或者需要文件化的证据。

（五）认证决定

审核组向认证机构提交审核报告，认证机构做出授予或拒绝认证、扩大或缩小认证范围、更新、暂停/恢复或者撤销认证的决定。做出认证决定的人员不能是实施审核的人员。

（六）保持认证

1. 监督活动　认证机构会定期对管理体系范围内有代表性的区域和职能进行监视，以确保申请方持续符合认证要求。监督审核应包括以下几个方面的审查。

（1）内部审核和管理评审。

（2）对上次审核中确定的不符合采取的措施。

（3）投诉的处理。

（4）管理体系在实现获证单位目标和各管理体系的预期结果方面的有效性。

（5）为持续改进而策划的活动的进展。

（6）持续的运作控制。

（7）任何变更。

（8）标志的使用和/或任何其他对认证资格的引用。

2. 再认证　再认证审核的目的是确认管理体系作为一个整体的持续符合性与有效性，以及与认证范围的持续相关性和适宜性。再认证审核应包括针对下列方面的现场审核。

（1）结合内部和外部变更来看的整个管理体系的有效性以及认证范围的持续相关性和适宜性。

（2）经证实的对保持管理体系有效性并改进管理体系以提高整体绩效的承诺。

（3）管理体系在实现获证客户目标和管理体系预期结果方面的有效性。

对于严重不符合，认证机构应规定实施纠正与纠正措施的时限。这些措施应在认证到期前得到实施和验证。

3. 特殊审核

（1）扩大认证范围：对于已授予的认证，认证机构应对扩大认证范围的申请进行评审，并确定任何必要的审核活动，以做出是否可予扩大的决定。这类审核活动可以和监督审核同时进行。

（2）提前较短时间通知的审核：认证机构为调查投诉、对变更做出回应或对被暂停的客户进行追踪，可能需要在提前较短时间通知获证单位后或不通知获证单位就对其进行审核。

4. 暂停、撤销或缩小认证范围　发生以下情况（但不限于）时，认证机构应暂停获证单位的认证资格。

（1）单位的获证管理体系持续地或严重地不满足认证要求，包括对管理体系有效性的要求。

（2）获证单位不允许按要求的频次实施监督或再认证审核。

（3）获证单位主动请求暂停。

如果造成暂停的问题已解决，认证机构应恢复被暂停的认证。如果获证单位未能在认证机构规定的时限内解决造成暂停的问题，认证机构应撤销或缩小其认证范围。如果获证单位在认证范围的某些部分持续地或严重地不满足认证要求，认证机构应缩小其认证范围，以排除不满足要求的部分。申请、认证审核和认证过程的典型流程见图5-5。

七、ISO9001认证体系在医疗机构中的应用

（一）ISO9001认证体系对医疗机构质量管理体系的总要求

1. 需要证实该医院具有稳定地提供满足患者和全部适用法律法规要求的医疗服务及预防保健能力。

2. 通过质量管理体系有效运行，突出体现质量管理体系持续改进，以及保证符合患者与适用法律法规和本行业规定要求，旨在增强患者满意度。

3. 作为医院的顾客的患者满意度监测，应是患者可感受到的真实感受和意见等质量特性信息的连续性监视、测量。

（二）ISO9001认证体系对医疗机构建立质量管理体系的总要求

医疗机构应按标准的要求建立质量管理体系，形成文件，加以实施和保持，并持续改进其有效性。

1. 医疗机构应分别识别和管理门诊医疗服务过程、急诊急救医疗服务过程、住院医疗服务过程、手术和围手术期医疗服务过程、护理服务过程、各医技专业医疗服务过程、药学服务过程、物业后勤服务过程、生物医学工程和信息等支持性服务过程。

2. 确定各项医疗服务过程及其工作岗位职责的相互关系和相互作用，以保证全部医疗服务过程的连续性和有效性。

3. 为使各种医疗服务过程和管理过程达到预期策划的目标和要求，应以专业科室为单位，对其过程的输入、输出以及开展医疗服务活动所需投入的资源等必备的信息做出明确规定，给出过程有效运行的控制准则和方法。

4. 为判断各医疗服务过程是否有效运行，并对其加以监测，必须分部门获得监测信息，以便分析各医疗服务过程的质量特性。

5. 医疗机构所选择的任何对医疗服务有直接、间接影响的外包过程，均应确保对其实施有效控制。

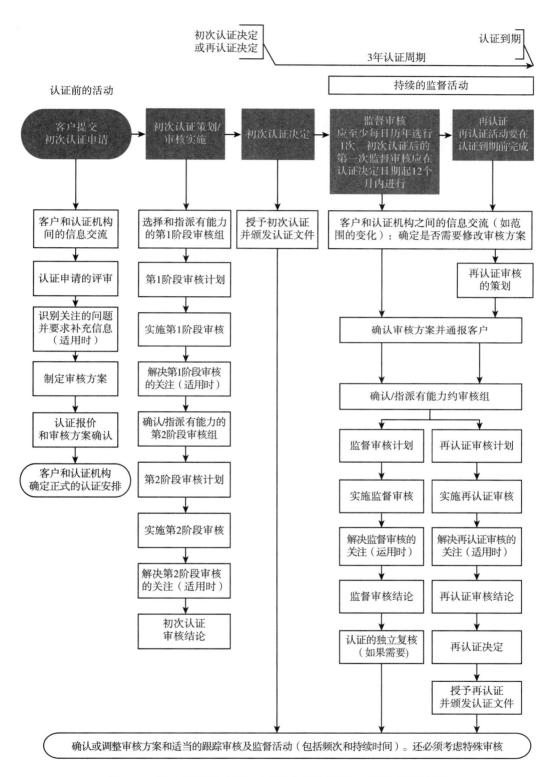

图5-5 第三方认证申请、认证审核和认证过程的典型流程

（三）医院开展ISO9001认证体系的意义

《"十三五"深化医药卫生体制改革规划》（以下简称"医改规划"）的主要目标包括实行分级诊疗、完善医院管理制度、探索第三方评价体系，进一步明确了"保基本、强基层、建机制"的指导思想和基本原则。"医改规划"是对国家"质量提升行动"的具体响应，更重要的是为医改工作提供了最终方向。但是目前我国医疗卫生体系还面临着诸多具体问题，如我国高等级医院依然属于紧缺资源，数量较少，却承担了大量的实际诊疗活动，包括一些可以而且应该由基层医院承担的基本诊疗活动，造成高等级医院不堪重负；现行的医疗卫生领域评价体系不能有效评价各等级医院的质量管理能力和质量管理水平等。开展ISO9001认证体系将有助于医疗机构在技术、经营、组织管理等各方面能力的提升，也可促进医院整体管理制度的建设和完善。据相关文献报道，医疗机构开展ISO9001认证体系1年后，医院的感染率、床位使用率、无菌手术切口甲级愈合率、住院患者满意率、平均住院日、药品费用占住院总费用比率等可量化指标均比未开展之前有所降低；此外，还帮助机构建立健全、规范化、程序化、文件化质量管理体系和各项规章制度等。

（四）医院开展ISO9001认证体系的可行性

1. 政策的可行性　国家"质量提升行动"已经将认证认可水平和能力提升作为主要目标之一。此外，国务院办公厅《关于建立现代医院管理制度的指导意见》提出了"探索建立第三方评价机制"的要求。而且"医改规划"中也要求构建"第三方广泛参与"的多元化综合监管体系。以ISO9001作为医疗卫生领域的第三方质量评价体系完全符合政策导向。

2. 技术的可行性　ISO9001具有很好的导向性，使得ISO9001作为第三方质量评价体系更适合于实现"医改规划"和其他相关政策的目标。等级医院评审、JCI等评价体系虽然是专门针对医疗卫生领域的评价活动，专业性比较强，但是或多或少存在对硬件和规模的要求。而ISO9001则完全不同，在符合法律法规要求的前提下，不会对硬件和规模提出额外要求，其重点在于评价质量管理体系的充分性、适宜性和有效性。也就是说，重点在于评价医疗卫生机构是否实施了全过程质量管理、是否存在盲区？每一过程的管理方法是否科学、是否适合本医院的实际、是否以患者满意为导向？管理方法是否得到有效实施（包括绩效评价和改进的过程）、是否实现了其预期结果？ISO9001的导向更加倾向于软实力（制度和文化）的评价和认可，使得不同规模的医疗卫生机构在质量评价时处于同一起跑线。一个基层医院，如果领导重视、全员努力、方法得当，在其法定许可的医疗服务领域内，其医疗技术能力和医疗服务质量完全可以追上甚至超过高等级医院。单是这样一种可能性的存在，就足以激励基层医院产生质量管理的信心和动力，而对高等级医院则是一种无形的鞭策。基于ISO9001的第三方质量评价体系可以促进以法律法规的符合性为前提，以质量管理能力和管理水平为基准的新型质量导向机制的形成，填补现行医疗卫生领域评价体系的缺失。

3. **经济的可行性**　首先，ISO9001在世界范围内，在各种不同行业中得到了最为广泛的应用，得到了充分的实践检验，案例充分，资源丰富，这大大降低了其在应用过程中试错的风险和损失。其次，ISO9001培训、评审费用低，选择余地大，额外支出少。现有的一些医疗行业评价标准，包括一些正在制定中的医疗行业标准，都有一个共同的特点：标准的涵盖范围和规模过于庞大，过于理想化，实施起来殊为不易。比如JCI，单是培训费用可能就需要几百万，而且培训和评审资源的选择余地非常少。这些费用还不包括场地、设施改造的费用。对于低等级医院来说，改造费用几乎是必定发生的，而且价格不菲。至于评审及接待费用，也同样不低（培训和评审人员大多来自国外）。ISO9001则经济得多，培训费用视医疗卫生机构的规模，可能几万到几十万元，而且社会资源相对充分，选择余地比较大；评审费用大约几万到十几万元。ISO9001的核心理念是过程方法，即全过程管理，并有效管理每一个过程。因此，除了在人员培训方面的资金投入，以及各级人员参与过程讨论与文件编制的时间投入以外，基本上不需要其他额外的投入，尤其是不需要额外的场地、设施方面的资源投入。按照当前的流行意见，对人员的培训和人员能力提升的投入其实是投资。当然，肯定也有一些医疗卫生机构本身存在一些不能满足法律法规的要求而需要投入资源进行改造的情况，这个实际上是医疗卫生机构应尽的义务，而不是ISO9001的额外要求和实施成本。

4. **组织管理的可行性**　ISO9001认证评价体系已在世界范围内实施30余年，制度相对完善。国家认证认可监督管理部门以及国际组织已经发布了一系列的标准和要求，范围包括对认证机构的管理要求、对审核过程的管理要求与规范、对审核结论及其跟踪的管理要求等，涵盖了整个认证评审的全过程。相对于其他评价体系，ISO9001还具有以下的优势。

（1）具有审核能力上的优势。等级医院评审的评审员当然都是行业专家，但是审核过程并不仅仅需要技术上的专业，也需要对审核过程的有效管理。而审核能力通常并不是等级医院评审遴选评审专家时的主要考虑因素，也没有系统的评价方法。由于ISO9001的审核员是一种职业，审核员通常具有广泛的实践经验，认证机构也因此能够对审核员进行系统的培训。所以，ISO9001的审核员通常审核技巧娴熟，具有较好的敏锐性、较强的问题挖掘和重点的把握能力。

（2）保障审核独立性、客观性和公正性的优势。国家认证认可监督管理部门已经制订了相对完善的制度，实施了多种方式对认证机构、审核人员以及获证组织进行监督，基本上可以实现审核独立性、客观性和公正性的要求。等级医院评审虽然也有种种措施，但是评审人员毕竟来自于医疗圈，也会继续工作于医疗圈，这在客观上限制了其独立性的实现。

（3）合理的评审周期能够发挥有效的监督和促进作用。相对于等级医院评审每4年1次、JCI每3年1次的评审，ISO9001每年1次的审核频次更加合理，更容易促进被审核方管理的日常化和常态化。

5. **社会的可行性**　国务院发展研究中心社会发展研究部曾发表过一系列实践调查和研究，详细分析了中国实施分级诊疗的探索，主要是两条脉络：一是从医疗服务体系建设入手，以多种方式（如医联体）推进不同层级医疗服务机构之间展开分工协作；二是从完善医疗保障制度入手，通过差别化报销比例、支付方式改革及其他相关政策调整，引导患者更多地利用基层医疗卫生机构，调动基层机构的积极性。从调查数据来看，这些探索和实践已经取得了比较显著的效果。基于ISO9001的第三方质量评价体系可以为这些实践活动的可持续发展提供保障。无论以何种方式将患者引导到基层医院，相关方（包括患者本人、政府监管机构，甚至作为医联体主体的高等级医院）其实还是希望了解该基层医院的质量管理能力和实际的质量管理水平、能否保障诊疗的规范性和有效性、是否能够有效地识别和管控医疗风险等。这些都是ISO9001认证评价体系需要而且能够进行系统评价的因素。ISO9001的认证评价和定期监督对于各相关方来说，都是一个有益的甚至必须的活动。此外，实施ISO9001对于医疗卫生机构完善和创新医院管理制度也有正面的促进作用。质量管理作为医疗卫生机构管理制度的重要一环，完全可以而且有必要先行。医疗质量关系到人民群众的切身利益，在所有相关方（医护工作者、医院管理层、监管机构以及患者等）之间具有最大的公约数，也不涉及太多的利益重组，最容易达成共识。通过实施以ISO9001为基础的质量管理体系，可以初步完善医疗卫生机构的组织架构与职责、KPI设定与评价、人员能力的评价、外部供方的评价等，甚至可以倒逼医疗机构整体管理机制的改进和改革。

（五）ISO9001认证体系在医疗机构中的应用

在ISO9001认证实践中发现，在系统化管理的基础上，通过突出一些重点，可以给医疗卫生机构带来较好的正面效应。

1. **加强质控活动**　ISO9001体系要求机构要应对质量管理体系所需的相关职能、层次和过程设定质量目标，而且《医疗质量管理办法》中也明确要求各科室建立医疗质量管理小组并开展质控活动。但是，现实中大部分还流于形式。据此，建议医疗机构可以：每周开展质控检查，检查内容包括治疗全过程病案（病历），以及一些关键过程的操作规范性；每月召开质控会议，讨论质控检查、KPI统计等结果；每次质控会议至少确定一个改善方向，下次质控会议跟进改善结果。这些措施对于改善操作规范性，提升质量非常有帮助。

2. **开展人员质控**　ISO9001体系要求机构要明晰其相关岗位人员所需具备的能力，并评价绩效和其有效性等。鉴于此，建议机构积极开展上岗能力评价。对每一个岗位建立上岗评价标准，由带教老师、上级主管共同依据其实操能力，按照标准进行评分，有条件的岗位则优先使用统计数据进行评分，达到该岗位平均水平才能上岗。定期能力校准，对每一个岗位每月（至少每年）进行一次能力校准，依据实操表现，按照标准、有条件的岗位优先使用统计数据进行评分，低于平均水平2 Sigma的需要提交自查报告，低于平均水平20%的需要脱岗再培训，然后按照上岗考核要求评价合格后才能上岗。应用ISO9001对人员能力的要求，可以确保各级人员了解自己的质量绩效，并保持良好状态。

3. **开展主要药品、试剂与耗材质控**　在ISO9001体系中要求，明确提出机构应确保向顾客提供的产品和服务要满足要求。鉴于此，在实践中，机构应开展主要药品、试剂和耗材的质控。首先需要收集和评审供应商的资质、产品注册文件，并创造条件对每一批号的外购药品等进行质控检验，合格才能投入使用。同时，创造条件对药品等的疗效（或者不良反应）进行持续的数据统计，以监测其稳定性；同类型的药品还要互相进行数据的比较和分析，依效果指导临床使用。

本章小结

本章主要介绍了三种国际医院认证方法，分别为国际医疗质量协会开展的国际认证项目、美国国际医院认证项目和国际标准化组织质量管理体系评价项目。其中：

1985年，国际医疗质量协会（ISQua）开展的国际认证项目主要包括针对医疗与社会服务认证标准评价、认证机构评价和调查员培训项目评价三大方面。三大认证项目评价流程除有些许不同外，一般包括认证申请、自评、现场调查、实施审查、复核审查、授奖、调查后评估、维持认证和再认证9个步骤。

美国国际医院认证项目（JCI）由美国医疗机构评审国际联合委员会发起，评价主体为美国以外医疗机构的相关服务，如医疗机构认证、临床项目认证和咨询指导服务三大类。其中医疗机构认证评价是本章节中主要介绍的内容，其评价程序主要包括申请及准备、现场调查和跟踪调查。现场调查中以追踪方法学的应用为主，也是我国第二周期医院评价工作的主要方法。

1994年ISO9000管理体系族标准发布，是国际公认的质量管理和质量保证标准。该族体系的发布推动了国际间质量认证。ISO9000一族2015版标准聚焦7项质量管理原则，包括关注顾客、强调领导的作用、全员参与、注重过程方法、注重持续改进、注重循证决策和关系管理。第二周期评审工作开展前，ISO在我国开展的比较广泛，目前的认证活动主要在医院里的药剂、后勤、临床检验等辅助科室以及个别部门开展。

（马丽平　王　巍）

第六章 国内医院评审第一周期阶段（1989—1998）

学习目标

1. **掌握** 国内医院评审大致历史变迁。
2. **熟悉** 第一周期医院评审标准；第一周期医院评审取得的成效及暴露的问题。
3. **了解** 第一周期医院评审的大致过程和重要事件。

我国的医院评审萌芽于20世纪70年代，起步于80年代末。回顾30多年的经历，各周期评审都是立足于特定社会历史背景所选择的比较适合中国国情，具有中国特色的医院管理探索之路。第一周期评审使医院分级管理制度在我国得到全面贯彻实施；第二周期在纠偏基础上，推动了医院从规模化向精细化转型。最新的2020版评审标准则聚焦于"高质量发展"。未来我国的医院评审，将进一步学习借鉴国际先进的医院评审评价经验，提供多元化的评审评价标准。同时，发展第三方机构，对国内开展医院评审评价业务的机构、标准和评审员进行认证认可；推动我国的医院评审机构、评审标准和评审员培训项目获得国际认证认可，使我国的医院评审评价体系保持长久的生命力。

1989—1998年是我国医院评审的第一周期，以医院分级管理为纲。1989年卫生部发布的《关于实施医院分级管理的通知》标志着我国医院分级管理与评审工作的正式启动；而1998年卫生部印发《关于医院评审工作的通知》，以及其后发布的《我国医院评审工作评估》认为：中国医院评审第一周期工作取得了明显的成绩，但仍然出现了一些问题，主要表现评审标准和方法缺乏规范化和科学性；政府主导评审缺乏公平性和公正性；没有形成医院长效监管机制；没有促进医院形成质量持续改进的长效机制等。

1989年11月，卫生部发布的《关于实施医院分级管理的通知》和《综合医院分级管理标准（试行草案）》标志着我国第一周期医院评审工作正式启动。客观地说，

1989—1998年所实施的医院分级管理与医院评审工作是立足于特定历史社会背景所选择的比较适合中国国情、具有中国特色的医院管理探索之路。在近十年期间评审医院共17 708所，其中三级医院558所、二级医院3100所、一级医院14 050所，占1998年底我国医院总数的26.4%。与此同时，1994年9月实施的国务院号令《医疗机构管理条例》中明确规定"国家实行医疗机构评审制度"，我国医院评审成为了国家对医疗机构进行监督管理的一项法定制度一直延续至今。

1999年3月，中华医院管理学会（中国医院协会前身）成立了课题组，开展了"我国医院评审工作评估"，对第一周期医院评审工作进行客观的总结和评估，并指出，第一周期的医院评审工作取得了明显的成绩，对加强我国医院建设和医院管理起了巨大的促进作用。主要体现在：①调动了当地政府和有关领导部门对医院建设的积极性，从精神和物质上给予有效的支持。②引起了社会对医院建设、管理和行为的普遍关心，从而加强了对医院的监督。③呈现出全国大体一致的标准化管理和规范化管理的态势，推动医院管理向科学化、现代化迈进了一大步。④促进了医院的基础建设，尤其突出的是对医、护、技人员的基本功进行了再训练，从而使医疗质量和医疗水平有了相当大的提高。⑤使院容、院貌有了明显的改进，行风建设得到加强。⑥增强了医院的凝聚力，领导与职工的目标比较一致，各医院为迎接医院评审，所做工作之多、人员调动之广泛、准备时间之长、自查自纠自管的强度之大是以往任何评比、检查所未有的。课题组同时提到，通过第一周期的医院评审实践，虽然基本实现了部分预期目标，很多方面取得了明显成效，但是实际工作中还是存在着这样或那样的问题，甚至有些问题已经给社会和整个卫生事业带来了很不利的影响。鉴于此，1998年8月卫生部印发《关于医院评审工作的通知》，决定暂停第一周期医院评审工作，把贯彻当时《中共中央、国务院关于卫生改革与发展的决定》中提出的"在全国建立起适应社会主义市场经济体制和人民健康需求的比较完善的卫生体系"，实行区域卫生规划，发展社区卫生服务，进行医疗保险制度改革，提到日程上来，作为之后的一段时期卫生改革的重点方向。至此，全国范围内大规模的医院评审工作全部停止。

第一节　医院分级管理

一、背景介绍

我国医疗卫生事业从建国初期至改革开放期间，经历了从政府管制走向市场经济体制。虽然20世纪80年代，我国的GDP仅占全球的1.7%左右，但在医疗卫生领域却是非常成功的典范，然而，我国的医院随着大环境、政策的改变，还一直处于被动的发展阶段。

新中国成立初期，我国的医院、医疗设施设备以及医疗技术人员都处于极度匮乏的状态，人民群众得不到基本的医疗卫生保障，健康意识也相当淡薄。在第一个五年计划当中，政府陆续投资建立了大批公立医院，建立了中国城镇职工医疗保健体系。从那时起，国家大力发展基层医疗卫生力量，全国城乡卫生医疗网基本形成；同时，通过广泛开展群众性爱国卫生运动，取得了巨大的成效，人民健康状况明显改善。医疗的快速发展大幅度提高了广大人民群众的医疗保障水平。虽然中国在世界卫生大会上被世界卫生组织和世界银行称为"是发展中国家解决卫生经费的唯一典范"；在国际级卫生保健会议上，"中国模式"被世界组织作为典范向发展中国家推荐，但直至改革开放前，我国的医疗卫生事业经费和投入实为不足，我国医院又是全民所有制的公立医院，在国有企事业单位工作的劳动者，到医院看病以及在医院开药所花费用，全部由企业或国家负担，而经过几次降低医疗收费标准而导致了公立医院的亏损严重。改革开放初期，国家开始了规模最大的经济体制改革，我国的医院无论从设施、专业技术、人员配置、专业知识、专业能力与培养，到整体的管理规划都处于新一阶段的恢复期。随着经济不断快速发展，老百姓就医需求增长，医院开始陷入因床位紧张而造成了患者住院难的局面，随之老百姓的抱怨也不断增加。另外，传统的医院管理模式遭受了极大地冲击，医院管理的问题也慢慢浮出水面。

伴随改革开放的脚步，医院发展也从原先强调医院数量方面往医院管理方向的转型。1982年，卫生部颁布《全国医院工作条例》，明确医院的相关工作要求。这也标志着我国医院发展从之前的注重数量转化为管理工作的新篇章。早在20世纪70年代末辽宁省丹东市自发开展了"文明医院评比"活动，引起了全国各地医院的效仿。这一举动也被视为中国医院评审的萌芽时期。国家在改革开放后出台了一系列偏向医院管理的政策，卫生部也开始引导医院管理理念，针对当时医院发展相对滞后、相关政策不够完善的背景下，摸索着开始了医院的评审评价工作。研究适合的医院评审标准，帮助医院从管理/经营模式上去适应并融入到这一次大规模的经济体制改革潮流之中。1985年国务院批转了卫生部《卫生工作改革若干政策》，1988年国务院批转卫生部等三部两局的《关于扩大医疗卫生服务有关问题的意见》，提出了医院市场化的具体措施，以解决当时看病难、住院难的问题。1987年卫生部召开全国"文明医院"建设研讨会，会中将丹东经验推而广之的同时也引向了真正意义上的医院评审之路。1989年，卫生部颁发了《医院分级管理办法（试行草案）》和《综合医院分级管理标准（试行草案）》。草案中指出：《综合医院分级管理标准》是根据中国实际情况，以现代科学管理的理论指导，总结我国三级医疗卫生网建设和创建"文明医院"活动的经验，经过反复调研和论证起草的适合中国的医院管理标准。国家按照标准中规定的任务和功能将医院分为三级十等，以促进在经济迅速发展时期下的公立医院良性竞争。

知识拓展

"医院分级管理"是二十世纪八九十年代卫生行政主管部门为实现医院标准化、现代化的建设根据医院功能、任务、条件设施、技术能力等的综合水平对医院进行评价及管理而进行的一项重大改革。其核心是将医院按照功能、任务不同划分为一、二、三级。（一级医院：是直接向一定人口的社区提供预防、医疗、保健、康复服务的基层医院、卫生院。二级医院：是向多个社区提供综合医疗卫生服务和承担一定教学、科研任务的地区性医院。三级医院：是向几个地区提供高水平专科性医疗卫生服务和执行高等教学、科研任务的区域性以上的医院。）各级医院再按照规模、技术水平、医疗设备、管理水平、医疗质量等的不同分为甲、乙、丙三等，三级医院增设特等，共三级十等。在卫生行政部门的规划与指导下，一、二、三级医院之间建立与完善双向转诊制度和逐级技术指导关系。

二、分级管理标准的第一个十年

我国第一周期的医院评审的方针是医院分级管理，可以分为试点阶段、实施阶段和大规模开展阶段。

（一）试点阶段

1989年8月，全国医政工作会议审议通过了《医院评审基本标准》，同年11月，卫生部发布了《关于实施医院分级管理的通知》和《综合医院分级管理标准（试行草案）》，规定国家实行医疗机构评审制度，标志着我国医院分级管理与评审工作正式启动，拉开了全国第一周期医院评审的序幕。全国5个省市（北京、辽宁、河南、吉林、浙江）根据卫生部的指示，按照卫生部印发的《综合医院分级管理标准（试行草案）》和《实施办法（征求意见稿）》的要求，分别对所在地区的部分单位进行了试点。

《综合医院分级管理标准（试行草案）》是以三级综合医院在医疗预防体系中的功能与任务为依据，以医疗质量为重点，包括管理、医疗、护理、医技、教学、科研、预防、医德医风建设、合理利用资源、后勤保障等多方面的综合标准体系，它是审定三级综合医院资格的必备条件，必须符合此标准才有资格参加分等评审。《综合医院分级管理标准（试行草案）》体现了第一阶段医院评审的思路：分级管理。一方面，克服了由于行政区划和隶属关系造成的医疗资源布局不合理和医疗资源浪费的弊端，有利于加强医疗卫生事业的宏观管理，调整和健全三级医疗预防体系，提高医疗卫生体系的整体功能，有利于加强医院的微观管理，使医院从经验管理向标准化、规范化管理转变。另一方面，《综合医院分级管理标准（试行草案）》规定了不同等级有不同标准，只有符合分级标准才能参加相应等级的评审。

《综合医院分级管理标准（试行草案）》中出台了一、二、三级医院的基本标准和分等标准。基本标准是各级医院必须达到的标准，也是医院开业资格的认定标准，基本标准单独考核评定，与分等标准考核评分分开，如达不到基本标准要求，则不予通过，定为不合格医院。医院分级标准，即三级医院的具体功能定位；医院分等标准，包括医院的规模、医院的技术水平、医疗设备、医院的管理水平、医院质量5个指标，把医院分成三级十等，分别为甲、乙、丙三级，分级是由政府按照区域卫生规划决定，而分等则是采取千分制办法按照标准评定：甲等分等标准考核须达900分以上（含900分），乙等分等标准须达750~899分，丙等分等标准考核在749分以下（含749分）。三级特等医院除达到三级甲等医院的标准外，还必须达到三级特等医院所必备的条件。从评审程序上看，医院评审一般要经过5个阶段，即自查申报、资格评审、考核检查、做出评审结论、审批。如果医院对评审结论有不同意见，可申请复审。

由于当时从国家卫生部层面提出，医院"实行分级管理后，医疗收费按评审结果有所区别，各地可根据国家价格改革的统一部署，结合本地区实际情况，按照医院级别，在近一、二年内可先试行对门诊挂号、住院床位收费适当拉开档次"，医院评审的级别和等级不仅涉及医院的社会声望、政府投资，还能和收入挂钩，因而不仅引起了全国医院管理者的高度重视，也引起各地政府的高度重视，对医院进行大量必要的硬件投资，软件方面也尽可能地提高。可以这样认为，对医院进行评审、实施分级管理，是我国自改革开放以来最规范、最有效的管理，同时也是医院发展最快的阶段。

1990年初卫生部正式发出通知，在全国逐步推行医院分级管理和医院评审制度，此项制度的推行促进了我国医院现代化科学管理与全行业管理的进展。为了加强医院评审工作的管理，明确医院评审的目的、方向，端正评审的指导思想，发挥政策的导向作用，使医院评审工作朝着正确、健康的方向发展，提出了医院评审第一周期的重点。它包括医德医风、医疗质量、医疗技术和医院管理4个方面。

1991年，北京市率先在全国进行了第一周期医院评审的试点工作。1991年11月，上海市成立了医院等级评审委员会，同年12月成立了医院等级评审工作委员会。在思想准备、组织准备、标准准备的基础上，上海市的医院评审工作开始启动。1992年4月至5月，上海市对4所一级医院、3所二级医院进行了评审试点，1992年12月初至1993年1月对所有三级医院进行了试评审。针对试点及试评审工作中发现的问题，及时总结经验，进一步明确评审指导思想和评审注意事项，改进评审工作方法，1993年12月在市医院等级评审工作经验交流会上提出了"一定要把医院等级评审工作作为卫生系统一项重要工作去做，要巩固成果，改进方法，认认真真、自始至终、坚定不移地做好这项工作"。至此，在初步规范评审工作的基础上，上海市综合性医院的评审工作全面展开。

（二）实施阶段

1993年起，医院分级管理从试点阶段过渡到了实施阶段，全国22个省、市、自治区近4000所医院开展了等级评审工作。

1994年2月，国务院颁布了《医疗机构管理条例》，同年9月1日正式实施。该条例明确规定"国家实行医院评审制度"，从此医疗机构评审作为国家对医院管理的一项制度，被正式纳入了法制轨道。国家在法规中确立了医疗机构评审制度的法律地位，成为卫生行政，特别是医政管理依法行政的重要举措。该条例第41条明确规定：国家实行医疗机构评审制度，由专家组成的评审委员会按照医疗机构评审办法和评审标准，对医疗机构的执业活动、医疗服务质量等进行综合评价。条例第43条又规定，县级以上地方人民政府卫生行政部门根据评审委员会的评审意见，对达到标准的医疗机构，发给评审合格证书，对未达到评审标准的医疗机构，提出处理意见。

为了全面落实《医疗机构管理条例》，卫生部于1994年8月发布了《医疗机构管理条例实施细则》。其中第73条规定各级医疗机构评审委员会负责医疗机构评审的具体实施。1994年9月发布《医疗机构评审委员会章程》进而规范评审工作。1995年7月颁发了《医疗机构评审办法》，初步规范了医院评审工作实施行为、评审标准。标准包括，医院基本条件，即医院最低规模与功能、医院管理体制、医院基本规章制度等7个具体指标，以上指标是所有医院必须达到的最低标准和要求，也是医院行业的准入标准。医院分等标准，包括医院的规模、医院的技术平、医疗设备、医院的管理水平、医院质量5个指标。

同一时期，卫生部先后颁布实施了《医疗机构设置规划指导原则》《医疗机构基本标准（试行）》《医疗机构评审标准》《医疗机构评审办法和评审标准实施细则》等系列相关配套文件。明确国务院卫生行政部门和县级以上人民政府卫生行政部门在评审中的职责：国务院卫生行政部门负责"制定医疗机构评审标准和评审办法"，县级以上人民政府卫生行政部门负责组织医疗机构评审委员会，聘任医疗机构评审委员成员，对达到评审标准的医疗机构颁布合格证书，对未达到评审标准的医疗机构提出处理意见。

1996年11月，卫生部发布了《关于进一步搞好医院分级管理和医院评审工作的通知》中指出："各地对第一周期医院评审工作要认真进行总结，在肯定成绩的同时，多听不同意见，找准问题，制订措施，加以纠正。"医院的级别根据当地的区域卫生规划预先划定，然后经过医院等级评审确定等级。也就是说，医院能够争创等次但不能争创级别。实施综合医院的分级管理，其目的在于变革不合理的医院管理体制，建立和健全科学的医院管理体制，调整和完善三级卫生保健网络，提高医疗服务质量、服务水平以及科学管理的水平，更好地为人民提供优质医疗卫生服务。

（三）大规模开展阶段

1997年，卫生部发布《综合医院评审标准》，初步建立了我国医院评审规范体系，医院评审工作迅速在全国范围内大规模开展。全国有11 000余所医院先后进行了医院评审。

（四）第一周期阶段结束

1998年8月，卫生部印发《关于医院评审工作的通知》决定暂停第一周期医院评审工作，要求"实事求是地认真总结经验，肯定成绩，切实纠正错误"。至年底，全国规模的医院评审工作暂停，进入总结阶段，宣告了我国历时十年的第一周期医院评审工作结束。

1989—1998年这十年期间，我国评审三级医院558所，二级医院3100所，一级医院14 050所，合计17 708所，占当时我国医院总数的26.4%，为当时世界上通过评审医院数目最多的国家。这一阶段的医院评审探索，依托标准计分评审法，分层次地对医院进行标准化管理，根据医院的不同功能、技术结构、管理水平、质量状况，把医院分成三级十等。一方面通过评审达到了提高医院综合管理水平、建立健全规章制度，增加对一级医院投入的预期目的；另一方面，由于该评价体系过度强调规模、硬件设施等基础指标，同时主要依赖终末考核指标进行医院评审，客观上造成了医院建设的重复投入和攀比，通过评审来提升医院管理并形成长效机制的目的被异化。

在这一周期医院评审工作中依据《卫生部医院评审委员会章程》成立卫生部医院评审委员会，规定各级医院评审委员会拥有评审的权利，对评审委员会的性质是常设机构还是临时机构，是事业单位还是政府机关并没有明确。各省的医院评审委员会事实上是卫生行政部门直接操作的虚设机构，并无独立行使评审的权利，医院评审工作的组织者和领导者依然是各级卫生行政部门。因此，经卫生部医政司同意，中华医院管理学会成立了课题组，自1999年3月起开展了《我国医院评审工作评估》的课题研究，拟对我国第一周期医院评审工作进行客观评估。提出了医院评审的思路：强调功能到位、淡化等级观念；强调适应需求、淡化机构设置；强调质量安全、不必面面俱到；注重综合能力、淡化个别重点；强调实际效果、淡化形式手段；强调管理经常有效、淡化突击包装；强调偶发事件防范措施和处理态度、淡化数量计较。通过对现有国内外有关医院评审资料的研究，多次召开专家咨询会议，确定了课题的研究内容、研究方法和技术路线。其主要方法是现场调查、问卷调查和参考国内外有关资料进行分析研究。提出对我国1989—1998年医院分级管理与医院评审工作的总体评价，以及下一步开展医院评审工作的可行性建议。

第二节　医院分级管理标准

1989年11月，卫生部印发《关于实施医院分级管理的通知》及《综合医院分级管理标准（试行草案）》[以下简称《标准（试行草案）》]标志着我国第一周期的医院等级评审和分级管理工作的启动。同时，《标准（试行草案）》中也提出目前标准的局限性，希望各地在试行中对标准提出修订意见。为此，全国各地各省市也参照《标准（试行草案）》结合本地区实际，制定了地方评审细则，并开展了相关医院等级评审工作。

1994年，卫生部根据《医疗机构管理条例》制定《医疗机构基本标准（试行）》[以下简称《基本标准（试行）》]、《医疗机构评审办法和评审标准实施细则》等评审配套文件。

本节将对《标准（试行草案）》与《基本标准（试行）》进行比较，着重介绍第一周期医院评审中《标准（试行草案）》对于医院分级的重点与评价导向，以及根据《基本标准（试行）》比较各类各级医疗机构建设基本标准。同时介绍部分省市在第一周期医院评审工作的做法及经验。

一、《综合医院分级管理标准（试行草案）》

1. **评审目的**　建立医院评审制度，根据医院功能、任务、设施条件、技术建设、医疗服务质量和科学管理综合水平，对医院实行分级管理。

2. **医院分级**　由卫生行政部门按地方政府"区域卫生规划"统规划确定。根据医院任务与功能定位的不同，将医院分为三个级别，即一级医院、二级医院和三级医院。

3. **适用范围** 一、二、三级医院建设和发展标准。

4. **评审等次** 共设十等，各级医院分为甲、乙、丙三等，三级医院增设特等，符合特别标准的医院可评定为特等。

5. **评审组织** 成立在同级卫生行政部门的领导下，独立从事医院评审工作的部、省、地（市）三级医院评审委员会。授予各级评审委员会不同评审权限，对不同级别的医院评审工作进行负责。明确部级评审组织制定策略，对三级特等医院进行评审，必要时对地方评审进行复核。

6. **评审实施** 未规定不定期重点评价分值及其所占周期性评审总分的比例。

7. **制定评审标准原理** 采用千分制办法制定、在评审中按照医院所得总分分数段评定等次。①特等：达到三级甲等医院标准的要求上满足附加要求。②甲等：分等标准考核须达900分以上（含900分）。③乙等：分等标准考核须达750~899分。④丙等：分等标准考核在749分以下（含749分）。

8. **评审标准涵盖内容** 科室设置、人员结构、管理水平、技术水平、科教水平、医疗设备、信息管理及其他各项统计指标。

9. **医院管理** 包含医院整体组织、制度、行政、教学、科研、信息、财务、审计、设备、建筑等的管理标准。

10. **医疗与质量管理** 分为医疗管理与质量管理，其中医疗管理包括健全的医疗管理组织、健全的医疗工作制度、对医疗、护理以及进行监督、检查、评价有定期人员技术培训与考核；质量管理包括医疗、护理、医技、教学、科研、病案质量管理，以及院内感染控制。

11. **结果使用** 规定不同等级医院间应建立与完善双向转诊制度和逐级技术指导关系。明确实行医院分级管理制度，同时医疗收费应按照医院级别有所区分。

12. **附加说明** 规定各省级卫生厅（局）可以根据该办法，制定实施细则。规定不具备条件参加全国评审的贫困地区可以参照该办法制定地区性标准。同时也规定中国人民解放军系统医院可自行制定医院分级管理与评审办法。

二、《医疗机构基本标准（1994年版）》

《基本标准（试行）》对医院、妇幼保健院、街道卫生院、门诊部、诊所、卫生所、医务室、中小学卫生保健所、专科疾病防治院、急救中心、临床检验中心、护理院等医疗机构设置制定了明确的标准要求。

《基本标准（试行）》规定，凡以"医院"命名的医疗机构，住院床位总数应在20张以上；中医医院门诊中医药治疗率不低于85%，病房中医药治疗率不低于70%。并对各级各类医院医院的床位数量、科室设置、人员配备、建筑面积、基本设备等设备做出明确标准规定。下文将对《基本标准（试行）》中对各级综合医院、中医医院、儿科医院、妇幼保健院的基本标准进行比较（表6-1~表6-4）。

表6-1　综合医院基本标准对比表

项目	一级综合医院	二级综合医院	三级综合医院
住院总床位数	20~99张	100~499张	500张以上
科室设置	临床科室：至少设有急诊室、内科、外科、妇（产）科、预防保健科； 医技科室：至少设有药房、化验室、X线室、消毒供应室	临床科室：至少设有急诊科、内科、外科、妇产科、儿科、眼科、耳鼻喉科、口腔科、皮肤科、麻醉科、传染科、预防保健科，其中眼科、耳鼻喉科、口腔科可合并建科，皮肤科可并入内科或外科，附近已有传染病医院的，根据当地《医疗机构设置规划》可不设传染科 医技科室：至少设有药剂科、检验科、放射科、手术室、病理科、血库（可与检验科合设）、理疗科、消毒供应室、病案室	临床科室：至少设有急诊科、内科、外科、妇产科、儿科、中医科、耳鼻喉科、口腔科、眼科、皮肤科、麻醉科、康复科、预防保健科 医技科室：至少设有药剂科、检验科、放射科、手术室、病理科、输血科、核医学科、理疗科（可与康复科合设）、消毒供应室、病案室、营养部和相应的临床功能检查室
人员			
每床卫生技术人员	至少0.7名卫技人员	至少0.88名卫技人员 至少0.4名护士	至少1.03名卫技人员 至少0.4名护士
其他基本人员条件	至少有3名医师、5名护士相应的药剂、检验、放射等卫生技术人员 至少有1名主治医师以上医师	至少有3名副主任医师以上医师 各专业科室至少1名主治医师以上医师	各专科主任应具有副主任医师以上职称 临床营养师不少于2人 工程技术人员占卫技人员比例不低于1%
房屋			
每床建筑面积	不少于45m²	不少于45m²	不少于60m²
每床净使用面积	—	不少于5m²	不少于6m²
日平均每诊次面积	—	不少于3m²	不少于4m²
设备	本表不做罗列	本表不做罗列	本表不做罗列

表6-2 中医医院基本标准对比表

项目	一级中医医院	二级中医医院	三级中医医院
住院总床位数	20~79张	80~299张	300张以上
科室设置	至少设有3个中医一级临床科室和药房、化验室、X线室	临床科室：至少设中医内科、外科等5个以上中医一级临床科室 医技科室：至少设有药剂科、检验科、放射科等医技科室	临床科室：至少设有急诊科、内科、外科、妇产科、儿科、针灸科、骨伤科、肛肠科、皮肤科、眼科、推拿科、耳鼻喉科 医技科室：至少设有药剂科、检验科、放射科、病理科、消毒供应室、营养部和相应的临床功能检查室
人员			
每床卫生技术人员	至少0.7人	至少0.88人	至少1人
中医药人员占比	不低于60%	不低于60%	不低于60%
其他基本人员条件	至少3名中医师、1名中药士、4名护士及相应的放射、检验人员 至少有1名主治医师以上中医师	至少有4名主治医师以上中医师 至少1名中药师，以及相应的药剂、检验、放射等技术人员 各临床科室至少有1名中医师 至少有1名具有主治医师以上中医师	专科主任必须为副主任医师以上的中医师 至少有1名副主任药师以上的中药师及相应的检验、放射等技术人员 工程技术人员占比不低于1% 临床营养师不少于1人 每床护士至少0.3人
房屋			
每床建筑面积	不少于30m²	不少于35m²	不少于45m²
设备	本表不做比较	本表不做比较	本表不做比较

表6-3 儿童医院基本标准对比表

项目	一级综合医院	二级综合医院	三级综合医院
住院总床位数	20~49张	50~199张	200张以上
科室设置	临床科室：至少设有急诊室、内科、预防保健科 医技科室：至少设有药房、化验室、化验室、X线室、消毒供应室	临床科室：至少设有急诊室、内科、外科、五官科、口腔科、预防保健科 医技科室：至少设有药剂科、检验科、放射科、手术室、病理科、消毒供应室、病案统计室	临床科室：至少设有急诊科、内科、外科、耳鼻喉科、口腔科、眼科、皮肤科、传染科、麻醉科、中医科、预防保健科 医技科室：至少设有药剂科、检验科、放射科、功能检查科、手术室、病理科、血库、消毒供应室、病案室、营养部
人员			
每床卫生技术人员	不少于0.7名卫技人员	不少于0.95名卫技人员	不少于1.15名卫技人员

续　表

项目	一级综合医院	二级综合医院	三级综合医院
	不少于0.25名护理人员	不少于0.4名护理人员	不少于0.4名护理人员，无陪护病房每床至少配备0.5名护理人员
其他基本人员条件	至少有3名医师，其中至少有1名具有主治医师以上职称的医师；至少有4名护士和相应的放射、药剂、检验人员	至少有3名具有副主任医师以上职称的医师；各专业科室至少有1名具有主治医师以上职称的医师；至少有2名具有主管药师以上职称的药剂人员和相应的检验、放射等卫生技术人员	至少有10名具有副主任医师以上职称的医师；各专业科室的主任必须具有副主任医师以上职称；至少有5名主管药师以上职称的药剂人员和相应的检验、放射、药剂等技术人员
房屋			
每床建筑面积	不少于45m²	不少于45m²	不少于45m²
每床净使用面积	不少于5m²	不少于5m²	不少于5m²
日平均每诊次面积	不少于3m²	不少于3m²	不少于3m²
设备	本表不做罗列	本表不做罗列	本表不做罗列

表6-4　妇幼保健院基本标准对比表

项目	一级妇幼保健	二级妇幼保健	三级妇幼保健
住院总床位数	5~19张	20~49张	50张以上
科室设置	业务科室：妇女保健科、婚姻保健科、儿童保健科、计划生育科、妇产科、儿科、健康教育科、信息资料科 医技科室：药房、化验室	业务科室：妇幼保健科、婚姻保健科、围产保健科、优生咨询科、乳腺保健科、儿童保健科、儿童生长发育科、妇儿营养科、儿童五官保健科、生殖健康科、计划生育科、妇产科、儿科、健康教育科、培训指导科、信息资料科 医技科室：药剂科、检验科、影像诊断科、功能检查科、手术室、消毒供应室	业务科室：妇女保健科、婚姻保健科、围产保健科、优生咨询科、女职工保健科、更年期保健科、妇儿心理卫生科、乳腺保健科、妇儿营养科、儿童保健科、儿童生长发育科、儿童口腔保健科、儿童眼保健科、生殖健康科、计划生育科、妇产科、儿科、培训指导科、健康教育科、信息资料科 医技科室：药剂科、检验科、影像诊断科、功能检查科、遗传实验室、手术室、消毒供应室、病案图书室
人员			
卫技人员基础 增加配置比例	不少于20人 达到基础条件上，按床位数1：1.3增加配置	不少于40人 达到基础条件上，按床位数1：1.4增加配置	不少于60人 达到基础条件上，按床位数1：1.5增加配置

项目	一级妇幼保健院	二级妇幼保健院	三级妇幼保健院
其他人员条件	—	卫技人员占职工总数80%以上，主要科室负责人应具有主治医师以上职称	卫技人员占职工总数80%以上，其中至少有6名具有副主任医师以上职称的医师
房屋			
保健业务基础面积	不少于400m²	不少于500m²	不少于1000m²
增加面积	每床建筑面积不少于45m²	每床建筑面积不少于45m²	每床建筑面积不少于55m²
	母婴同室每床不少于50m²	母婴同室每床不少于50m²	母婴同室每床不少于60m²
每床净使用面积	不少于5m²	不少于5m²	不少于6m²
母婴同室净使用面积	不少于6m²	不少于6m²	不少于7m²
每分娩室面积	不少于15m²	不少于30m²	不少于40m²
设备	本表不做比较	本表不做比较	本表不做比较

三、部分省市第一周期医院等级评审回顾

据统计，在1989—1998年的10年间，我国共计评审医院17 708所，其中（三级医院558所、二级医院3100所、一级医院14 050所）占到了1998年底我国医院总数的26.4%。表6-5摘录了部分省市第一周期医院评审的部分数据。

表6-5　我国第一周期医院评审部分省市评审数据

省市	评审医院总数	其中三级医院	其中二级医院	其中一级医院
山东	2721	45（1.7%）	216（7.9%）	2460（90.4%）
江苏	1245	25（2.0%）	108（8.7%）	1112（89.3%）
吉林	1168	14（1.2%）	171（14.6%）	983（84.2%）
河南	1128	13（1.2%）	133（11.8%）	982（87.1%）
广东	1003	31（3.1%）	156（15.6%）	816（81.4%）
上海	391	97（24.8%）		294（75.2%）
湖北	701	36（5.1%）	175（25.0%）	490（69.9%）
浙江	154	14（9.1%）	23（14.9%）	117（76.0%）

（一）江苏省第一评审周期回顾

江苏省医院分级管理与第一评审周期工作于1991年4月至1995年底进行，共计评审三级医院25所（其中甲等医院11所，乙等14所），二级医院108所（甲等69所，乙等39所），一级医疗卫生机构1112所（甲等841所，乙等249所，丙等22所）。

根据《标准（试行草案）》与江苏省实际，制定了江苏省《护理人员三基训练标准》《临床医生三基训练标准》《医技人员三基训练标准》《医院制度和医院工作人员职责》等具体评审细则。

江苏省第一周期评审经验认为，医院评审的全面推开需要建立在前期扎实的试点工作为前提下开展。同时注重评审的"内涵建设"，将医疗基础管理、医疗质量与医德医风作为评审重点；将医务人员的"三基"训练作为强化重点，提高整体医疗质量与医务人员整体素质。应当以医院实际工作出发，不进行盲目攀比，防止盲目扩大规模和发展不适宜的医疗技术。

（二）上海市第一评审周期回顾

上海市第一周期医院评审工作自1992年4月至1995年6月进行，全市共计评审一级医院294所，二、三级综合及专科医院共97所。其中1993年根据试点评审工作开展的基础上制定了本市三级专科医院和二级妇幼保健院的评审标准。

上海市第一阶段评审实践经验认为，医院评审工作是一个动态发展的过程，在实施评审的各个阶段，应当注意研究评审过程过程中产生的新情况以及新问题，采取相应的措施以不断完善评审工作的落实。需要组合对各种评审标准，正确处理标准中软件、硬件之间的关系，适当根据地方特点修改评审标准与评审方法，以提高评审工作的整体质量。上海市以综合评价医院技术水平、技术质量与管理水平为出发点，将"基本标准""分等标准""判定标准"结合上海实际情况将基本标准与分等标准相结合，把《标准（试行草案）》的管理部分纳入到分等标准；同时以结合医院总体管理水平与科室管理水平为目标，在各科室评审标准中增加科室管理内容，以促进医院实行院科两级的管理体制，有利于对医院总体管理水平的的评估。主要重点：一是纠正以形式主义为主的内容，如科室设置及一级医院的床位数等，着重工作的落实，各级医院功能的发挥及医院运行效率；二是尽可能地将指标量化，对临床科室、医技科室制定数量及质量考核目标（如诊断依据、手术指征、住院天数等）；三是在评审方法上需要从标准入手到整体的医院实践而不是简单的以标准本身为评判目的。

（三）浙江省第一周期回顾

浙江省于1989年3月由原浙江省卫生厅下发《浙江省医院评审暂行标准》，开始在全省推行医院等级制与分级管理。截至1993年12月，浙江省共计对164家综合医院进行医院等级评审，其中三级医院14所（其中甲等医院5所，乙等9所），二级医院23所，一级医疗卫生机构117所（甲等48所，乙等69所）。

浙江省第一周期评审实践：第一，以目标管理为出发点，突出《标准》核心建设任务。"评审标准"着重医院规模、人员编制、医院任务、科室设置等基础建设薄弱的重要环节。在质量与技术标准中以医疗、服务为核心加强科学管理，尤其突出加强"三基"训练。第二，以区域医疗规划为原则，明确区域医疗规划。浙江省医院等级分为三级五等（三级甲等、三级乙等、二级、一级甲等和一级乙等）。"浙江标准"则将各级别医院功能任务明确，引导各级别医院为区域内人群提供不同级别医疗服务。第三，量化《标准》，增加评审"操作性"。将《标准》进行量化，制订定量的评审细则与明确组织分工。并建立省、地（市）、县（市、区）三级医院的评审委员会，负责审查各评审组的检查评审结果。第四，建立科学的评审程序。医院评审的有效性不仅仅取决于评审队伍的专业素养，同时也需要由科学的评审流程与方法。以18~20人为单位组成评审检查组，并进一步分为个专业行政、医疗、护理、医技、后勤等检查组，明确各专业组评审员检查职责，制订相对标准的检查方法与流程。同时要求各评审组组长在评审前组织各评审专业组进行集中的"标准"与"细则"的再学习。

案例讨论

【案例】某市根据卫生部颁发的综合医院分级管理标准的三个组成部分——基本标准、分等标准、判定标准，结合该市的实际情况做出如下调整：一是将基本标准和分等标准相结合，即把卫生部基本标准中的管理部分，纳入分等标准；二是将医院总体管理水平和科室管理水平相结合，即在各个科室的标准中，专列一项科室管理，其内容包括行政管理、业务管理和思想政治工作/医德医风管理。在分值分配上，管理占到30%。

在随后几年间该市又对标准进行了微调。比如，在考察医院的科室设置及床位数标准时，明确评审时着重看科室功能是否发挥、床位效率是否提高；再比如，尽可能把指标量化，对临床、医技科室的技术项目规定了年开展的数量，并确定质量考核的具体内容；又比如，对医院管理部门的工作，不仅看现状，还要注意翻阅其历史文档资料，将其开展管理工作的年限、积累的资料和经验作为评分参考。

【讨论】该市结合自身实际对卫生部颁发的综合医院分级管理标准进行调整的做法是否有意义？为什么要突出管理标准的重要性？为什么要把科室管理专列出来？请结合该案例，简单总结下第一周期医院评审工作对当前医院管理工作有哪些值得借鉴和反思的地方？

第三节　医院评审成效、问题与意义

一、医院评审的成效

我国实施的第一周期医院评审是医院管理发展的必然趋势。

首先，实施医院评审是当时形势发展的需要。我国医院评审的雏形形成于20世纪70年代末期，当时的医疗卫生系统突出表现在很多医院管理混乱、有章不循或无章可循，医疗服务无标准可依、随意性很大、无准入门槛，医务人员整体素质降低，医德医风、技术水平和服务态度均缺乏有效规范约束。由此，以评比"文明医院评比"活动为标志，我国开始了最初的医院评审评价探索，尽管其中大部分标准聚焦于非医疗性的"卫生清洁"和"服务态度"，科学和技术含量非常欠缺，却为其后1989—1998年的第一周期医院评审工作打下了重要基础。

其次，实施医院评审是医院科学管理的要求。从世界范围来看，医院的现代科学管理是从标准化管理和伴随其所建立的医院评审活动而起步的。美国是第一个对医院管理制定标准、对医院工作进行评审实践的国家，到20世纪80年代末美国医院标准化管理和依据标准进行评审已经形成较成熟的制度，并成立了以医疗机构评审委员会（JCAHO）为代表的权威评审机构。国际上也对医院评审作为医疗质量保证措施的重要组成部分和评审活动能积极提高医疗机构服务水平达成广泛共识，医院评审工作在主要发达国家均已得到采用和推广。建国以来，虽然我国医院的管理建设取得了很大的进步，为保障人民健康做出的贡献有目共睹，但从现代科学管理角度来看，还存在着诸多弊端。最突出的是缺乏完整的标准体系，只有十几个统计指标。由于没有标准化管理，我国医院管理长期停留在传统经验管理模式，造成宏观层面医疗资源配置不合理、各级医院功能任务不明确；微观层面医疗服务质量很难受到监控督查、更谈不上持续改进。"文明医院评比"活动尽管取得了一定成效，但由于评比标准不一、评比方法不规范以及临时突击色彩重等原因，依然不能从根本上解决我国医院标准化和科学化管理问题，迫切需要卫生行政部门从国家医疗行业的战略高度出发，制定出既有宏观调控力度又能促进微观管理的标准体系，以便指导全国各级医院的管理，尽快提高医院科学管理水平。

再次，实施医院评审是促进医院管理适应中国国情的有益实践。卫生部当时在总结我国城乡三级医疗卫生网建设和各地开展"文明医院"经验的基础上，经过广泛的调查研究和深入的探索论证，并吸收国际上医院评审评价的长处，结合我国国情和医院实际工作，提出了开展医院分级管理和评审工作的设想，提出了"积极稳妥、因地制宜、循序渐进、由点到面"的工作方针。之后的第一周期医院评审期间国家通过行政法规明确规定了我国实行医疗机构评审制度，进一步把医院评审工作纳入法制轨道。实践证明，我国的医院评审促进了医院管理并使之适应中国国情，主要表现在以下几个方面：第一，继承已有的成功经验。我国的医院分级管理与评审是在原有城乡三级医疗保健网、划区分级分工医疗及"文明医院"评比等经验之上形成的，同时又使之进一步发展和提高。第二，分级管理和评审结合进行。此周期评审最突出的特点是根据医院的功能和任务不同，将医院划分为三个级别，制定相应的标准和规范性要求，分别实行标准有别、要求不同的标准化管理和目标管理。同时，为了鼓励医院在管理水平、医疗质量、技术能力和医德医风等方面展开良性竞争，同一级别内进一步实行分等评定。每个级别内都设甲、乙、合格三等，三级增设特等。这使得评审标准比较适应我国地域辽阔、地区间经济发展不平衡以及各医院建设存在较大差距的基本国情。第三，发挥政府干预作用。通过《医疗机构管理条例》规定了国家实行医疗机构评审制度，评审办法和标准由政府卫生行政部门组织制定，评审工作受卫生行政部门领导，医疗机构评审委员会负责具体实施。第四，强化宏观调控力度。在此周期的评审工作的同时，国家进一步规定了医疗机构的级别、设置、布局和数量均要由该行政区域的医疗机构设置规划来统筹确定，这就从宏观层面增强了控制卫生资源合理配置及有效利用的力度。第五，注重内涵建设。当时的医院评审制度已经开始强调内涵建设，重视基础医疗质量、医院管理和医疗技术水平，突出"三基"，把精神文明建设摆在首要位置，并以患者利益为出发点，社会效益优先，对一家医疗机构的医疗流程和管理活动进行全面的评估和评审。第六，强调整体和综合功能的评价。当时的医院评审标准中，不仅有医疗工作内容，还包括预防保健、上下级医院的逐级指导和双向转诊、教学科研以及医德医风等。通过对医院整体水平的评价，充分体现了"生物－心理－社会医学模式"对医院提出的服务要求，也促使医院在实现"2000年人人享有卫生保健"全球目标中发挥积极作用。

综上，我国第一周期的医院评审的产生不是偶然的，是在改革开放中坚持和发展中国特色的社会主义这一伟大路线在医疗卫生领域的产物；它既不是我国传统的经验管理模式的简单延续，也不是国外模式的照搬硬抄，而是我国医院管理成功经验与现代科学管理理论、国际先进方法相结合的产物；是我国广大卫生行政管理人员、医院管理者和医院管理理论工作者集体智慧的结晶；是我国医院管理摆脱了传统的依靠个人经验和能力进行管理的方式，走上了标准化、规范化、科学化和法制化轨道的标志。

2000年根据对第一周期医院评审工作进行问卷调查结果显示，90%以上的调查对象对这项工作给予充分肯定，认为医院评审活动应该坚持。其中部分调查对象深有体会地表示，医院评审使医院管理工作达到了新中国成立后历史最好水平；医院分级管理与评审使医院建设有了明确的目标，抓各项工作心里更有数。当时的医院管理界也提出，医院评审工作一定要深入持久地开展下去，不能半途而废。在他们的工作实践中确实也感受和体会到了医院评审活动所发挥的积极作用，这些积极作用可以归纳为以下几点。

（一）促进了我国医院评审领域的法制建设

国务院于1994年发布的《医疗机构管理条例》，其中第41条明确规定："国家实行医疗机构评审制度，由专家组成的评审委员会按照医疗机构评审办法和评审标准，对医疗机构的执业活动、医疗服务质量等进行综合评价。"这是建国以来我国第一次通过行政法规的形式确立了医院评审活动的法律地位，同时也为医院评审活动的全面施行提供了明确的法律保证。如果不按照规定参加评审或评审不合格，卫生行政部门可在执业许可证校验时依法给予医疗机构以停业整顿乃至吊销执业许可证的处罚。在国务院颁布《医疗机构管理条例》以后，卫生部和各省（自治区、直辖市）相继颁布了一系列的规章等法律文件，这些法律文件以《医疗机构管理条例》为中心，从纵横两个方向构建了我国医院管理的法律体系。以纵向划分包括国务院发布的条例、卫生部颁布的有关规章与文件和各省（自治区、直辖市）颁布的地方性规章与文件。以横向划分包括医疗机构设置规划和审批制度、医疗机构名称管理制度、医疗机构监督管理制度等若干法律制度。另外，1995年卫生部颁布的《医疗机构评审办法》中规定："医疗机构评审包括周期性评审和不定期重点检查""发证机关及相应医疗机构评审委员会应当对医疗机构进行不定期重点检查，不定期重点检查的分值应占下个周期性评审总分的15%"。由此确立了我国医院评审法制化建设的执法形式，为防止出现"评前忙一阵、评中紧一阵、评后松一阵"现象提供了法律保障。

（二）促进了区域《医疗机构设置规划》的实施

许多省和地方按照规定制订了本区域的医疗规划或《医疗机构设置规划》，对现有的医疗机构级别进行了划定，部分地区对医院的布局进行了一定调整，强化了分级医疗的观念，对巩固合理的城乡三级医疗预防保健网起到了积极促进作用。

（三）促进了当时相对宽松的社会环境的形成

各级医疗机构获得了政府和社会各界的关心、支持。许多地方政府领导对评审工作亲自动员、亲自部署、亲自检查，将医院评审纳入到当地政府的工作目标，甚至有的地方政府主管领导还将此项工作列入个人责任目标，积极采取措施组织落实。不少地方政府对医疗卫生行业给予政策倾斜，财政、物价部门积极配合，增加投入，调整收费标准。政府部门和社会各界以贷款、减免税等多种方式大力支持医院建设。有的地方政府对评上甲等的医院直接进行奖励等。

（四）促进了医院基础医疗质量的提高

在医院评审中，特别强调基础医疗质量，注重内涵建设。为此各级医院狠抓医务人员的"三基"和员工"应知应会"的培训与考核，加强病案质量的教育和管理，制订和贯彻规章制度和技术操作规程，重视医院感染管理，改善基本医疗条件和环境。这些都为确保医疗质量的稳步提高创造了有利条件。

（五）促进了医院科学管理水平的提高

10年间，我国制定了医院管理方面的一整套标准，并组织进行了修订。这些标准的制定和实施，推动了我国医院的现代化、科学化、标准化管理。管理方式方面，引入了目标管理。参加评审的各级医院，都以达到等级医院标准为目标，制定长期规划和日常工作计划，院长们也在不断深入研究如何按评审标准来管理医院，用标准来理顺领导体制，落实院科两级负责制，普遍修订或者健全了各项规章制度，建立了党政职能科室职责和各类工作人员岗位职责，从而避免了医院管理工作的随意性和盲目性。此外信息管理也是评审要求中的重要内容，这促使医院重视这项工作，积极应用信息化技术进行管理工作，提高了工作效率。

（六）促进了医德医风建设

评审中将医德医风建设作为评审的重中之重加以强化，文明行医和职业道德建设进一步得到加强。根据当时的评审要求需要对患者进行满意度调查，一旦出现以医谋私和收受红包回扣问题或者发生二级以上医疗责任事故的情况实行单项否决，这些均有助于促使医院采取各项有力措施加强医德医风建设，包括：一是以病人为中心，深化医院改革，激发广大医护人员的荣誉感、责任感、使命感和爱岗、敬业、爱院的精神；二是加强思想政治工作，增加医德医风教育，实施医德规范，创造良好的精神文明氛围；三是党政齐抓共管，强化内外监督约束机制。

（七）促进了人才培养和医疗技术发展

医院的医疗技术水平和重点专科建设是评审的又一重点。为此大部分医院十分重视专业人才培养和梯队建设，舍得在人力资源上增加投入；结合自身实际，因地制宜地出台各项科研鼓励政策，积极创造条件完善必备的设施设备，针对薄弱的技术环节开展新技术，填补了许多院内或当地的技术空白；医院领导增强了建设重点学科和特色专业的意识，特别是部分二级医院和基础薄弱的三级医院根据临床科室的技术力量、设备情况、技术质量、科研水平等实际情况，通过精心比较、认真筛选、重点扶持、积极准备（如引进人才、添置仪器设备等），力求重点专科达标。

（八）促进了医院硬件投入和基础设施建设

各级医院为了评审达标，通过自筹资金和多渠道集资，有重点地改善医院基础设施和医疗设备条件。有的地方大规模的投入，远远超过了政府部门对医院的年度经常性拨款，是历史上所没有的。所以，第一周期的医院评审活动是一次运用社会群体力量改造、建设医院的重大机遇，大大缩短了医院改造、建设的周期，使医院的基础设施和医疗环境在短时间内得以面貌一新，适应了经济社会发展和人民健康水平提高的需求。

（九）增强了医院的凝聚力

通过层层动员，全员参与，形成了院兴我荣、院衰我耻的群体意识，增强了院长们的民主意识和依靠职代会决策的意识，强化了民主管理机制，提高了医院职工主人翁责任感和集体荣誉感。

（十）促进了医院适应医保制度改革

20世纪90年代推进的我国医保制度改革要求医院进行配套改革，包括选点、保证基本医疗、规范医疗行为、合理分流患者、降低医疗成本等方面。第一周期的医院评审工作强化了分级医疗的观念，构建了分级诊疗体系，规划确定了各级医院，这就为医保改革实施过程中划片分组选择定点医院、建立双向转诊制度、引导患者有序就医、按医院级别差异收费等奠定了基础。同时，只有通过评审的医疗机构才有资格使用医保支付，评审结果向社会公开也是向广大群众和保险机构提供了选择或取消保险定点医院的依据。

二、医院评审存在的问题

加强医院分级管理，实施医院等级评审在当时是一项崭新的工作，无论是评审部门还是被评审的医疗机构均缺乏经验。虽然在评审过程中也不断在纠正、处理一些问题，但限于当时条件，不可能解决得较为彻底、完善。第一周期医院评审活动所暴露出来的问题主要有如下几个方面。

（一）医院扭曲了部分评审标准和指标，盲目加强基础设施建设

当时的医院评审标准和指标中对医院基础条件（如医院规模、医疗设备等）的某些规定成为被评审医院盲目增加床位、扩建用房和购置大型医疗设备的主要诱因。同时这些看得见、摸得着的投入，能在短时间内产生显著的突击效应，导致医院重"硬"轻"软"。这些为盲目增收或评级而争购高档医疗设备的医院，基本都在突击效应失效后医院管理工作出现较明显的滑坡。

（二）医院评审模式欠缺公平性和公正性

我国长期以来的医疗行政管理体制决定了我国医院评审模式表现出一定的"路径依赖"，医院评审"去行政化"道阻且长。医院评审工作虽然是由相关专家组成的医疗机构评审委员会具体负责，但是其组织者和领导者仍然是同级的卫生行政部门。在当时很多地方的医疗机构评审委员会实际上是由当地政府卫生行政部门直接操作的虚拟机构，并不具有独立法人资格，无法独立行使评审权的能力，且委员会的专家组成既缺乏广泛的社会参与，也没有规范的评审员资质认证，导致整个评审工作的公平性和公正性无法保证。

（三）评审标准、评审方法缺乏规范化和科学性

第一周期的评审标准中，内容设置缺乏实际可操作性，要求过于繁琐；在管理水平和技术质量标准上，缺少量化指标，评审实操中往往难以掌握统一的评分尺度。在当年的评审方法上，存在就事论事现象，不重视科学分析；有些评审员也存在一定的情面观点和先入为主的思想，评分随意性较大。

（四）未能建立起贯穿整个评审周期的监督管理的长效机制

医院评审的初衷是促使各级医疗机构在医院管理和服务两方面形成常态化的良性运行机制。然而，由于第一周期的医院评审尚处于摸索阶段，工作方式上只能倚重一次性的现场评审查验，造成很多医院把接受评审当做一次全院动员的运动，迎评阶段对医院进行冲刺性的全面整治和建设，通过评审后很快出现评审中建立起来的各项管理机制名存实亡的现象。部分医院院长的更迭也加剧了此种现象。同时评审机关在评审活动结束后人员即解散，无人监督被评审医院日常的运行情况，致使医院评审的成果难以巩固和维持。

（五）评审指导思想在实际贯彻中被扭曲

在第一周期医院评审过程中，部分医院存在某些形式主义，甚至弄虚作假的情况。

一些医院领导对评审的目的意义认识上存有偏差，未能正确运用评审的相关政策和规定，把外部压力变成内部动力，兢兢业业做好接受评审的各项准备工作，而是采取"走捷径"的方式，急功近利，突击应付。具体表现在组织医务人员临时突击修改或重抄病案，编造有关会议记录，借"外援"来开展新技术和做高难手术，甚至个别单位在"三基"考核中采取冒名顶替等弄虚作假的错误做法。如此得来的"达标上等"也招来了内部员工的微词和社会的非议。

三、医院评审的意义

医院评审和医院分级管理逐步成为我国医疗系统管理者、专业技术人员和职工广泛参与的实践活动。通过第一周期评审工作，医院分级管理制度在我国得到全面贯彻实施，推动了医院管理全行业归口，也促进了各级医院的自身发展，包括：医院建设投入大幅度提升、业务收入持续增长；医院规范化、标准化、科学化管理得到加强；"三基"培训得到强化、医务人员素质得到提升；医疗技术水平得以提高，地市和县医院的提高更为显著，群众对较高医疗技术的可及性明显增强；文明行医和职业道德建设得到进一步加强；医院环境得到全方位整治等。同时，也要看到在当时的中国推行医院评审工作属于从无到有、从不完善到逐步完善的摸索和开拓，在实践中由于主观上和客观上的种种原因必然会暴露出很多问题和不足，如全国评审工作进展极不平衡、评审标准掌握严宽不一、评审队伍过于庞大、评审结论质量值得商榷等。

> **本章小结**
>
> 本章主要介绍了第一周期医院评审工作的大致过程及以"分级管理"为主的评审特点，同时对第一周期医院评审的历史背景、评审标准及各省市的具体评审开展情况做了讲解和分析。在此基础上，本章还全面回顾总结了第一周期医院评审工作所取得的成效和暴露出的问题，并对第一周期评审暂停之后我国医院评审工作的大致走向做了简要说明。

（马　昕　王惠英）

第七章　国内医院评审第二周期阶段（2011—2021）

学习目标

1. 掌握　医院评审的主要方法。
2. 熟悉　《医院评审暂行办法（2011年版）》的主要内容及与《办法（95版）》的异同。
3. 了解　部分省市《医院评审办法》的内容；2011版医院评审标准及其实施细则与1989版医院评审标准的异同；部分省市、各类型医院评审标准及其实施细则；了解第二周期医院评审的成效与问题。

1999—2010年，全国性医院评审处于停滞阶段，仅在部分省市继续作为评审试点开展工作。但国家对各级医院的医院管理与医疗质量安全水平提升工作并没有松懈，2005年起卫生部在非营利性医院开展为期3年主题为"以患者为中心，以医疗质量为核心"的"医院管理年"活动，2006年底中国医院协会推出的"患者安全目标"，旨在与国际接轨，使医院的质量安全工作目标简明化、标识化，更具操作性。同时，社会各界也在寻求推动中国公立医院的评审评价良方，包括引入了持续改进和全面质量管理的理念，开始重视科学管理工具的应用，并借鉴国际评审经验和方法积极探索适应我国国情的评审指标体系和科学标准。海南省在刘庭芳教授团队引领下建立了海南省医院评审与质量监管中心，开始探索公立医院第三方评审评价标准。这些实践为接下来的医院评审工作起到了承上启下的衔接和过渡作用。

随着我国医疗卫生事业迅速发展，特别是新医改方案实施以来，医疗服务行业的发展面临更加严峻的挑战，在新形势下，医疗服务监管工作承担越来越重要的规范医疗行为，促进医院良性发展的作用。国际经验和国内实践均表明，医疗服务行业的监管是政府履行监管职能的有效抓手，应作为一种长效机制常抓不懈。同时，新医改方案中明确要求探索建立医院评审评价制度，将医院评审评价工作系统化和常态化，这对医疗服务监管工作以及区域医疗机构设置提出了新的要求和目标。然而各省市医疗服务监管工作进度不一、水平不一，特别是从整体而言，工作开展尚缺乏统一的管理和指导，再加上我国医疗机构数目庞大，水平参差不齐，有些工作亟须规范完善。2011年1月，卫生部印发《2011年卫生工作要点》中明确了将要启动第二周期医院评审评价工作。9月卫生部颁布的《医院评审暂行办法（2011年版）》[以下简称《办法（11版）》]、《三级综合医院评审标准（2011年版）》[以下简称《标准（11版）》]及《三级综合医院评审标准实施细则（2011年版）》的通知[以下简称《细则（11版）》]作为各地开展三级医院等级评审工作的主要依据和加强自我监管的重要参考工具，允许各级卫生行政部门根据当前医疗卫生工作重点、医院管理实际和卫生政策导向，结合本地特点，遵循"标准只升不降，内容只增不减"的原则，对内容进行适当调整，但需上报卫生部备案后方可实行。随着卫生部医管司召开全国医院评审评价及优质医院创建工作会议，研究部署新一轮医院评审任务，第二周期评审工作正式开启。

在这一评审周期中，"质量、安全、服务、管理、绩效"观念和持续改进理念逐渐深入人心。各地政府进一步完善当地医疗机构设置规划，明确医院的功能定位，合理控制医院规模，使各地的医疗资源布局更加合理；各地医院加强内部运行管理，规范医疗服务行为，控制医药费用不合理增长；积极实施城乡对口支援、住院医师规范化培训、惠民便民医疗服务等一系列措施，使医院的公益性质得到进一步巩固。通过由第三方社会评价机构测评的患者满意度调查活动引导医院积极关心患者的就医体验，最终达到全面提高医疗质量、提升医疗服务品质的目的。同时，卫生行政部门和医院不断强化对评审标准的培训，有助于提高医院管理水平和医疗质量安全。

但这一周期的评审中部分评审标准的科学性和可操作性有待改进。例如"评审标准"制度供给仍处于不稳定状态，常态化医院评审标准供给机制尚未形成；各省市医院评审推进程度不一；有的省市在"评审员"队伍建设方面没有系统的培训计划和安排，不能建设一支"同质化"的评审队伍，导致评审质量受到影响或评审结果公信力大打折扣等。卫生部运用三级医院复核行政审批权，有效控制了地方"争级上等"的态势，避免了医疗机构盲目扩张和重复建设，促进了医疗机构的合理定位与分级发展。各地医院评审工作逐步回归本质，政策达到预期效果。

2017年，为贯彻落实国务院行政审批制度改革要求，根据《国务院关于取消一批行政许可事项的决定》，按照政府职能转变和行业监管从"事前"向"事中事后"转变的要求，取消了"三级医院评审结果复核与评价"行政审批事项，但从评审办法及标准、评审委员会管理及监督等3个方面进一步加强事中事后监管。将各省级卫生计生行政部门三级甲等医院及规划新增三级医院的评审结果改为向卫健委备案。

2011—2020年，我国开始第二周期的医院评审，也是多维度评价。这一周期评审有一定的制度创新和突破：一是在评审理念上与国际通行的"以患者为中心"接轨；二是在条款评价中采用了PDCA持续质量改进的管理原理和工具，对标准符合程度进行判定；三是现场评审中引入了追踪方法学。

第二评审周期中，全国三级医院数量由2011年的1399家增长到2019年的2548家，整体服务能力、管理水平有显著提高。《标准（11版）》及其《细则（11版）》在指导各地加强评审标准管理、规范评审行为、强化医院主体责任和保障医疗质量安全等方面发挥了重要作用。随着医药卫生体制改革的深入，医院的内外环境都发生了较大变化，《标准（11版）》及其《细则（11版）》已不能满足医疗服务管理需要，业内对办法的再版呼声很高。推动公立医院高质量发展是新时代的主题，新时代必须着眼制度创新。2018年，在行政审批制度改革的整体框架下，为提高管理水平的导向和激励作用、助力分级诊疗体系建设，提高医院分级管理的科学化、规范化和标准水平，推动医院"三个转变、三个提高"的实现，国家卫健委正式启动医院评审标准修订工作。2020年底国家卫健委下发了《三级医院评审标准（2020年版）》（以下简称《标准（2020版）》），至此《标准（11版）》使命完成，同时也标志着我国医院等级评审掀开了新的一页。

第一节　医院评审管理办法

为深化医药卫生体制改革，加强对医院的监督管理，逐步建立由卫生行政部门、行业学（协）会、医疗保险机构、社会评估机构、群众代表和专家参与的医院质量监管和评审评价制度，促进医院加强内涵建设，保证医疗安全，持续改进服务质量，提高医院管理水平和服务效率，统筹利用全社会医疗卫生资源，充分发挥医疗体系整体功能，在总结第一周期医院等级评审及医院管理年活动经验的基础上，分别于2009年7月、2010年9月和2011年1月3次邀请中国医院协会、卫生部医院管理研究所、高等医学院校及医院的有关专家对《医院评审暂行办法（1995版）》[以下简称《办法（95版）》]进行了研讨和修订，在2010年1月和2011年1月两次征求了各省、自治区、直辖市卫生行政部门、有关医院和医学专家的意见，于2011年3月和4月两次征求部内各司局意见，在此基础上形成了《办法（11版）（审议稿）》，呈交部务会和部长办公会讨论，根据讨论意见最终修订形成《办法（11版）》。

一直以来，我国医院评审均是由卫生行政部门或其组织的医疗机构评审委员会组织实施的，而国际上医院评审开展较好的美国、澳大利亚等国家和我国台湾地区均采取第三方组织实施评审，取得了较好的效果。国内的海南省、上海市等省市也在委托第三方组织实施评审方面做出了有益的探索和尝试。同时，深化医药卫生体制改革也提出了探索建立多方参与的公立医院评价制度的要求。因此，在《办法（11版）》中将开展自我评价和接受由卫生行政部门组织的评审委员会或卫生行政部门授权的第三方机构或组织按照有关要求组织实施的评审活动也纳入医院评审范围。

一、《办法（11版）》的指导原则

在评审坚持"精简高效，公正准确"的前提下，根据当前医院管理的要求，进一步明确医院评审坚持"政府主导、分级负责、社会参与、公平公正"的原则和"以评促建、以评促改、评建并举、重在内涵"的方针，以医疗品质和医疗服务成效作为评审的重点，将医改任务完成情况作为重要指标，围绕"质量、安全、服务、管理、绩效"，体现"以患者为中心"。评审工作将强调由各专业技术评价，向"以患者为中心"的医院系统性评价目标转换；由强调医院人财物等硬件条件达标，转向对医院人财物配置合理性、使用效率等过程项目的评价。

二、《办法（11版）》的主要内容

在借鉴以往经验的基础上，根据评审工作的总体框架要求以及工作开展的实施程序，《办法（11版）》共分为七章内容，包含五十四条，主要内容如下。

第一章为总则，阐述了医院评审的总体构架和要求。

第二章为评审权限与组织机构，要求根据行政层级加强组织领导，建立相关评审机构，健全工作制度，加强人员培训，明确工作内容。

第三章为评审申请与受理，明确了评审周期以及如何进行医院评审工作的相关程序和要求。其中要求新建医院在取得《医疗机构执业许可证》，执业满3年后方可申请首次评审。医院设置级别发生变更的，应当在变更后执业满3年方可按照变更后级别申请首次评审。

第四章为评审的实施，明确了评审涵盖的内容、具体实施方法等。

第五章为评审结论，结论的制定更加严谨细致，并对如何颁发评审结论提出了相关要求。

第六章为监督管理，为了避免评审过程中的不规范行为，进一步明确了监督管理的内容，使评审工作更加公开、公平、公正。

第七章为附则，要求各省、自治区、直辖市卫生行政部门会同中医药管理部门根据本办法制订评审实施细则，《办法（95年版）》中与《办法（11版）》不符的，以《办法（11版）》为准。

三、《办法（11版）》与《办法（95版）》的比较

围绕医改中心任务，建立健全中国特色医院评审评价体系，指导全国各地顺利、正确地开展医院评审工作，保证公开、公平、公正的做好医院评审行动，全面、严格约束各级卫生行政部门、评审实施部门和各级各类医院。《办法（11版）》较以往有重大改变和创新。

1. 《办法（11版）》的目的明确提出，"促进构建目标明确、布局合理、规模适当、结构优化、层次分明、功能完善、富有效率的医疗服务体系"。

2. 《办法（11版）》明确要求各级各类医院评审标准由卫生部统一制定，虽然仍然让省级以上卫生行政部门可根据各评审周期当时的医疗卫生工作重点、医院管理中的实际情况和卫生政策导向，结合本地特点制定，但强调了需要遵循"标准只升不降，内容只增不减"的原则，调整标准需报卫生部备案后施行。

3. 在坚持《办法（95版）》的"精简高效，公正准确"的前提下，《办法（11版）》中增加了坚持"政府主导、分级负责、社会参与、公平公正"的原则和"以评促建、以评促改、评建并举、重在内涵"的方针，以及围绕"质量、安全、服务、管理、绩效"，体现"以患者为中心"的内容。

4. 强调由卫生部和卫生部医院评审委员会负责全国医院评审；各省级卫生行政部门成立医院评审领导小组，负责本辖区的评审工作；明确"评审组织"为专门机构，由卫生行政部门组建或是受卫生行政部门委托的适宜第三方机构。

5. 明确评审包括周期性评审和不定期重点评价共同构成医院评审的工作体系，坚持周期性的评价制度，统筹实施各项评价，促进评价工作的科学化与常态化；医院的周期性评审包括书面评价、医疗信息统计评价、现场评价和社会评价。其中书面评价和医疗信息统计评价即包含了评审周期内医院接受各级卫生行政部门定期与不定期专科评价、技术评估、医疗质量评价的结果。不定期重点评价分值占比不低于下次周期性评审总分的15%提高到30%。

6. 在评审方法上，探索采用多种方法开展医院评审评价工作。在周期性评审中，在评审材料审核和现场评审的基础上，增加了利用疾病诊断相关分组（DRGs）等方法开展医院评价，采取以病案首页信息、电子病历、医院信息系统等为基础，对反映医疗质量、医院运行效率和单病种诊疗水平的有关数据信息进行综合分析、排序比较的方式，从而更加客观全面地反映医院工作状态。同时，探索应用由独立第三方组织负责的更加科学、客观的患者满意度调查方法和手段，保证调查过程的科学性和调查结

果的准确性。

7. 提高了监督管理的重要性。明确要求卫生行政部门加强对评审工作中涉及环节、流程、人员的检查与监督，并对违反规定者做出相应处理；规定了评审过程中，中止、终止评审情形，证书有效期内撤销原评审结论情形，评审结论不合格者对负责人的处分。

8. 明确了评审各流程的时间期限，比如评审周期为4年，提交评审申请书的时间为等级证书有效期满前3个月，自平自查时间不少于6个月，卫生行政部门受理申请后要在20个工作日内向医院发出已受理申请的通知，此后应在在5个工作日内通知评审组织期限。评审组织需要在规定时间完成评审工作并在评审结束后5个工作日内完成评审报告，卫生行政部门需要在30个工作日内做出评审结论，评审结论需要公示7~15天，评审周期为4年。

9. 以医疗品质和医疗服务成效作为评审的重点，在发展方式上，要由规模扩张型转向质量效益型；在管理模式上，要从粗放的行政化管理转向精细的信息化管理；在投资方向上，医院支出要从投资医院发展建设转向扩大分配，提高医务人员收入水平。通过资源纵向流动提升服务体系整体绩效；以临床路径管理为抓手加强医疗质量管理；通过改善医务人员生活待遇，切实调动医务人员积极性。使医疗机构把工作重点转移到质量与安全的持续改进上来。

四、部分地区性评审办法概述

《办法（11版）》对我国各级各类医院管理水平与层次的提升起到重要推动作用，使医疗机构能够更好地为百姓、为社会服务，最大程度的使人民群众切身感受到公立医院改革成效，并能与国际评审标准中以"持续改善患者安全和医疗服务质量"为中心的理念主潮流保持一致，推动各地医院评审评价工作的规范有序开展。但随着医药卫生体制改革的深入，等级医院评价体系的不断深入发展，新的法律、法规、规章、制度出台，现代医院管理制度、精细化管理和高质量发展的要求，信息化管理技术的提升，以及评审中积累的许多先进经验和做法，等级医院评审标准也在实施中不断总结完善。比如，在《办法（11版）》基础上，原山东省卫生计生委2016年印发的《山东省医院评审办法》（以下简称山东省《办法》）、江苏省卫健委2018年印发的《江苏省医院评审办法》（以下简称江苏省《办法》）、浙江省卫健委2019年印发的《浙江省医院评审办法》（以下简称浙江省《办法》）以及河北省卫健委2020年印发的《河北省医院评审管理办法》（以下简称河北省《办法》），结合地方实际情况制定了具有地方特色的办法以适应发展的需求。

江苏省、浙江省、山东省和河北省《办法》均依据了国务院《医疗机构管理条例》，从文字表述来看，四省的《办法》遵照《办法（11版）》"内容只增不减，标准只升不降"的原则，但也参考了"国家卫生行政部门有关规章、规范性文件"及地方法律法规。此外，山东省《办法》也"按照省委、省政府落实推进依法行政工作机制和规范性文件'三统一'制度要求"作了制定。

在《办法（11版）》的评审原则的基础上，江苏省《办法》增加了"依靠专家、严格严谨、纪律严明"的评审原则，山东省《办法》增加了"透明公开"的评审原则。在评审目的上，山东省《办法》还增加了"实现医院建设组织管理、人力资源管理、临床技术管理和质量控制、医疗服务、信息管理、医学装备、医院建筑等标准化，不断提升同等级医院医疗服务同质化水平"。

在医院评审的定义上，江苏省《办法》将"对医院管理、服务质量、技术水平、教学科研、医德医风等进行综合评估、审定"也写入了定义中，山东省《办法》增加"加强医疗服务能力建设"的表述。

江苏省、浙江省、山东省和河北省《办法》对近些年涌现的办院新模式，如医疗集团、医共体以及一区多院的机构评审做出明确规定，符合时代发展。如对于资源重组，医疗分支机构等，江苏省《办法》规定其"在运行满3年后方可提出申请"，但"由于大型基建正在建设等特殊原因影响评审的，医院可提出延迟评审申请，经卫生计生行政部门同意后方可延期。原则上延迟评审时间不得超过2年"。浙江省《办法》明确"资源重组后实施一体化管理、同一法人的院区或分支机构作为总院的组成部分共同参加评审（医共体除外）"，对于"医院在规定期限内没有申请评审的，卫生计生行政部门应当以书面形式要求其在15个工作日内补办申请手续；在限期内仍不申请补办手续的，视为放弃评审申请，由执业登记机关认定为未定级医院"。山东省《办法》规定"具有《医疗机构执业许可证》且与其本部类别相同的分支机构可纳入本部整体参加评审，不再对其进行单独评审；类别不同的，应独立申请参加评审。医疗集团所辖医疗机构应当按照上述要求分别独立申请参加评审"。

对于评审委员会和评审专家的产生、组织构架、职责、权限和义务，江苏省《办法》和浙江省《办法》在《办法（11版）》基础上更加详细的完善了产生的办法、组织构架、职责、聘任年限等。

评审方法和评审内容方面，江苏省《办法》在医院自评之后还增加了"调研初评"的环节，实地查证医院是否达到现场评审"准入"条件，确保书面评价结果的真实可信，从而为现场评审的开展奠定良好基础。浙江省《办法》重视"在评审周期内抽查、日常质控考核、飞行检查"，并注重"日常考核结果在评审过程中的应用"。山东省《办法》在国家版的基础上经一步明确书面评价、医疗信息统计评价及社会评价的内容和项目，且在社会评价中增加"职工对医院管理组织机构和领导工作满意度应≥80%"的要求。江苏省《办法》和河南省《办法》对现场评价的形式做了"现场评价采取听取汇报、查阅资料、追踪检查、实地查看、考试考核、抽查病历（案）、模拟演练、专题座谈等方式"的规定。

第二节　医院评审标准及实施细则

评审标准是评审工作的一种工具和导向，为评审工作提供一套完整详实的技术参照规范，为医院的建设、管理和规范运行提供了指导，是引领医院朝着正确方向发展运行的标杆，实施细则做为评审标准的配套文件，使评审工作更具可操作性。

为全面推进深化医药卫生体制改革，积极稳妥推进公立医院改革，逐步建立我国医院评审评价体系，促进医疗机构加强自身建设和管理，不断提高医疗质量，保证医疗安全，改善医疗服务，更好地履行社会职责和义务，提高医疗行业整体服务水平与服务能力，满足人民群众多层次的医疗服务需求，在总结我国第一周期医院评审和医院管理年活动等工作经验的基础上，借鉴美国、日本、中国台湾、中国香港等国家和地区医院评审评价经验，结合我国实际情况，2011年卫生部颁布《三级综合医院评审标准（2011年版）》[以下简称《标准（11版）》]及《三级综合医院评审标准实施细则（2011年版）》[以下简称《细则（11版）》]，作为各地开展三级医院等级评审工作的主要依据和加强自我监管的重要参考工具。在医院"创甲"工作中起到非常重要的作用。

一、《标准（11版）》及《细则（11版）》的指导原则

根据深化医药卫生体制改革工作的要求，《标准（11版）》及《细则（11版）》进一步明确医院评审要坚持"政府主导、分级负责、社会参与、公平公正"的原则和"以评促建、以评促改、评建并举、重在内涵"的方针，以医疗品质和医疗服务绩效作为评审的重点，将医改任务完成情况作为重要指标，围绕"质量、安全、服务、管理、绩效"，始终坚持"以人为本""以患者为中心"，以评审标准为根本，以体现医院整体管理理念为原则，以持续改进医疗质量与安全为宗旨，兼顾实用性和操作性，促进医院明确自身定位，走以内涵建设为主、内涵与外延相结合的发展道路，为各级卫生行政部门建立行业监管提供了依据。

《标准（11版）》及《细则（11版）》在关注医疗质量和医疗安全的同时，紧紧围绕医改中心任务，结合公立医院改革总体设计，将评价的重点放在改进服务管理、加强

护理管理、城乡对口支援、住院医师规范化培训、推进规范诊疗和单病种费用控制等工作落实情况。同时，针对群众关心的热点、焦点问题，重点考核反映医院管理理念、服务理念的制度、措施及落实情况，以及医院的学科建设和人才培养情况、辐射带动作用等。

评审工作将强调由各专业技术评价，向"以病人为中心"的医院系统性评价目标转换；由过去强调医院人财物等硬件条件达标，转向对医院内涵建设的评价。总的来说，就是要通过医院评审评价工作促进医院实现"三个转变"，即在发展方式上，要由规模扩张型转向质量效益型；在管理模式上，要从粗放的行政化管理转向精细的信息化管理；在投资方向上，医院支出要从投资医院发展建设转向扩大分配，提高医务人员收入水平。并要在"三个转变"基础上实现"三个提高"，即提高效率，通过资源纵向流动提升服务体系整体绩效；提高质量，以临床路径管理为抓手加强医疗质量管理；提高待遇，通过改善医务人员生活待遇，切实调动医务人员积极性。《标准（11版）》及《细则（11版）》的制定及条款设置，遵循PDCA循环原理（P即plan，D即do，C即check，A即action），分成"C""B""A"3个层次来体现，逐步递增，通过质量管理计划的制订、组织实现、自我评价并不断改进的过程，实现医疗质量和安全的持续改进，促使医院可持续发展。

二、《标准（11版）》及《细则（11版）》的主要内容

《标准（11版）》用于对三级综合医院的运行、医疗质量与安全指标的监测与追踪评价，用于对三级综合医院的实地评审，作为医院自我评价与改进之用。《细则（11版）》在设计上以评审标准为根本，覆盖医院全面管理及医疗服务全过程，内容更加翔实完整。

第一章为坚持医院公益性。强调医院设置、功能和任务符合区域卫生规划和医疗机构设置规划的定位和要求，医院内部管理机制科学规范，充分体现公立医院的公益性，承担公立医院与基层医疗机构对口协作、突发公共事件的紧急医疗救援任务和配合突发公共卫生事件防控工作等政府指令性任务，充分发挥在临床医学教育、科研及其成果转化等方面的带动作用。

第二章为医院服务。围绕预约诊疗、门诊、急诊绿色通道、住院、转诊、转科、基本医疗保障服务流程管理及其医疗质量与安全，保障患者的合法权益，坚持以人为本，突出服务理念的贯彻与服务流程的科学设计。

第三章为患者安全。提出确立查对制度，识别患者身份；确立在特殊情况下医务人员之间有效沟通的程序、步骤；确立手术安全核查制度；执行手卫生规范；确立特

殊药物的管理；确立临床"危急值"报告制度；防范与减少患者跌倒、坠床等意外事件发生；防范与减少患者压疮发生；患者参与医疗安全，确保患者安全。

第四章为医疗质量安全管理与持续改进。以医疗质量与安全为核心，全面构架医疗质量与安全管理框架，梳理医院内部管理职责，对重点科室、重点人员、重点流程给予明确要求，开展临床路径、单病种、住院诊疗、手术治疗、麻醉、重症医学、感染性疾病、中医、康复、疼痛、精神科、药事和药物使用、临床检验、病理、医学影像、输血、医院感染、介入诊疗、血液净化、临床营养、医用氧舱、放射治疗、病历（案）及其他特殊诊疗质量管理与持续改进，确保医疗质量与安全。

第五章为护理管理与质量持续改进。理顺护理管理体系，确立护理管理组织体系，护理人力资源管理，明确护理重点工作任务，实施临床护理质量管理与改进，加强护理安全及特殊护理单元质量管理与监测，落实优质护理。

第六章为医院管理。从依法执业、管理职责与决策执行机制、医院的功能任务、人力资源、信息与图书、财务与价格、医德医风、后勤保障、医学装备、院务公开、医院社会评价覆盖医院管理，加强自我管理与约束。

第七章为监测指标。通过对三级综合医院的医院运行、医疗质量与安全指标、单病种、重症医学（ICU）质量、合理用药、医院感染控制质量的监测与追踪评价，促进医疗质量与安全的持续改进。

《细则（11版）》除了基本标准以外，结合公立医院改革重点工作，将部分医疗安全与患者权益的重点标准设置为核心条款，共计48项（"★"标注）。此外，设置部分可选项目，主要是指可能由于区域卫生规划与医院功能任务的限制，或是由政府特别控制，需要审批，而不能由医院自行决定可开展的项目（"可选"标注）。

《标准（11版）》及《细则（11版）》不鼓励医院超规模扩张，要求医院以适度规模发展，注重内涵建设，促进三级综合医院支持和带动区域医疗卫生体系协同发展。把坚持医院公益性放在十分重要的地位，比如，参加突发公共事件紧急医疗救援、对口支援等如未达合格要求，将在评审中被一票否决。

在制定标准时突出以患者需求为导向，关注患者就医的感受，保障患者的权益。比如，在医院服务一章中，增加了开展预约诊疗服务；优化门诊流程，根据门诊就诊患者流量调配医疗资源，减少就医等待；加强急诊绿色通道管理，及时救治急危重症患者；改善住院、转诊、转科服务流程，加强转诊、转科患者的交接管理，为患者提供连续医疗服务，加强出院患者的健康教育和随访预约管理；完善医疗保险服务管理，减少患者医药费用预付，强化参保患者知情同意；维护患者的合法权益；加强投诉管理。

在医疗机构的人力资源管理上，过去强调医护比、护床比，这实际上是以固定资产和编制为标准配备护理人力。《标准（11版）》及《细则（11版）》则是强调护患比，着重于考核每名护士负责的患者数量，以患者的实际需求能否被满足为核心去配置护理人力，要求以临床护理工作量为基础，根据收住患者特点、护理等级比例、床位使用率对护理人力资源实行弹性调配，这也将促使护理人力资源的使用效率得到极大的提升。

更注重科研效率，以每百张开放床位完成的论文数、科研课题和获得科研基金额度来衡量医院的科研成果，医院的科研要更好地为临床服务，围绕患者需求开展科研工作，而不要将过多精力放在只有极少数疑难患者受益的领域，推动医疗事业的科学可持续发展。

新增了社会评价，要求医院定期收集院内、外对医院服务的意见和建议，这也将促使医院更加关注患者就医体验，把"以病人为中心"的理念真正落实到医院服务的各个细节中。

强调基础质量管理，在推动医疗质量安全的持续改进方面，《标准（11版）》及《细则（11版）》要求医院与科室都要建立健全质量与安全监控机制，及时发现缺陷与潜在的问题。针对一些医院热追新技术，攀比开展新技术的数量，不仅有推动医疗费用上涨之虞，也给医疗安全带来较大隐患，《标准（11版）》及《细则（11版）》在基础质量和高精尖技术方面，强调基础质量的管理。比如，在医疗技术管理上强调分级分类管理，对新开展医疗技术的安全、质量、疗效、经济性等情况进行全程追踪管理和评价，及时发现并降低医疗技术风险。对实施手术、介入、麻醉等高风险技术操作的卫生技术人员实行授权制，定期进行技术能力与质量绩效的评估。针对心脏支架滥用较为严重的情况，《标准（11版）》特别提到，要掌握介入治疗技术的适应证、规范技术操作、有介入诊疗器材登记制度、器材来源可追溯。

加大日常评价比重，针对上一轮评审中，医院突击迎评、通过评审后出现质量滑坡等问题，《标准（11版）》及《细则（11版）》设置了医院运行、抗菌药物使用、院感管控、单病种质控、传染病控制日常统计学评价指标，引导医院管理者重视收集医院日常信息，对数据进行统计学分析，从中判断出医院的运行状态，实现精细化管理，同时卫生行政管理者可根据这些指标来衡量医院管理水平的高低。在第二周期的医院评审开始阶段，日常评价的比重将不低于总分的30%，随着日常评价的逐步规范和常态化，日常评价的比重还会进一步提高。医院将不用像从前那样突击迎评，只要在平时扎扎实实地做好每一项工作，就能顺利通过最后的医院评审。

三、《标准（11版）》和《标准（89版）》的比较

我国第一周期医院评审使用的是《标准（89版）》，当时处于医院评审的探索初期，受历史环境的制约，该标准涵盖了一级、二级、三级医院的基本标准和分等标准，是

一部综合性的标准，其目的是为了在全国范围内建立三级医疗网络，促进卫生资源的区域分配，研究表明该目的已基本达到。第二周期评审围绕我国基本国情，在三级综合医院评审标准的基础上，增加和提出了针对不同等级、不同专科类别的各类医院评审标准，不同性质的医院拥有更贴近本类医院特点的评审标准，特别是中医医院评审标准和各专科医院评审标准的相继出台，在一定程度上对建立具有我国特色的医院评审体系发挥了重要的作用。与《标准（89版）》相比，《标准（11版）》具备以下特点。

1. 《标准（11版）》内容更加全面与丰富，体现时代特征。各章之间均有内在的关联，层层递进，并建立起一个标准的评审体系。每一章标准的制定都能够突出体现医药卫生体制改革的主要内容。从评审标准的设计角度，之前的评审尚存缺乏科学的标准条目，统计指标也不是非常规范，新的标准则是更加全面与丰富、与时俱进，有助于医院在开展各项工作中可持续发展的。

2. 采用PDCA管理工具，坚持树立持续改进理念。PDCA循环（又叫戴明环）是全面质量管理所应遵循的科学程序，对总结检查的结果进行处理，对成功的经验加以肯定并适当推广，对失败的教训加以总结，未解决的问题放到下一个PDCA循环中。将该原理与医院评审的成功结合，将质量持续改进的理念贯穿于整个评审过程中，让医院的管理始终处于不断完善和改进的过程中，循环往复，没有终点，不断螺旋式上升。这种螺旋式的评价方式，促使医院转变原有的突击应付评审的形式主义，树立常态化观念，时刻以评审标准为依据，在日常管理中就不断实现岗位的职责与职能的协调协作。标准也已经改进使用A、B、C、D、E五档表述方式，其评审结果的判定将根据达到不同级别基本标准和核心标准所占比例来最终判定得出，反对造假、作假行为。

3. 坚持质量的持续改进，特别体现在医疗治疗安全管理和护理管理两个方面。将医疗质量安全管理与持续改进单独设立为一章，更加突出其重要性。主要包含了对医疗质量、技术、康复、药物使用、营养等涉及医疗服务临床路径管理的每一项医疗服务的每一流程环节的管理与持续改进进行了规范，同时还对病历的管理和持续改进做了相应的规范。《标准（11版）》对医疗质量安全管理提出了更科学的规范与要求，将常态化的持续改进理念深入落实到医疗质量全过程中，转变突击式应付评审的模式，熟练医疗服务的持续改进理念，最大程度地提高质量与安全。"护理管理与质量持续改进"在第二周期评审标准中单独设立为一章，以改革护理服务模式为切入点，对护理管理和护理质量安全等方面进行了科学的制定和全面的规范，增加了护理工作所占评审项目的比重。从宏观上规范了护理管理的组织体系，注重临床护理质量管理与改进，强调护理安全管理以及特殊护理单元的质量，注重最基本的护理人力资源调配，促使在工作中充分调动护理人员的积极性，为提供优质的护理服务做好强有力的人员保障，有效地建立起护理服务长效机制。

4. 评审标准和指标体系上，设计更为合理、科学；标准与评价方法使用上，与现行国际医院评审方法应用更趋一致。较之《标准（89版）》只应用了书面评价、信息统计评价与现场评价的三维度评价方法，《标准（11版）》在评审标准和指标体系上，包括了现场检查与评价方法的改进、动态的质量与信息监测，标准与指标体系设计更为合理、科学。不断探索科学管理理念，采用审核自查报告、现场系统与个案追踪检查、依据病案首页信息和疾病诊断相关分组（DRGs）的数据分析、社会评价与周期性评价及医院医疗综合能力评估专项检查相结合的方法，与现行国际医院评审方法应用更趋一致。

通过指标体系和评价方法的变化，主要起到的效果：通过个案追踪与系统追踪相结合的方式，实时跟踪医疗服务质量，发现问题及时纠正，促进了医院质量的持续改进。书面评价、医疗信息统计评价、现场评价、社会评价四维度相结合的评价方法确保了评审反馈信息的真实性、客观性和完整性。同时在医疗信息统计评价中将病案首页信息首次应用于评审评价中，能够有效地指导评审员寻找问题的聚焦点，有针对性地进行评价追踪，避免盲目检查。疾病诊断相关分组（DRGs）分析能够有效地解决对服务提供者的优劣进行比较的难题，使不具可比性的医疗服务产品通过疾病诊断相关分组顺利地进行比较，从而使得管理者能够全面把握医疗服务的特征、提供者的绩效以及资源的消耗，同时还可以应用到内部科室的绩效考核中去，强化了医院内部的科学管理理念。品管圈等质量改进手段和工具的应用，在一定程度上完善了医院管理长效机制。

树立"以患者为中心"理念，增加患者满意度社会评价活动，确立了"以人为本"的质量安全价值观。不论是综合医院、中医院还是专科医院都密切关注患者安全，新增了专门章节通过设置相关内容来强调患者安全。通过制定医疗服务中与患者相关的标准，达到将评审工作由"专业技术评价"转换成为"以患者为中心"的评价目标，将患者安全放在医院管理的首位，树立了正确的质量安全价值观，积极响应世界卫生组织的呼吁；还增加了患者满意度调查等社会评价活动作为评审的重要测评标准，并站在患者的角度来考核医院全面质量管理，围绕"以患者为中心"这个立足点，通过医疗服务中的受众方患者的视角来了解医疗服务质量，通过患者的亲身体会来考察医德医风建设，评价客观公正，是反映医疗质量的重要渠道，是完善医院医疗质量控制的体现。医院可以通过问卷调查、患者来信来电投诉、意见箱意见本的形式征集患者的体会，以电话回访等形式来获得患者有效信息的反馈，并针对调查结果进行相关科室的督导检查，做好整改落实工作。

四、部分地区性评审标准及实施细则简述

等级医院评审是对医院进行全面评估的过程，是对医院的医院规模、疗愈环境、

医疗设施、医疗质量及管理水平进行的全方位的检查和评价，以判定医院是否具备为患者提供安全可靠的诊疗服务的能力。随着我国等级医院评价体系的不断深入发展，等级医院评审标准也在实施中不断总结完善。《标准（11版）》及其实施细则以病人为核心，围绕"质量、安全、服务、管理、绩效"展开要求，体现以病人为核心，将人的健康权益放在了首位。国家评审标准可以要求全面但不能苛求完美，统一的标准难以应用于全国，因此部分地区结合地方实际情况制定了具有地方特色的医院评审标准。

（一）江苏省

2018年1月，江苏省卫生计生委发布了"江苏省三级综合医院评估细则（2017年版）"。对比《标准（11版）》，江苏评审标准对章节内容、条款比例进行了大幅度的修改、扩充、精简。对医院的规模大小提出了新的控制措施。对医院的功能定位进行了补充，医院不单是治病救人，还应承担援疆、援藏和援外等各项国家任务。增加修订了相关医疗技术的必备指标，对临床部分项目实验的规格进行了限制。规范科学管理医院统计学指标，对数据来源和标准作出了新的规定，使评审工作的深度与广度得到一定程度的拓展，使评审结果能更加全面、真实地反映医院实际运行状况。在进一步调整、充实、强化"医疗质量安全与持续改进""医院服务""医院管理"章节相关内容的同时，将"医疗技术应用及管理"单列为一个章节，弥补了原标准在医疗技术临床应用管理方面比重偏少的不足。

（二）广东省

广东省进一步调整、优化广东三级医院的布局和结构，强化医院的内涵建设。主要体现在：①建立起城市医院与县区医院结构合理的三级医院网络，全省形成小病不用出社区、急危重症1小时能得到三级医院救治的医疗服务圈。②着重规划、建设和发展一批县、区级医院达到三级医院水平，尤其要在人口密集、经济发达，医疗需求不断增长的县（区）或特大的乡镇评审新的三级医院，真正建立起覆盖城乡的三级医院服务网络。③为了发挥广东民营医疗机构的优势，支持民营医院的发展，将民营医院也纳入三级医院等级评审范围。④对经过评审的三级医院也需要重新复核评审，复核评审合格后才能保持原来的等级，并对所有的医院进行动态考核，考核不合格的医院将要被取消等级。⑤评审周期为5年，同时增加自查、不定期考核条款，注重与平时考核、专项检查结果等相结合，增加约束力，减少形式主义。⑥在等级医院评审时，结合卫生部布置的大型医院巡查工作同时展开。⑦"无故不接收突发公共卫生事件和重大灾害事故紧急救治任务"等成为一票否决的重要指标。通过医院等级评审，整体推进全省医疗机构规划，着重规划建设和发展一批县、区级医院达到三级医院水平，尤其是在人口密集、经济发达、医疗需求不断增长的县（区）和特大的乡镇评审新的三级医院，加强医疗机构管理，提高整体建设质量，真正建立起覆盖城乡的三级医疗服务网络，满足人民群众对优质医疗服务需求。

（三）海南省

海南省在三级医院评审中率先应用追踪方法学，使医院评审过程更加科学、客观、公平。推动了医院医疗质量建设和医疗安全的常态化，形成医院"我要管"的主动管理模式。突破传统评价流程，构建了基于追踪方法学的医院评审流程，将其应用于评价前期、评价期和评价后期。打破传统的医院评审结构面，构建了全新的基于追踪方法学思想的医院评审事项与评分标准。评审突出"以患者为中心"，对医院质量管理与服务有全方位要求，保证评审过程的专业性与公正性。在专业性方面，海南医院评鉴中心建立了面向中心高级资深顾问、高级顾问和名誉主任的汇报与咨询、论证制度，建立了与有关协（学）会及管理专业委员会的信息互通制度。同时建立了由180名正高职称专家组成的医院评鉴评价专家库，其中包含来自美国、新加坡等世界各地的外籍专家，并对这些专家进行了系统的培训，确保不同专家对标准解读的同质性。在标准制定及评审实施管理上，借鉴卫生部医院评审标准、美国JCI追踪方法学、中国台湾医策会评鉴委员遴选等，制定了评价标准与细则，发展并应用"围评价期"医院评审理论，在全国率先应用了追踪方法学、根本原因分析、品管圈、平衡记分卡等管理工具，实现了观念、理论、模式、标准与流程与方法上的创新。在公正性方面，评审过程及评审结论最大限度避免政府的干预。为避免利益冲突，海南医院评鉴中心虽然是医院协会下属单位，但担任医院院长现职的副会长一律不参与中心的研究与决策、调度与指挥。同时，实行专家回避制度，要求专家在审核前签署承诺书。海南第三方评审十分重视信息公开，包括评审程序、专家、审核过程的公开以及审核结果的公开。公众可以在海南医院评鉴中心网站上看到评审结果。除了评审的相关内容，还包括对三级医院门诊人均费用、住院患者日均费用、药占比、患者对医院的投诉等10项关键指标进行社会公示。另外，30个单病种的质量信息也在网站向社会公示。海南第三方评审模式不涉及公立医院的体制与运行、补偿机制，因而阻力较小。其着重建立与强化对医院的长效监管机制，体现了黑箱理论和风筝原理。该模式最大的特点在于"分开不等于分家、独立不等于无政府、第三方不等于把持一方"。海南医院评鉴中心以科学的管理模式，实现了专业化与标准化，实现评审的公平与公正，因而获得了公信力，没有出现其他地区开展第三方医院评审中过程的各种问题。海南省于2011年开始的第二周期医院评审中，尽管坚持了第三方理念，但却增加了政府行政复核流程，也就是在经过政府指定的第三方机构评审后，政府仍要组织官员对医疗机构进行行政复核，这标志着海南第三方评审已名存实亡。

（四）安徽省

安徽省卫生厅发布了"安徽省三级综合医院评估标准（2012版）"（以下简称"安徽省标准"）。"安徽省标准"的颁布标志着安徽省三级综合医院评价标准的确定，最大限度上促进了安徽地区医院的建设工作。"安徽省标准"遵循"内容只增不减，标准只升不降"的原则调整制定的，少数内容上对《标准（11版）》进行了变动和添加，大多数指标没有变化，明确了部分指标的实施方法的同时，也更适用于安徽地区。新标准提出4年为医院的一个评审周期，但并未规定医院评审标准内容的更新时间，对评审标准的更新也没有明确要求，这将导致标准的内容条款不能与时俱进，跟不上医院的发展和变化。

（五）浙江省

浙江省制定的"浙江省级医院评估标准"创新了评价标准的内涵，如在以医院公益性为首要原则的基础上，增加了诚信执业、依法执业等否决指标，在质量服务管理内容中增加了地方特色的要求，对扣分制的医院社会评价进行了革新，采用半定量的新评价方法，避免了扣分的随机性。

（六）上海市

上海市医院评审标准结合国务院、国家卫健委与上海市卫健委颁布的相关文件要求进行修订，用于对医院进行现场评价。评分制定遵循PDCA循环原理，通过质量管理计划的制订及组织实现的过程，实现医疗质量和安全的持续改进。管理标准除现场评审外，还与周期内日常评价结果相结合。内容包括：年度质控成绩、满意率测评与医疗机构不良行为计分。①坚持第一周期评审准入标准的框架；②在连续多次开展全市三级综合医院基本情况调研的基础上制定；③三级甲等与三级乙等综合医院评审准入标准分别制定；④增加病例组合指数（CMI值）和附加分项目。三甲综合医院合格线90分，三乙综合医院合格线85分。现场评审时间为3天，现场评审包括：评审工作启动会、现场分组评审、评审专家内部讨论会和评审总结反馈会。

（七）山东省

山东省结合实际，在国家标准的基础上，结合本地实际情况，提出适合当地医院评审工作思路。①卫生行政部门做好医疗机构设置规划。明确医院功能定位，科学合理规划发展目标。②是医院积极自评。要求医院自评时间不少于6个月，自评结果达标后才能提出评审申请。③是开展医院评审试点。④全面制订评审、复核以及其他按照规划升级的医院评审工作。对评审专家队伍的培训、考核作为医院评审最重要的基础性工作之一，制定出台了符合地方实际的医院评审专家库管理办法，全面建立起医院评审专家的推荐、考核、退出、管理和奖惩制度。经过单位推荐、理论培训、模拟评审、业务考核等程序，组建医院评审专家库，承担对医院的培训、指导和评审任务。为增加评审专家的实地评审经验，采取"传、帮、带"的培训方法，在正式评审过程中由正式评审专家带辅助专家，在工作中随时进行现场指导，取得良好效果。借助信息化管理手段，开发了适合当地的医院评审管理系统，将医院设置规划、自查整改、评审申请审核、现场评审、评审结果判定、评审数据分析和专家库管理等评审的所有环节全部纳入信息化管理。评审软件的使用，在提高医院评审效率的同时，也建立起医院评审和医院日常管理的数据库，方便卫生行政部门和医院随时分析评审数据，查找医院管理中的薄弱环节，促进持续改进，成为医院建设和卫生行政部门加强医院管理的得力工具。为提高医院评审的科学性、客观性和公正性，按照《医院评审暂行办法》要求，将现场评审与日常监管相结合，对医院进行全方位地评审。现场评审过程中，除采用传统方法外，还引入追踪方法学，更加客观、公正地反映医院的工作状态。采用疾病诊断相关分组（DRG）方法开展医院评价，对反映医疗质量、医院运行效率和单病种诊疗水平的有关数据信息进行综合分析、评价。委托独立第三方组织对被评审医院开展患者满意度调查，确保调查过程的规范性和调查结果的准确性。判定评审结果时，将现场评审与医疗质量万里行活动检查、大型医院巡查、不良执业行为记分、临床专业质量控制等日常监管相结合，更加客观、全面、真实的反映医院的整体服务水平与管理现状，切实提高医院评审的公信力与权威性。

（八）四川省

四川省对已获得等级的医院，采取巡查式评审的方式，原则上每年对医院运行情况进行综合评价，替代以往的4年1次的复评。巡查式评审主要利用医疗"三监管"平台对涉及医疗核心质量、医疗安全、医疗服务价格等内容进行动态实时监控，巡查式评审频次与医疗机构不良执业行为记分、医疗安全事件、政府指令性任务、行业风气满意度以及大型医院巡查紧密挂钩。对于质量管理到位、医疗安全可信、群众满意度高的医院，其巡查式评审频次可适当延长；对医疗控费等指标预警频次高、暴发院感或存在重大院感安全隐患，发生一级甲等主要责任以上医疗事故，信访投诉件数量排名靠前的及行业风气满意度测评排名靠后，医疗机构不良执业行为记分年度达到10分以上等情况的，各级卫生计生行政部门应增加对相关医院的巡查式评审频次，情形严重的随时开展。医院的巡查式评审权限由以往的按等级"一刀切"模式，调整为四川省卫生计生委直属医院、国家委属委管医院及省区域医疗中心医院（共32家）由省卫生计生委组织实施，其他医院按照属地化管理原则由市（州）卫生计生委确定名单并报省卫生计生委审核后组织实施。巡查式评审在巩固既有评审成果的基础上，进一步强化对医疗机构不良执业行为记分、医疗质量控制、医疗纠纷和医疗事故、改善医疗服务、城乡对口支援、行风工作及政府指令性任务完成情况等指标的信息化日常动态监管，对监管内容分别赋予相应的权重和分数，综合考量巡查式评审的结论，丰富评审内容，更好地满足评价工作，使评审工作常态化、动态化。利用医疗"三监管"平台，按照"标准统一，互联互通，分级监管，安全可控，先易后难"的原则，采用云计算、大数据等信息新技术，通过汇聚整合各级全民健康信息平台、卫生统计直报、医师注册、卫生行政处罚、药品采购招标等数据信息，重点对各级监管对象的资源配置、服务项目、服务状况、依法执业、合理医疗、服务能力、执业资格、执业状况等指标进行分层级监管和有效干预，使医院的不定期巡查评审结论形成在科学、标准、规范、系统的管理下，高效率、高质量、高水平地进行，更及时有效地帮助医院提高管理水平，降低运行风险。

五、专科医院、中医医院、民族医院、民营医院评审简述

（一）三级专科医院评审及实施细则

2011年10月《卫生部关于印发心血管病等三级专科医院评审标准（2011年版）的通知》，包括三级心血管病医院、三级儿童医院、三级肿瘤医院、三级妇产医院、三级眼科医院评审标准。2012年2月《卫生部关于印发传染病等三级专科医院评审标准（2011年版）的通知》，包括三级传染病、精神病和口腔医院评审标准。6月《卫生部办公厅关于印发心血管病等三级专科医院评审标准（2011年版）实施细则的通知》，包括三级心血管病医院、儿童医院、妇产医院及精神病医院三级专科医院评审标准实施细则。12月《卫生部办公厅关于印发三级肿瘤医院和三级眼科医院评审标准（2011年版）实施细则的通知》。这些专科医院评审标准及实施细则对专科医院评审发挥了重要作用。

（二）一级医院和二级医院评审标准及实施细则

2012年1月卫生部关于印发《二级综合医院评审标准（2012年版）》的通知，5月卫生部办公厅关于印发《二级综合医院评审标准（2012年版）实施细则》的通知，6月在长沙召开了一级医院评审标准讨论会。与会者认为，一级医院评审工作需要借鉴二、三级医院评审工作的经验、理念、核心及办法。标准的制定需要围绕"以患者为中心"，体现安全、质量两大核心。设定基本专业结构框架、基本技术要求，完善一级医院日常监管体系，提高监管的科学化和精细化水平。

（三）中医和民族医院评审标准及实施细则

2012年6月，为进一步促进中医医院保持发挥中医药特色优势，全面深化医药卫生体制改革，保证公开、公平、公正地开展中医医院评审，根据《中华人民共和国中医药条例》《医疗机构管理条例》的有关规定和《医院评审暂行办法》，国家中医药局制定了《中医医院评审暂行办法》，7月为进一步促进中医医院保持发挥中医药特色优势，在总结我国中医医院评审评价和中医医院管理年活动等工作经验的基础上，国家中医院管理局组织制定了《三级中医医院、三级中西医结合医院、三级民族医院、三级中医骨伤医院、三级中医肛肠医院、三级中医专科医院（不含中医骨伤医院、中医肛肠医院）评审标准、实施细则以及评审专家手册（2012年版）》，于2012年8月启动三级中医专科医院和三级民族医院评审工作。2013年初在总结中医医院评审评价和中医医院管理年活动等工作经验的基础上，国家中医院管理局组织制定了《二级中医医院、二级中西医结合医院、二级民族医院、二级中医骨伤医院和二级中医专科医院（不含中医骨伤医院）通用评审标准、实施细则以及通用评审专家手册（2013年版）》，并于启动二级中医医院评审工作。2017年9月在总结评估以往中医医院评审工作的基础上，国家中医院管理局对2012版三级中医医院评审标准等有关文件进行了修订后下发了《三级中医医院、中西医结合医院、三级民族医院评审标准、分等标准和评审核心指标以及实施细则（2017年版）》。2018年3月、6月为做好中西医结合医院、民族医院评价工作，国家中医院管理局在总结评估以往中医专科医院、中西医结合医院、民族医院评审工作的基础上，对2012版三级中医专科医院、二级中西医结合医院、二级民族医院评审标准等有关文件进行了修订后下发了《三级中医骨伤医院评审标准、分等标准和评审核心指标以及实施细则（2018年版）》《三级中医肛肠医院评审标准、分等标准和评审核心指标以及实施细则（2018年版）》《三级中医专科医院（不含中医骨伤医院、中医肛肠医院）评审标准、分等标准和评审核和评审标准实施细则（2018年版）》《二级中西医结合医院评审标准、分等标准和评审核心指标以及实施细则（2018年版）》《二级民族医院评审标准、等标准和评审核心指标以及实施细则（2018年版）》。

（四）民营医院评审标准及实施细则

我国自1989年开始进行医院等级评审，1998年等级评审工作暂停。在此期间，民营医院刚刚起步，未被纳入评审体系。民营医院虽然数量众多，但规模仍偏小。一些省民营医院等级评审工作尚未进行，不少民营医院至今都没有一个合适的等级身份。2011年，我国重启医院评审评价工作，主管部门已着手研究民营医院参与医院评审评价的有关问题，但在民营医院是否与公立医院适用一个评审标准；是否在科研、教学等方面考虑到民营医院的实际情况，对相关条款的权重进行调整等一些热点问题上，业内仍有不同意见。2012年5月《卫生部办公厅关于确定社会资本举办医院级别的通知》要求卫生行政部门在设置审批社会资本举办的医院（含中外合资合作医院）时，应当及时确定其级别，对于未定级的社会资本举办的医院，卫生行政部门要按照规定尽快完成定级工作。

六、国家级医院评审员简介

2011年12月卫生部医管司下发了《卫生部关于印发医院评审专家库管理办法的通知》建立健全的专家工作制度，明确了医院评审专家库的组建、管理、考核、监督、权利、义务等工作。为贯彻落实医药卫生体制改革精神，积极探索建立具有中国特色的科学的医院评审评价体系，深入推进医院评审评价及优质医院建设工作，卫生部医管司于2011年12月21至22日医管司于在杭州举办了全国医院评审评价暨优质医院建设培训班。

为推动医院评审工作，培养一支高水平的国家级评审员队伍，2012年11~12月，卫生部医疗服务监管司举办了第一期国家级医院评审员第一阶段（I-1）培训班。第一阶段培训班的主要内容是医院评审的沿革、发展趋势和国际医院评审的经验与主要做法。2012年12月19~20日在北京对国家级评审员进行第一期第二阶段（I-2）培训，本次培训围绕《三级综合医院评审标准（2011版）》及其实施细则通用条款解读、医院评审现场检查方法应用、追踪方法学等内容展开。2013年2月21~22日在天津举办国家级医院评审员第三期培训班。一是建立专业化的医院评审员制度。建立完善评审员资质认定、分级管理等制度，打造一支标准化的评审员队伍，科学、正确、独立地把握评审要求。二是继续探索以患者为中心的评审体系。创新应用追踪方法学、信息数据分析等多种方法，探索建立定性评价与定量评价相结合的评价体系。三是逐步构建第三方评审机构。适应政府职能转变的要求，进一步明确政府与评审机构的关系，建立具有公信力的独立的国际化第三方评审机构，开展满足多方需求的评价工作。四是建立评价结果公布制度。逐步尝试将评价结果对行业、社会公开，形成评价结果定期公布制度，使医院评审工作不断走向专业化、公开化、透明化。

第三节　医院评审方法

与第一周期医院等级评审制度相比，第二周期医院等级评审方法更加科学化。全省各级卫生行政部门和医院提高思想认识，紧紧围绕"质量、安全、服务、管理、绩效"的评审目标，牢牢把握标准培训、程序设计、专家培训、评审实施、结果分析5个重点环节，在管理中引入了疾病诊断相关分组（Diagnosis Related Groups，DRG）、PDCA和追踪方法学等，借鉴了国外医院管理的先进经验。基本建立起了新的医院评审体系，各项评审工作按计划有序进行。

一、DRG在医院等级评审中的应用

因为医院、患者和卫生服务提供者的差异，传统的评价方法难以综合性的评价不同医疗服务的绩效，但如果他们收治的病例类型相同，那么利用其在诊治过程中资源消耗相似和医疗服务相近的特点，通过系统地进行风险调整，理论上就可以对其进行比较。

DRG根据年龄、疾病诊断、合并症、并发症、治疗方式、病症严重程度及转归和资源消耗等因素进行调整，将患者分入若干诊断组，其区分了不同临床过程的疾病，归并了临床过程相似的疾病，因此常被作为医疗机构比较服务质量效率的工具。使用DRG能从产能、质量和效率3个维度展开医院评价，可以降低医疗服务产出多样化对评估结果的影响，也可对医疗机构进行横向比较。

DRG组数，医疗机构覆盖的DRG病组数反映该医疗机构的服务能力，也可作为不同医疗机构间横向比较的指标。DRG数指标病种组合指数（case mix index，CMI）是基于DRG评估医院收治患者疑难程度的指标，CMI综合考虑了医院收治患者的结构和难度，在传统评价指标的基础上，还纳入了患者的年龄、性别、疾病转归等因素，能较为准确而全面的评价医院服务情况。由于疾病诊断相关组标准一致，同一DRG组内差异较小，因此不同医院之间的同一专业可以进行比较，从而有利于寻找差异。同时，各学科重视对权重较高病组的诊疗工作，可以加强学科能力建设。低风险组死亡率，是指不属于疑难危重的疾病类型发生死亡，意味着死亡原因很可能不在疾病本身而在临床过程。因此，低风险DRG病例的死亡率较高，提示临床或管理过程可能存在问题。

DRG组数和病例组合数属于生产力类别、效率指数、效率维度的成本效益指数、低风险组的死亡率均属于质量维度。DRG在医疗质量上的应用，可以使得医疗管理质量、医疗费用管理、绩效评价、医院自我评价与上级评审更科学、客观、全面，能够快捷而准确的帮助医院提高医疗管理和服务水准，促进医院的稳步提升。

DRG是用于衡量医疗服务质量效率以及进行医保支付的一个重要工具。DRG实质上是一种病例组合分类方案，即根据年龄、疾病诊断、合并症、并发症、治疗方式、病症严重程度及转归和资源消耗等因素，将患者分入若干诊断组进行管理的体系。

病组命名和编码规则：DRG病组的代码由4位码构成，均以英文字母A-Z和阿拉伯数字0-9表示。第一位表示主要诊断大类（MDC），用英文字母A-Z表示；第二位表示DRG病组的类型，根据处理方式不同分为外科部分、非手术室操作部分和内科部分，用英文字母表示；第三位表示核心疾病诊断相关组（ADRG）的顺序码，用阿拉伯数字1-9表示；第四位表示是否有合并症和并发症或年龄、转归等特殊情况，用阿拉伯数字表示。

DRG既能用于支付管理，也能用于预算管理，还能用于质量管理，是一套"医疗管理的工具"。

二、PDCA在医院等级评审中的应用

PDCA包括四大阶段：①P（plan）计划，确立目标、制定方案和活动计划；②D（do）执行，具体实施，实现前一阶段计划和目标；③C（check）检查，分析和总结执行计划的结果，明确效果，找寻潜在问题和不足；④A（action）处理，对检查结果进行评估并总结，及时优化并持续性改进，标准化流程。全面质量管理活动的全部过程包括PDCA的4个阶段，并持续循环，满足了质量管理体系持续改进的需要。

医院评审采用将原来的千分制计算改为A、B、C、D、E五档表述方式，只有PDCA中的计划（P）对应D级，只完成了计划和执行（PD）对应PDCA中的C级，完成了计划、执行，并进行了监督检查（PDC）对应B级，有计划、执行、监督和反馈（PDCA）对应A级，即完成了一整个戴明环，体现出持续改进的理念。要实现三级甲等"A级≥20%"的目标，就必须认真准备PDCA循环相关资料，即程序文件、流程、数据等在改善前后的对比，为评审判定提供依据。

使用PDCA循环与等级医院评审管理相结合，体现了质量持续改进的要求，使得医院不断的发现和解决问题，循环往复，不断完善和改进，以达到提供更好的医疗服务的目的，促进医疗质量管理效率的全面提升。

三、追踪法在医院等级评审中的应用

为解决医疗服务过程难以评价的问题，2004年医疗卫生机构认证联合委员会设计了一种对患者在医疗机构中就医的完整流程进行追踪，评审者在追踪过程中去衡量医疗服务各环节和医疗质量存在的问题和改进的方法。该方法覆盖面广、随机性强，受评医院很难突击准备，可以有效提升评价结论的真实性。因此在医院评审中经常使用。追踪法包括个案追踪法和系统追踪法两大类。

（一）个案追踪法

个案追踪法指追踪某位患者在医疗机构就诊的完整过程。评审者通常选择的追踪对象包括：医疗机构前五类患者，接受过较为复杂治疗或服务的患者，即将出院的患者等。选择这样的追踪对象能发现医院在提供医疗服务、各服务单元之间相互衔接，就医过程的整合和协调等方面潜在的问题。个案追踪法的主要内容包括：通过医疗文书记录和对各部门医护人员的访谈，观察入院流程，治疗过程，用药过程，诊疗计划制订过程，急诊管理流程，手术管理流程，医疗设备维护过程，医疗环境安全问题等。通过使用患者在医疗机构的医疗记录，对医疗机构提供的治疗、照护和服务程序进行持续性的追踪，科学评估医院各个科室、部门、医务人员的工作，针对患者的病情变化以及需求所做出高效、便利、满意的服务，最终再对医院的相应管理环节的结果进行评价。

（二）系统追踪法

系统追踪法指的是完整地追踪某一项特定领域的全部流程。系统追踪的对象为医院系统的整体运行状况，具体包括以下四类：药物管理，感染控制，设施管理和安全系统，患者安全与医疗质量改进。系统追踪关注的是医疗服务、医疗质量和安全的总体情况，以及持续改善的组织层面的调查，而非对具体环节和具体人员的评价。具体内容包括，评价医疗系统有关环节的表现，评价科学和部门间的沟通，评估各个学科、科室、部门间的相互关系及其在患者诊疗过程中的重要性，找出各个环节潜在问题。

追踪方法在医院等级评审的运用上，有四大优势：①以"患者"的视角评价医院的服务流程，而不是医院组织结构层面或管理者和评审人员为中心，能直接、真实有效评价医院服务质量。②收集全院各种来源的数据，系统追踪患者的全部流程，能明晰关键流程与关键领域，重点分明。③检查形式多样，灵活多变，通过与患者的交谈，对员工的访谈，检查医疗文书记录，以及评审者的观察，可以较为全面和客观地

掌握医院的组织服务流程情况。④该方法有效但易学易用，经过培训后可以在医院管理工作中应用。在医院评审过程中，通常将个案系统追踪结合起来应用。针对在个案追踪的过程中发现存在问题，再进行系统追踪，能判定问题是出于病人个体还是医院管理。

案例讨论

【案例】患者，男，76岁，因"反复胸闷，胸痛5年余，加重1天"，急诊拟"①冠心病心绞痛；②高血压病3级（极高危）"于2019年7月21日18：00收入心血管内科，入院时Braden评分18分，防跌倒评分4分，疼痛评分0分。患者既往有"高血压病"病史10余年。入院查体：T 36.7℃，P 82次/分，R 21次/分，BP 100/67mmHg。入院后诊病危，给予流质饮食，心电监护，吸氧，记24小时出入量；抑酸、护胃，平喘，抗凝等治疗。入院后检验科危急值报告：D-二聚体1289μg/L，血红蛋白48g/L，红细胞计数1.90×10^{12}/L，血糖值为3.1mmol/L，汇报医生，遵医嘱口服抗凝，肝素钠1支皮下注射；7月22日患者自解大便约200ml，颜色偏红，汇报医生，遵医嘱予抑酸，输血治疗。

【讨论】运用追踪方法学从患者、护士、护士长、设备仪器、物品、药品和血液制品、访谈或现场查看、环境与环节、质量控制、培训与考核等方面加以讨论。

四、患者满意度评价在医院等级评审中的应用

患者满意度评价是指患者在接受诊疗过程中，对其所经历的医疗技术、就医环境、治疗效果、服务态度、治疗费用、等待时间等相关体现其服务质量与水平内容的评价。患者满意度调查的形式共有五种，包括：①现场调查。优势在于能够得到及时的反馈，并且回收率也较高，此类调查应用较广泛。②直接访问。优点在于调查结果较为真实，缺点在于调查样本受限制，调查耗时长，且对患者配合度有要求。卫生行政部门、医保新农合通常使用患者座谈的形式。③信函调查。优点在于调查结果真实性高，缺点是调查成本高、周期长。④电话调查。优点在于调查周期短、可操作性强。缺点是调查结果真实性相对较低。此方法多应用于出院的患者。⑤网络调查。随着互联网的广泛应用，多媒体产品逐渐普及，网络调查也十分便捷。

患者满意度调查能反应客观现实，也有利于评审的医疗服务质量水平，但其应用于医院等级评审实践时，依旧存在许多潜在问题：调查方式、调查问卷的设计缺乏统一的标准和规范。虽然《标准（11版）》将"患者满意度"指标作为主要的评价指标，但并没有详细说明具体的可操作性的规定。例如，调查的实施者、对象、统计办法、如何开展等细节和步骤都没有详尽规定。这导致在各个不同的区域、各家医院各自采取的标准方案不一致。达标百分率尚不明晰，且卫生行政部门对患者满意度的要求在不同时期存在差异性，固定标准不统一。而在相关最新发布的文件中，原则上只是提出了"持续改进有所成效，不断提高员工满意度"的要求，对患者满意度的达标标准并未正式提出。这直接给医院等级评审工作带来了现实操作上的困难。

第四节　医院评审成效与问题

医院评审是由医疗机构之外的专业权威组织对这个机构进行评优，以正确判断评定这个机构满足质量管理体系标准的符合程度。医院评审是确保以医疗质量为重点的医院管理的长效机制，已被世界许多国家所采用。根据我国的实际情况，医院评审是在医院分级与分等的大框架下所进行的，在第二周期医院等级评审体系中，将医院分为一、二、三级，医院等级则分为甲等、乙等和不合格3个等次。

一、医院评审成效

各地医院在卫生行政部门的指导下，以评促建、以评促改、评建并举、重在内涵，医院建设和管理各方面都取得显著成效。第一，医院以评审为契机，不断建立和完善科学的管理体系，人才队伍和学科建设不断提升；第二，医院的全体成员在迎评的过程中，认真学习各项制度，工作趋于规范化，各项制度也能落实到实处；第三，促进医院与外界先进思想的碰撞，并将其转化为提升服务的动力。

（一）对医院评审重要性的认知不断提高

经过对评审办法、评审标准的不断培训和学习，医院广大干部职工逐步认识到医院评审对于加强医院管理、保障医疗质量与安全的重要意义，"质量、安全、服务、管理、绩效"观念和持续改进理念深入人心。

（二）医院的公益性质得到巩固

医院评审过程中，各地政府进一步完善当地医疗机构设置规划，明确医院的功能定位，合理控制医院规模，使各地的医疗资源布局更加合理；各地医院加强内部运行管理，规范医疗服务行为，控制医药费用不合理增长；积极实施城乡对口支援、住院医师规范化培训、惠民便民医疗服务等一系列措施，使医院的公益性质得到进一步巩固。

医院评审过程中，时刻体现"以病人为中心"的理念。第二周期的等级评审制度，将评审工作由对医院人、财、物等条件达标的评价，转向对医院人、财、物配置合理性，以及使用效率、效果的评价；由着重对各临床专业技术能力评价，转向"以病人为中心"的系统性评价。以医疗质量和医疗服务所取得的实际效果为评审重点，围绕"安全、质量、管理、服务、绩效"，体现"以病人为中心"。要求被评审医院在医院设置功能和任务要符合区域卫生规划和医院设置规划的定位和要求，在承担与基层医院对口协作上、在承担应急管理上、在临床医学教育与科研及成果推广上以及在完成政府其他指令性任务上，坚持医院的公益性定位。

（三）确立了"以人为本"的质量安全价值观

第二周期医院评审强调"以病人为中心"，处处体现"以人为本"。标准中以专门的章节，涵盖了患者安全十大目标，通过制定医疗服务中与患者相关的标准，达到将评审工作由"专业技术评价"转换成为"以病人为中心"的评价，将患者安全目标放在医院管理的重要位置，树立了正确的医疗质量、医疗安全价值观。新的医院评审标准中，对于患者满意度测评的分数很重要，这使得患者间接的成为了部分评审的主体。通过患者满意度调查等测评活动，使患者对于医院质量管理水平的提升与否的感受能直接的体现出来，通过医疗服务对象的视角，来了解医疗服务是否提高，来考察医德医风建设情况，该项指标要求由第三方社会评价机构来进行测评，相对比较公正。这样引导医院积极采取有效措施，如开展座谈会、进行电话回访、设置意见箱、公布投诉监督电话等方式，来关心患者的就医体验，最终达到全面提高医疗质量、提升医疗服务品质的目的。

（四）促进了医疗质量持续改进

医院评审标准和实施细则中涵盖了不同时期，不同阶段国家出台的各种政策，对于贯彻落实各项国家政策法律规范起到了促进作用。在迎接评审检查之前，组建了专项工作领导小组，完善院内各种管理委员会的体系与职能，制定迎接评审评价工作方案和各项规章制度，同时各项规章制度要与实际工作紧密结合，按照评审标准细则要求，全面梳理各项工作，紧抓重点，促进了医院的质量与安全管理不断提升。在开展评审评价的省份与地区的医院，医院与科室的制度规范进一步健全完善，各个岗位的职责进一步明确。全院各级各类人员的法律意识、规范意识、安全意识、质量意识、服务意识、政治意识都有较大程度的提升。通过学习、理解及实施评审标准和细则，健全临床诊疗科室质量管理体系，并设立科学的管理计划，及时进行监督和反馈，提升核心竞争力，持续改进医疗质量。有效推动医院安全质量服务的改进，有效推动各项政策规范的落实。

（五）提高医院产能和医疗服务能力水平

评审标准中围绕医疗服务的流程建设、利用信息系统辅助效率提高等各方面，为提高医疗效率提出了多项指标。评审标准要求医院从系统管理、流程再造等方面通过多部门协作，落实整改措施，优化服务流程，提高工作效率，缩短患者诊疗等候时间和住院时间，依据全国卫生年鉴数据，评审施行前后全国医院出院患者平均住院日从2009年的12.7天下降到2013年的11天，三级医院医师人均每日诊疗人次有7.5人次提高到8.3人次。山东省一项调查表明，通过评审后的医院各项指标较前年均有显著改善，比如，医院的床护提高1.4%，住院患者死亡率降低0.256%，出院患者平均住院日降低0.38天，医疗纠纷发生率降低23%，第三方机构调查的门诊、住院、出院患者满意率均超过90%。

（六）促进医疗资源投入和基础设施建设

评审制度对医院的诊疗设施设备、专业人才的投入，都有相应具体而全面的要求。比如医院有承担服务区域内急危重症和疑难疾病诊疗的设施设备、技术梯队与处置能力，医学影像与介入诊疗部门可提供24小时急诊诊疗服务。评审制度自实施以来，对我国医院的医疗资源投入、医院的基础设施建设、人力资源储备等，发挥了很大的促进作用，医院的专业人才、设备设施数量都获得了快速增长，尤其三级医院的增长速度更为突出。这些硬件设施和人、财、物力资源的投入，理论上讲有助于医疗机构改善就医环境和条件，促进医疗质量的提高。

（七）促进医院管理的规范性，坚持质量的持续改进

一是在评审理念上与国际通行的"以患者为中心"接轨；二是在条款评价中采用了PDCA持续质量改进的管理原理和工具对标准符合程度进行判定；三是在现场评审中引入了能高效发现医疗服务系统性缺陷的追踪方法学方法。极大地提升了医院行政管理质量，使得患者在就诊过程中的医疗安全得到进一步的保证。同时，还建立了医院行政后勤管理品管圈，小组成员群策群力、集思广益，用科学严谨的办法来解决日常工作中所面临的问题，并将其形成课题。同时，通过小组成员的头脑风暴，提高了大家的工作热情和积极性。疾病诊断相关分组法有效地解决了不同科室之间由于提供服务不同，而难以进行比较的难题，使不具可比性的医疗服务，通过疾病诊断相关分组，进行优劣

比较，从而使医院管理者能实施医院全面绩效管理，提升医院内部科学管理理念。

（八）加强护理质量的改进，推动护理管理可持续发展

实施整体护理目标责任制和对护理质量不断提升的更高要求是护理质量管理方面的核心条款。护理管理部门利用最新的管理思想和科学的管理工具，建立人力资源弹性调配体系，保证基础护理的质量，进一步加强三基三严的培训，提升高级护理的水准。同时，建立对医疗不良时间上报的鼓励原则，及时上报及时处理，做到事前、事中、事后都有监管，加强管理。从全方位提升护理质量的不断进步，以更高的水准，更饱满的热情为广大患者服务。

（九）大批医院管理专家脱颖而出

评审期间，各地卫生行政部门和医院不断强化对评审标准的培训、考核，定期组织自查整改和医院评审，许多医院管理人员通过学习和锻炼，熟练掌握了评审标准和医院管理的法律法规、制度规范等，逐步成为所在医院的管理专家和卫生行政部门的评审专家，有助于提高医院管理水平和医疗质量安全。

二、医院评审问题

（一）评审标准缺乏对医疗技术的要求

第二周期评审标准注重医院管理、医疗质量和患者安全，没有纳入对医疗技术的要求，有可能会导致医院评审的区分度不够，"三甲"名不副实。而缺少医疗技术标准不能真正反映医疗服务的提供能力。为解决上述问题，上海、浙江、江西、江苏纷纷在本地区医院评审标准中增设了"技术标准"，引导医院关注医疗技术水平的提高。

（二）部分评审标准的科学性和可操作性待改进

科学性和可操作性是标准能够落地实施的前提。虽然第二周期医院评审标准是在大量研究和实践的基础上产生，但是随着时间的推移，在运用中难免出现与部分评审标准定义不明确。如A级标准判定模糊，围手术期死亡的时限、手术量统计所包含的内容、护理离职率等没有界定。部分评审标准在等级医院评审制度的具体实施过程中发现不合理性，未考虑地域特点，如抢救车内药品要求存放在20℃以下，南方医院无法操作；少数民族地区无法统一术后饮食。对医院布局和人员配置的要求缺乏灵活性；未考虑医院病种的特点，如受病种限制，医院无法覆盖标准中全部的临床路径等。在分等标准中对技术项目只有对项目的是否实施有质的要求，并没有对项目的数量和次数要求，这导致对医疗机构开展某一项目技术的水平和效益难以区分。

在第二周期医院等级评审标准和细则中，强制性要求各级医疗机构参与评审。从根本上来讲，医院等级评审的意图在于使得患者知晓他所选择就医的医院医疗服务能力和水平；就医院来说，医院等级评审就是按照现代科学的医院管理体系，进一步实施医院的标准化和目标化管理，"一切以患者为中心，不断持续改进医疗服务质量"是医院服务的核心理念。在此层面上，医院等级评审制度不应当具有强制性，而应当是一种医院的自愿申报参评行为。在一个很短的时间内，要求各区域医院参加评审，导致医院突击式的准备评审，不能从根本上改变管理观念，这样的政策不切合实际，科学性也有待商榷。

（三）评审标准数量多，文字资料要求多，加重临床工作负担

《标准（11版）》实施细则有378条、636款，合计约6000个以上衡量要素，较第一周期《医疗机构评审标准》增加了5倍，要求比较细致烦琐。标准数量多，评审员不易掌握，尤其在我们以兼职评审员为主的条件下，容易造成标准把控程度不一、同质性差等问题。标准过多还会给医院带来较大的准备负担。受访医院普遍表示，准备标准占用了过多的临床工作时间，降低了工作效率，因此会对评审产生一定的抵触心理。标准中还有部分指标重复出现，如患者投诉管理、医疗安全管理、抗菌药物临床应用管理等，存在较大的简化空间。

此外，标准中要求提供的纸质资料过多，"凡工作、必留痕"给医务人员造成困扰。如B条款要求监督检查有记录，医院理解为所有职能部门的检查都要有记录，结果使得职能部门变成"台账仓库"。受访人员表示，医院在评审前突击准备和造假，很大一部分是为了满足评审对于台账的要求。对于临床一线的医护人员而言，虽然医院反复强调医院等级评审的重要性，但是在牺牲大量的业余时间来争创三甲的情况下，医院的成员在创建三甲的积极性上并没有表现出过多的热情。

（四）评审标准、评审机构和评审员队伍不足

首先是"评审标准"制度供给仍处于不稳定状态，常态化医院评审标准供给机制尚未形成。如前所述，《办法（11版）》中规定医院评审周期为4年，但我国医院评审标准却不能按时修订及更新，给实际工作带来困惑。由于上一轮医院评审结果有效期已到，但新的国家评审标准迟迟没有发布，有的省份（如江苏、福建）从2017年开始已根据各省医疗卫生工作重点、医院管理实际及地方特点发布了新的医院评审标准和实施细则。这种迫不得已的做法存在一定政策风险：一旦新的国家评审标准发布，这些省就面临本身评审标准如何与国家新版评审标准衔接的难题。其次是在国家将医院评审权限下放至省级卫生行政部门的背景下，有的省市并没有组建常设性的评审机构，只是在需要时临时抽调专家开展评审工作，对传统运动式评审形成强烈的"路径

依赖"。总体上看各省市医院评审推进程度不一，有的省份甚至把二级医院的评审下放到地级市，但地市级独立开展二级医院评审工作难度大，导致有的省份至今尚未完成2011版标准的第一周期评审。最后有的省份在"评审员"队伍建设方面没有系统的培训计划和安排，不能建设一支"同质化"的评审队伍，导致评审质量受到影响或评审结果公信力大打折扣，甚至致使评审工作受到非议或批评。

（五）评审标准未能与时俱进

自2011—2012年颁布以来，标准再无更新，与当前最新的法规政策已有不符之处。如检验仪器的医疗设备上岗证在全国范围内已经取消，但标准中仍有所要求。如江苏、浙江、上海等地纷纷在2017—2019年更新了本省份标准，但国家版最新标准尚未出台，地方更新标准就会面临与国标有差距，不得不推倒重来的政策风险。

（六）"以患者为中心"的理念有待突出

《标准（11版）》新增了"患者安全"一章，对患者安全10大目标进行了详细阐述，同时在"医院服务"一章对诊疗流程、绿色通道、患者合法权益等多个与患者就诊体验直接相关的方面都进行了标准制定，上述两章一共只有64款，仅占总条款数的10.1%。相比之下，医疗和护理质量持续改进一共432款，占比达到68%，可见标准更加侧重质量管理。在同样用"以患者为中心、持续质量改进"为理念的JCI评审标准中，"以患者为中心"的相关标准占比达到48%，充分体现了其从患者角度来规范医疗机构管理的特点。

（七）患者的实施参与度不高

在实际情况中，患者并不清楚医院等级评审的相关制度安排，也不了解在医院等级评审后对他们有什么样的影响。患者的就医选择主要是对于医院规模、专家技术力量以及医疗设备条件几个方面上，其次才会考虑就诊感受。第二周期医院等级评审体系时刻关注着"以病人为中心"的理念，但是患者并不知情和了解，因此对于评审制度的实施参与度不充分。虽然对就诊患者的满意度的调查由第三方机构来进行测量，但患者在医院等级评审的具体过程中的参与度较低，继而会造成评审结果准确性不足的后果。

（八）分级诊疗模式未能得到明显改善

等级医院评审标准和细则的实施，在某种意义上来说提高了医疗质量管理水平，但是由于未对医院的级别进行具体的划分，也未对各级别的医疗机构的相关工作和任务进行详细具体的定义，没有各区域分级诊疗的模式，也没有将患者就诊路径优化。对于解决患者看病难的问题依然没有多大意义。在第二周期评审制度中，关于医院必须在各区域卫生事业整体规划的实际情况下出发，根据资源的合理配置来进行等级划分。其中专门强调了"确定医院等级的程序"在于"医院评审评价"，而只字未提关于由卫生行政部门来进行责任划分医院等级评审。这种政策出台给一些想在不符合实际情况下借机扩大医院规模的单位可乘之机。甚至出现了从国家部署、省属、市县级、乃至乡镇级别都高呼争创"三甲"的口号的现象。第二周期的医院等级评审办法只评审而不评级，这样的制度制定使医院分级管理体系的具体内涵不清晰，给医院分级管理体系带来了一定的影响，也使得三级医疗网络的构建增加了难度，不能体现各级医院在医疗资源上的合理科学配置。

本章小结

本章主要介绍了第二周期医院评审工作的原则、方针和评审的重点。详细介绍了《医院评审暂行办法（2011年版）》《三级综合医院评审标准（2011年版）》及《三级综合医院评审标准实施细则（2011年版）》。在评审方法上介绍了DRG、PDCA和追踪方法学等内容。本章还对第二周期医院评审工作所取得的成效和暴露出的问题做了阐述。

（马　昕　王惠英　刘庭芳）

第八章 医院评审进展与展望

学习目标

1. 掌握《标准（2020版）》的修订原则。
2. 熟悉《标准（2020版）》的主要内容及主要特点。
3. 了解 医院评审工作持续改进的特点与发展的新趋势；医疗服务高质量发展背景及公立医院高质量发展的推进重点；医院评审工作对推进医疗服务高质量发展的意义。

2011—2012年，根据医药卫生体制改革工作的要求，依据《医疗机构管理条例》《医疗机构评审办法》《医院评审暂行办法》，国家陆续发布了《三级综合医院评审标准（2011年版）》《二级综合医院评审标准（2012年版）》，包括7个三级专科医院评审标准。《标准（11版）》实施以来，在指导各地加强评审标准管理、规范评审行为、强化医院主体责任和保障医疗质量安全等方面发挥了重要作用。

2017年起，按照国务院行政审批制度改革要求，国家取消"三级医院评审结果复核与评价"行政审批事项，并按照国务院要求，提出通过制定评审办法和标准、加强评审监督等措施，加强各地医院评审工作事中事后监管。因此，2018年，在行政审批制度改革的整体框架下，为提高管理水平的导向和激励作用、助力分级诊疗体系建设，提高医院分级管理的科学化、规范化和标准水平，推动医院"三个转变、三个提高"的实现，国家卫健委正式启动医院评审标准修订工作。最终，在广泛征求各省卫生健康行政各部门和委内相关司局意见后，充分汲取往年评审工作先进经验，提高信息化手段评审作用，国家卫健委于2020年12月21日印发《三级医院评审标准（2020年版）》[以下简称《标准（2020版）》]，标志着三级医院等级评审工作掀开了新的一页。

今后，中国医院评审将进一步学习借鉴国际先进成熟的医院评审评价经验，提供多元化的评审和评价标准；同时，大力发展第三方评审评价机构，对国内所有开展医院评审评价业务的机构、标准和评审员进行认证认可，确保医院评审评价机构具有公信力；推动医院评审评价制度获得ISQua（国际医疗质量协会），评审机构、评审标准、评审员培训项目获得IEEA（国际医疗质量协会外部评估协会）的国际认证认可，使我国的医院评审评价体系具有长久的生命力和国际通行证，并拥有国际话语权。

第一节 《三级医院评审标准（2020年版）》特点

《标准（2020版）》围绕"医疗质量安全"主线，旨在通过医院评审标准的杠杆作用，激励医院围绕医疗质量安全内涵推进体系和机制建设。

一、修订原则

新标准的修订围绕"医疗质量安全"这条主线，秉承"继承、发展、创新，兼顾普遍适用与专科特点"的原则，精简合并条款，推动医院评审由以现场检查、主观定性、集中检查为主的评审形式转向以日常监测、客观指标、现场检查、定量与定性评价相结合的工作思路和工作方向，符合当前医院管理工作需要，对于进一步促进医院践行"三个转变、三个提高"，努力实现公立医院高质量发展具有重要意义。

（一）充分融入新颁政策和医改要求，体现时代性

《标准（2020版）》在保持《标准（11版）》延续性的基础上，融入《基本医疗卫生与健康促进法》《医疗纠纷预防与处理条例》《医疗质量管理办法》《医疗技术临床应用管理办法》《医疗质量安全核心制度要点》等近年来颁布实施的法律、条例、规章相关内容，以及分级诊疗体系建设、现代医院管理制度等改革要求，增加了新冠肺炎疫情常态化防控相关要求。

（二）由主观定性向客观定量转变，增强科学性

旧的评审模式以现场检查、主观定性、集中检查为主。《标准（2020版）》增加医院资源配置、质量、安全、服务、绩效等指标监测、DRG评价、单病种和重点医疗技术质控等日常监测数据情况的比重，形成以日常行为、客观指标、定量评价为主，辅以现场检查，定性与定量相结合的新评审模式。一方面，引导医疗机构重视日常质量管理和绩效，减少突击迎检的冲动；另一方面，尽最大努力减少评审人员主观评价偏倚，增强评审结果的客观性。

（三）梳理整合并简化实地评审条款，提升操作性

全面梳理整合原标准中的重复条款，提高工作效率；对原标准中操作性不强，或者可以用日常数据监测替代现场检查的条款进行了剔除或调整，提高标准的可操作性。如现场检查部分，《标准（11版）》共66节、354条，《标准（2020版）》精简为24节、183条。

（四）注重借鉴国际和国内先进理念和经验，体现兼容性

借鉴国外医疗评价机构的工作理念、方法和标准，采纳国内部分省市已付诸实践的较好经验和做法，与国际国内先进理念、经验和视野更加契合和兼容。

二、主要内容

《标准（2020版）》共3个部分101节，设置448条标准和监测指标；适用三级医院，二级医院可参照使用。

第一部分为前置要求。此部分亦为核心条款/一篇否决项，旨在进一步发挥医院评审工作对推动医院落实相关法律法规制度要求和改革政策的杠杆作用，共设置了3节、25条评审前置条款。医院在评审周期内发生一项及一项以上情形的，延期一年评审。延期期间原等次取消，按照"未定等"管理。某些医院在发生问题之后，已经被取消了相应等次的，按照行政部门的处理意见执行。

1. **依法设置与执业（共15条）** 涉及22条法律、法规和部门规章，其中有很多都是近几年新修订和制定的相关法律法规。国家卫健委在考虑设置前置要求的时候，也充分考虑了近些年来违反法律法规、条例、部门规章而发生的重大医疗质量安全事件和违法情形，进行优先设置。

2. **公益性责任和行风诚信（共5条）** 重点围绕公益责任，包括改革政策、行业风气、价格收费违法，以及涉及数据、信息等方面的一些诚信问题。

3. **安全管理与重大事件（共5条）** 主要围绕医疗重点安全事故、质量事故，包括行为过失导致的问题。

第二部分为医疗服务能力与质量安全监测数据部分。共设74节、240条监测指标。包括5章：资源配置与运行数据指标、医疗服务能力与医疗质量安全指标、重点专业质量控制指标、单病种（术种）质量控制指标、重点医疗技术临床应用质量控制指标；数据统计周期为全评审周期。本部分得分占60%以上。旨在指导各地转变评审工作模式，引导医院重视日常质量管理和绩效（表8-1）。

表8-1 第二部分框架

结构		内容	数据来源
第一章 资源配置与运行数据指标	床位配置	详见《标准（2020版）》	卫生资源统计年报及相关报表
	人员配置		
	科室配置		
	运行指标		
	科研指标		
第二章 医疗服务能力与医院质量安全指标	医疗服务能力指标	收治病种数量	国家医疗质量管理与控制信息网（NCIS） 全国医院质量监测系统（HQMS） 各省级相关数据收集系统
		住院术种数量	
		DRG-DRGs组数	
		DRG-CMI	
		DRG时间指数	
		DRG费用指数	
	医院质量指标	年度国家医疗质量安全目标改进情况	
		DRGs低风险组患者住院死亡率	
		新生儿患者住院死亡率	
		手术患者住院死亡率	
		住院患者出院后0~31天非预期再住院率	
		手术患者术后48小时/31天内非预期重返手术室再次手术率	
		ICD低风险病种患者住院死亡率	
		DRGs低风险组患者住院死亡率	
	医疗安全指标	共32个，为年度医院获得性指标	
第三章 重点专业质量控制指标	重点专业质量控制指标	13个：重症、急诊、护理、医院感染、病理、临床检验、产科、呼吸内科、神经系统、临床用血、麻醉、肾病、药事管理	
第四章 单病种（术种）质量控制指标	单病种（术种）质量控制指标	共51个	国家单病种质量监测平台
第五章 重点医疗技术临床应用质量控制指标	15项国家限制类医疗技术		国家医疗质量管理与控制信息网（NCIS） 全国医院质量监测系统（HQMS） 中国人体器官分配与共享计算机系统（COTRS） 各器官移植专业国家指控中心相关系统 各省级相关数据收集系统
	人体器官捐献、获取与移植技术		

第三部分为现场检查部分。共设24节、183条。包括3章：医院功能与任务、临床服务质量与安全管理、医院管理。用于对三级医院实地评审以及医院自我管理和持续改进。本部分得分不得高于40%。与《标准（11版）》相比，此部分内容进行较大幅度压缩。旨在最大限度减少实地评审工作量，提高工作效率；努力降低评审人员主观评价偏倚，提升标准可操作性和评审结果客观性（表8-2）。

1. **第一章　医院功能与任务**　共4节、10条，重点围绕医院的功能任务、发展目标和中长期规划、公益性、社会效益，包括落实医改、资源下沉、完成政府指令性任务和承担重大公共卫生事件、紧急救援和救治等方面来进行（有些省份把三级的社会办医疗机构纳入到评审体系的时候，可以根据不同类别的办医主体的具体功能任务来酌情考虑是否纳入）。

2. **第二章　临床服务质量与安全管理**　共11节、123条，是现场检查的核心环节。其中，第一节的医疗质量管理体系和工作机制（《医疗质量管理办法》）；第二节的医疗质量安全核心制度（《医疗质量安全核心制度要点》）；第三节的医疗技术临床应用管理（《医疗技术临床应用管理办法》）；第四节的医疗安全风险防范（《医疗质量管理办法》《医疗纠纷预防处理条例》）；第五节的诊疗质量保障与持续改进。充分考虑到了新冠肺炎疫情常态化防控要求，对于预检分诊、发热门诊的设置，包括医院感染的流程管理，做了比较多的增补。第六节到第十一节，围绕护理质量、药事管理与临床药事管理质量、检查检验质量、输血管理质量、医院感染管理和中医诊疗质量及其持续改进做了相应要求。

3. **第三章　医院管理**　共9节、50条，涉及管理职责与决策执行机制、人力资源管理、财务和价格管理、信息管理、医学装备管理、后勤保障管理、应急管理、科研教学与图书管理和行风与文化建设管理。主要涉及15条法律、法规和规范文件。

表8-2　《标准（2020版）》与《标准（11版）》具体条款变化

区别	2020版	2011版
思路	围绕"医疗质量安全"主线，促进医院高质量发展，压缩主观评价，提升标准可操作性	追求完整性、全面性
标准文件	三级医院1部（二级及其他专科医院参照使用）	三级综合＋二级综合＋7个专科
文件依据	增加了2011年以来25个法律法规文件	2011年以前的法律法规文件
板块	三部分，101节，448条标准和监测指标	六章，67节，342条，637条条款
内容结构	增加了医院资源配置、质量、安全、服务、绩效等指标监测、DRG评价、单病种和重点医疗技术质控等日常监测数据情况的比重	政策性、务虚性、主观性指标较多

续　表

区别	2020版	2011版
评审周期	全评审周期（4年）	一般用2~3年评审资料
否决条款	25个前置要求为一票否决	48个核心条款为一票否决
评审模式	日常监测、客观指标、现场检查、定量与定性评价相结合	现场检查、主观定性、集中检查为主
检测指标	74节、240条，不低于60%	6节、37条
数据来源	利用信息化手段，用数据说话是评审主流方式	现场评审为重点，主观定性指标较多
现场检查	共24节、183条，比重占40%以下，减少了48.3%	66节、354条，比重占60%
评分规则	试行千分制，按总分值划分等级	实行ABCDE制，按占比例划分等次
文件时效	动态调整，每2年微调1次	没有明确调整时间

三、主要特点

（一）"医疗质量安全"是主线

《标准（2020版）》共设置了448条标准和监测指标。其中，医疗服务能力与质量安全监测数据部分占了一大半，有240条之多。内容涉及医院资源配置、质量、安全、服务、DRG评价、单病种和重点医疗技术质控等标记医疗质量安全的核心点位。其中，从第11条到第24条，重点围绕医疗质量管理办法进行设计。从第25条到47条，则用20多个条目明确了18项医疗质量安全核心制度。

2016年发布的《医疗质量管理办法》是第一部围绕医疗质量管理而制定的部门规章。5年来，各地在执行和操作层面仍然存在不平衡、不充分的问题。同时，从近年来部分大型三级医院发生的重大安全事件来看，无不在18项核心制度之外。因此，通过医院评审标准的杠杆作用，激励医院围绕医疗质量安全内涵推进机制建设显得至关重要。例如，在医疗安全指标方面，国家在连续监测5年中发现，部分三级、二级医院的医疗安全指标数据无明显改善，故此次在《标准（2020版）》中将32项医院获得性、安全指标全部纳入评审中；51个单病种质量控制指标在《标准（2020版）》中更是单独占据一章，该部分是医院常见的重点疾病，也是威胁老百姓生命健康的重大疾病；另外增加了115个低风险疾病的死亡率监测指标。

（二）强调"级等分离"原则、前置条款一票否决

1989年，卫生部发布的《医院分级管理办法（试行）》，提出医院按功能、任务不

279

同划分为一、二、三级。各级医院经过评审，按照医院分级管理标准确定为甲、乙、丙三等，三级医院增设特等。同时强调，医院的设置与分级，应在保证城乡医疗卫生网的合理结构和整体功能的原则下，由卫生行政部门按地方政府"区域卫生规划"统一规划确定。之后发布的《医疗机构管理条例》也提出国家实行医疗机构评审制度，对医疗机构的执业活动、医疗服务质量等进行综合评价，而不是对规模、级别进行评价。也就是说，医院级别是基于区域卫生发展规划划定的，而医院的等次是基于周期性评审结果确定的。30多年来，医院等级成为医院功能、规模、管理和质量水平、技术和服务水平的综合标志，成为反映医院综合竞争力的"金字招牌"。虽然"级等分离"不是新政策，但《标准（2020版）》依然坚守并强调这个原则，提出医院的设置与分级应在保证城乡医疗卫生网合理结构和整体功能的前提下，由卫生健康行政部门按地方政府"区域卫生规划"统一规划确定。

在等次判定上，《标准（2020版）》给出的规则建议是总分和现场检查部分得分相结合的方式。判定相应等次必须同时满足两个条件：一是各省分别划定甲、乙、丙等的分数线，比如总分1000分，可以划820分、780分，各省根据实际划定。二是现场检查部分评定情况，其中判定为甲等的现场得分不能低于90%，判定为乙等的现场得分不能低于80%，认为丙等的不能低于70%。

在等次管理上，《标准（2020版）》将《标准（11版）》的"核心条款"独立出来作为前置要求部分，引导医院关注所有条款的落实，并赋予此部分条款一票否决能力。如发生定性为完全责任的一级医疗事故或直接被卫生健康行政部门判定的重大医疗事故；发生重大医院感染事件，造成严重后果；发生瞒报、漏报重大医疗过失事件的行为；应当完成而未完成对口支援、中国援外医疗队、突发公共事件医疗救援、公共卫生任务等政府指令性工作；医院领导班子发生3起以上严重职务犯罪或严重违纪事件，或医务人员发生3起以上违反《医疗卫生行风建设"九不准"》的群体性事件（≥3人/起），造成重大社会影响。《标准（2020版）》明确，医院在评审周期内发生一项及以上情形的，延期一年评审。延期期间原等次取消，按照"未定等"管理，旨在进一步发挥医院评审工作对于推动医院落实相关法律法规制度要求和改革政策的杠杆作用。

（三）评审周期数据说话，降低现场评审权重

《标准（11版）》中第7章"医院管理统计指标"是参考项，没有纳入到条款中。而《标准（2020版）》在第二部分将其独立出来，内容更丰富共设74节240条监测指标；数据统计周期为全评审周期，也就是4年的数据；通过官方年报、系统或病案首页提取，日常监测数据很难造假，确保数据真实可靠、可追溯。其中，医疗服务能力和

质量安全监测数据是新版标准中占比较大的内容，背后需要大量的数据支撑。换句话说，新评审模式是以数据为主的评审模式。为了实现这种新评审模式，国家卫健委积累多年、建立完善多个相关系统，用以满足数据采集，比如国家医疗质量管理与控制信息网（NCIS），全国医院质量监测系统（HQMS），国家单病种质量监测平台等，以及各省级医疗技术临床应用信息化管理平台等。在《标准（2020版）》的相关章节中，已特别注明相关数据来源的渠道。

数据监测指标并不是都需要在各省评审标准中予以体现。各省在制定本省数据收集范围时，主要遵循以下6个原则：一是维度全面，在选择医疗服务和质量安全数据指标时，要囊括质量、安全、效率、运行等多个领域，不能有所偏颇；二是专科均衡，对综合医院而言，评审标准中提到的主要专业、重点病种和技术要尽可能纳入；对专科医院，要重点围绕专科医院的专科特点及一些重点病种进行遴选；三是基础优先，由于各地数据基础不太一致，建议优先选择本省数据基础较好的指标；四是体量适宜，指标数量要控制在适宜，但是原则上不能低于国家版标准的60%，充分考虑可操作性；五是重点突出，尤其是开展人体捐献器官获取和移植技术的医疗机构参与评审时，相关指标必须纳入评审范围；六是动态调整，各省可以根据管理工作需要，适当增加相关指标。

现场检查方面，《标准（2020版）》规定其得分所占比重不得超过40%；且不再进行A/B/C/D/E档的设置，现场评审不达标即不达标，超过60%的评审集中在日常数据监测，从原来的"考结果"变为现在的"考过程"。

（四）省级标准只升不降，其他医院参照使用

《标准（2020版）》是各地开展三级医院等级评审工作的主要依据。各省级卫生健康行政部门要根据当前医疗卫生工作重点，结合本地特点，遵循"标准只升不降，内容只增不减"的原则，在《标准（2020版）》基础上对本地区的《标准》进行适当补充后报国家卫健委备案，加强《标准（2020版）》培训，提升《标准（2020版）》的认知度和实施效果。医疗机构要紧紧围绕标准，强化日常管理，充分发挥《标准》在引导医院自我管理和健康可持续发展等方面的作用。同时，遵循"周期全程追踪"原则，不断加强信息化建设，按要求及时、完整、准确的报送重点专业质量控制指标、单病种质控等《标准（2020版）》中规定的数据信息，为本机构参加医院评审奠定基础。

《标准（11版）》用于对三级综合医院实地评审，并作为医院自我评价与改进之用；而《标准（2020版）》适用于三级医院，二级医院可参照使用。

案例讨论

【案例】2020年12月，国家卫生健康委发布《关于印发三级医院评审标准（2020年版）的通知》，2021年，广东省卫健委率先启动新评审方案的细化标准工作，组成专项工作组，遵循"标准只升不降，内容只增不减"的原则，对省内医院评审评价体系进行完善，印发了《三级医院评审标准（2020年版）广东省实施细则》。《实施细则》共设3个部分107节676条标准和监测指标。适用于三级综合医院，二级医院可参照使用。

【讨论】国家《标准（2020版）》强调医院要加强信息化建设，利用信息化手段开展医疗质量管理工作。广东省《实施细则》提出"委托全民健康数据平台建立三级医院评审信息化平台"。您认为，医院信息平台建设应该覆盖哪些方面？

第二节　医院评审持续健康发展

医院等级评审的实质是实现医院的分级管理，在《医院评审暂行办法（2011年版）》中明确提出，医院评审是指医院按照本办法要求，根据医疗机构基本标准和医院等级评审标准，开展自我评价，持续改进医院，并接受卫生行政部门对其规划级别的功能任务达成情况进行评价，以确定医院等级的过程。因此医院评审方法的科学、准确及真实与否，既关系到制度本身的公平性，也关系到社会的福祉。30年间医院评审制度及标准持续地进行更新和修订，这不仅是制度和标准内容上的增补和改进，也是医院评审工作不断科学化、规范化和标准化的过程，持续改进的理念也体现在这一过程中。

一、评审制度及标准的变迁

1989年，卫生部发布的《关于实施医院分级管理的通知》，标志我国医院分级管理与评审工作的正式启动；但1998年卫生部印发《关于医院评审工作的通知》决定暂停医院评审工作，以便"实事求是地认真总结经验，肯定成绩，切实纠正错误"。由于"国家实行医疗机构评审制度"已被写入1994年国务院149号令《医疗机构管理条例》，部分省市坚持开展第二周期医疗机构评审试点工作，如2003年北京市卫生局委托中华医院管理学会对4家医院进行评审试点。2005年卫生部先后制定发布了《医院管理评价指南（试行）》《医院管理评价指南（2008年版）》《大型医院巡查工作方案（2009年版）》等文件继续开展医院评价工作。2011年卫生部陆续发布《医院评审暂行办法》《三级综合医院评审标准（2011年版）》《三级综合医院评审标准实施细则（2011年版）》等文件，开展第二周期的全国性医院评审。2018年，在行政审批制度改革的整体框架下，为提高管理水平的导向和激励作用、助力分级诊疗体系建设，提高医院分级管理的科学化、规范化和标准水平，推动医院"三个转变、三个提高"的实现，国家卫健委正式启动医院评审标准修订工作。最终，国家卫健委于2020年12月21日印发《三级医院评审标准（2020年版）》。

二、评审主体与内涵的发展

（一）引入第三方评审组织

1989年版《综合医院分级管理标准（试行草案）》和1995年版《医院评审暂行办法》，虽然对医院分级管理与等级评审做出了基本的程序性规定，但评审组织与实施还是在同级卫生行政部门管辖的评审委员会。评审委员会的专家虽然来自医学教育、临床、医技、护理和财务等各个方面，学科和分布不可谓不广泛，但大多皆源于内部的细化分工，是一种内部性的专业审查，不具有开放性。

但在2011年版的《医院评审暂行办法》中，则明确规定"评审组织"这一专门机构可以"由卫生行政部门组建"，或可以是"受卫生行政部门委托的适宜第三方机构"。这一制度规定上出现的细微变化，恰恰是评审原则中"社会参与"原则的具体体现，虽然只是原则性规定，甚至也许只是形式上的要求，但在性质上，与之前的运作却有着根本的区别，毫无疑问，这是一种很大的进步。

2008年，海南省成立了相对独立的第三方机构——海南省医院评鉴暨医疗质量监管中心，迈开了医院管理政事分开、政府职能转变的重要一步。此后上海市、浙江省、吉林省借鉴海南省的模式先后成立了第三方评审评价机构。

目前，我国的医疗机构主体部分仍然是政府主办，而中国医院评审主体从开启至今均是卫生行政部门，医院评审费用由政府承担，不需医院承担评审费用。这样"管办不分"使得医院等级评审的公平性饱受争议，要想彻底实现"管办分开、医政分开"，实现医疗机构的真正独立，就要求医疗服务监管职能与医疗机构举办职能真正分开。新版《办法》中对评审组织的如此设定，可以认为这是卫生行政部门适应职能转变、推行医院行业化管理意愿的一种体现。

（二）明确评审原则和方针

1989版《综合医院分级管理标准（试行草案）》是我国医院评审方面出台的首个国

家级评审政策规范文件，许多内容的规定都是探索性的，因此许多内容并不全面，既没有评审原则，也未提出评审工作的方针。经过6年的实践，1995版《医院评审暂行办法》补充了评审应当坚持的"精简高效，公正准确"8字原则，但仍然没有提出医院评审方针、评审理念。2011版《医院评审暂行办法》，明确提出了坚持"政府主导"不难看出两点：由于第二周期医院等级评审仍然是在卫生行政主管部门的领导和组织下进行的，参与具体操作的各级医院协会可视同为卫生行政部门的委托组织，对评审工作程序做出时间限制，首先是反映了政策制定者对卫生行政主管部门行政作为承诺守时的期待，期望通过部门规章的限制，倒逼各级卫生行政部门在医院评审工作中的行政作为；其次，等级评审办法毕竟是国家卫生行政主管部门批准发布的，明知时间约束性如此严格依然批准发布执行，也说明政府对履行行政作为、遵守时限承诺是愿意兑现的，愿意接受社会各界公开监督，其决心和勇气在既往部门规章中是少有的。卫生行政部门对公权力的自我约束如此严格，无疑是一巨大进步。

三、评审制度发展引领医院持续改进

（一）引导医院硬件合理发展

2011年版等级医院评审制度相配套的评审标准要求医院注重内涵建设，适度规模发展，遏制医院盲目地进行规模扩张。把坚持医院公益性放在十分重要的地位，比如，参加突发公共事件的紧急医疗救援、对口支援等在评审中都是核心条款，如果未完成将直接不通过评审。

（二）保证医院软件合理发展

在人力资源管理上，过去强调护床比、医护比，这实际上是以编制床位为标准来配置护理人力资源。新版标准中提出了护患比这一概念，要求对于不同工作强度的科室要求每名护士负责的患者数也不同，这其实是以患者对于护理的实际需求为导向，以临床科室具体的护理工作量为基础，根据各科室患者的特点，各级护理等级的比例以及科室的床位使用率、周转次数等来要求动态、弹性配置护理人力资源，达到提高护理人力资源使用效率的目的。等级医院评审制度对于医院科研发展也进行引导，对于医院的论文数、SCI论文影响因子、课题数、科研基金金额等的考评比重都在显著下降，特别是对于科研的类型要求紧密联系医院实际，注重临床类论文及课题的数量，减少基础类研究课题所占考评比重，要求医院的科研切实为临床服务，而不要将过多的精力放在只能使少数患者受益的基础类或疑难杂症病历的研究上。一些医院热衷于追求开展新技术、新项目，这不仅有可能推动医疗费用上涨，也给医疗安全带来较大隐患的问题，等级医院评审制度在基础质量和高精尖技术方面，引导注重基础质量的管理。比如，在医疗技术管理上强调分级分类管理，对新技术、新项目的安全、质量、疗效、经济性等情况要进行追踪管理和评价，及时发现并降低医疗技术风险。对手术、介入、麻醉等高风险技术操作实行授权制，定期进行评估，实施动态管理。针对心脏支架滥用较为严重的情况，要求要严格掌握介入治疗的适应症和操作规范，执行介入诊疗器材登记制度，器材来源可追溯。

（三）改善服务管理，促进医疗质量改进

医院评审与PDCA原理的成功结合，将质量持续改进的理念贯穿于整个评审过程，医院的管理始终处于不断完善和改进的过程中，循环往复，不断螺旋式上升。这种螺旋式的评价方式，促使医院转变原来突击应付评审的形式主义，树立常态化质量管理观念，时刻以评审标准为依据，在日常管理中就追求实现岗位职责与职能的协调协作。新标准细则中有占比约91%的过程指标，暗示了评审希望向注重医疗质量和日常管理过程监管的意向。

标准还注重引导医院在管理中对品管圈、疾病诊断相关分组（DRGs）、临床路径管理、单病种质量管理、循证医学等方法的推广应用。要求医院在日常管理中要结合各种适宜的管理工具和分析方法，对各项工作做到有记录、有统计、有分析、有改进。例如，评审标准明确要求"建立临床路径统计工作制度，定期对进入临床路径患者进行平均住院日、住院费用、药品费用、非预期再手术率、并发症与合并症、死亡率等指标的统计分析"并要求"持续改进有成效"。标准强调医疗质量与患者的安全管理，医疗质量安全管理和持续改进的条款重复出现，"质量"和"安全"几乎贯穿于医院日常管理的所有环节中。标准要求医院要切合自身实际来建章立制，在医疗质量管理上实现凡事有标准可依、按流程操作，还要实现有记录、有检查、有评估、有反馈、有改进。一方面，标准进一步强化了医疗核心制度的执行力，从规范医师诊疗行为的角度，鞭策医师提高临床实践过程中的医疗安全意识；另一方面，通过更明确的质量控制和安全责任管理内容，引导医院加强薄弱环节的日常管理和动态监控，保证质控措施和患者十大安全目标的落实。实现医疗质量的持续改进与保障患者就医安全相辅相成，由此形成了一套详实的医疗服务评价标准，促进医院质量管理体系的建立和改进。

（四）提高医院公益性

新的等级评审制度，着重于对医院人、财、物等资源配置的合理性，以及使用效率、效果的评价和"以患者为中心"的系统性评价。以医疗质量和医疗服务所取得的实际效果为评审重点，围绕"安全、质量、管理、服务、绩效"，体现"以患者为中心"。要求被评审医院在医院要符合区域卫生规划和医院设置规划的定位和要求，在承

担与基层医院对口协作上、在承担应急管理上、在临床医学教育与科研及成果推广以及在完成政府其他指令性任务上，坚持医院的公益性定位。

第二周期医院评审强调"以患者为中心"，处处体现"以人为本"。新标准中以专门的章节，涵盖了患者安全十大目标，通过制定医疗服务中与患者相关的标准，达到将评审工作由"专业技术评价"转换成为"以患者为中心"的评价的目的。将患者安全目标，放在医院管理的重要位置，树立了正确的医疗质量、医疗安全价值观。新的医院评审标准中，对于患者满意度测评的分数很重要，这使得患者间接地成为了部分评审的主体。通过患者满意度调查等测评活动，使患者对于医院质量管理水平的提升与否的感受能直接的体现出来，通过医疗服务对象的视角，来了解医疗服务是否提高，来考察医德医风建设情况。这样引导医院积极采取有效措施，如开展座谈会、进行电话回访、设置意见箱、公布投诉监督电话等方式，来关心患者的就医体验，最终达到全面提高医疗质量、提升医疗服务品质的目的。

四、医院评审发展展望

（一）实现医院评审评价制度创新

提供多元化的评审和评价标准。如前所述，我国医院评审工作历经"三十年而未立"，其主要原因有两方面：一方面，由于卫生行政部门无评审工作专项经费，专职评审工作人员少，工作时间和精力不足，传统的行政化评审管理方式只能进行运动式监管，难以形成长效监管机制；另一方面，卫生行政人员医疗专业知识有限，评审标准和确保质量，获得国际认可方法缺乏规范化和科学性，使评审员容易被参评医院"俘虏""逢评必过"的现象比较普遍，最终导致评审标准没有区分度。我国应进一步学习借鉴国际先进成熟的医院评审评价经验，推动构建"政府主导的评审标准+政府引导的评价标准+第三方评审标准"3个层面的多元化医院评审评价体系。卫生健康主管部门要及时更新修订医院评审标准，进行强制性的"及格考试"。政府引导出台具有区分度的医院评价标准，开展自愿性的"择优考试"，使部分医院能向社会和居民传递较高能力和品质的信号。鼓励社会机构自行制定特色标准开展各类第三方评审，通过市场机制满足医疗机构需求的多元化评审评价标准体系。

（二）基于医疗机构数据建立常态化智能监测机制

《关于促进和规范健康医疗大数据应用发展的指导意见》《"十三五"卫生与健康科技创新专项规划》《国家健康医疗大数据标准、安全和服务管理办法（试行）》等文件的颁布和实施推动了我国人工智能事业的健康发展。人工智能在医疗健康领域的蓬勃发展可能带来医院评审模式的大变革。建立基于医疗数据的人工智能评审系统嵌入医院信息系统，针对评审标准中的日常监测指标，不断完善信息标准库和医学知识库，达到事前引导、事中监控预警和事后责任追溯的功能。大大解放了评审人员的生产力，弥补人力资源不足，提高监测数据的准确性。达到医院评审中加强医疗质量控制，规范诊疗行为，优化流程、合理调配医疗资源的评审目的。

（三）大力发展第三方评审机构

世界各国医院评审机构采用了不同的方法。例如，黎巴嫩、意大利、苏格兰、英格兰和法国等国的评审机构是政府机构，在美国和加拿大，由私人独立第三方机构机构管理。在马来西亚，评审机构由卫生部、私人医院协会和医学协会合作成立的。在我国政府机构管理着国内的医院评审制度，而我国大部分医院为政府所有，如果评审机构不独立，就有可能产生有偏见的结果。第三方机构模式有利于建立复杂社会问题的责任分担机制。医院评审评价是一个"复杂系统"，涉及技术复杂性、社会复杂性及人的复杂性。由政府直接来决策和解决复杂社会问题，出了问题易造成广泛的不良影响和不可挽回的损失，政府就要承担责任，因此可能会出现"忽左忽右"的格局，不能形成稳定的工作状态，这正是我国医院评审制度"一波三折"的根本原因。在第三方负责模式下，政府不直接做出决定，出了问题由第三方机构来承担责任，政府可对其问责，社会矛盾就可能缓解或化解。我国每个省（区、市）至少需有一个评审评价常设机构来组织实施区域内的医院评审评价工作，而非临时组建"草台班子"。考虑到规模效应，地级市卫生健康行政部门无需成立二级医院的评审机构，可委托省级评审机构实施。

（四）利益相关者参与评审计划

让所有的利益相关者参与评审计划是非常重要的。在制定医院评审计划和标准时采用参与式的方法，关键的利益相关者，如医疗保险公司，医疗和护理协会应该在评审计划的实施中发挥关键作用。不同的利益相关者在决策过程中可能会依赖评审结果。越来越多的国家评审项目可能暗示着政府越来越依赖评审结果来保障公众获得高质量的医疗服务。

评审过程中变化给医院管理者和员工带来了太多的压力。压力会给员工带来身体和精神上的问题，并对他们的生活质量和工作表现产生负面影响。让更多员工参与到实施标准的过程中，提供必要的资源，以改善医院服务的质量、安全和有效性。

（五）组建中国医疗机构评审组织评审与监督委员会

我国医院评审评价工作存在一定的路径依赖，不能自我演化，必须通过强制性制度变迁推动评审评价管理体制实现跨越式发展，实现医院评审评价的制度创新。应尽快成立"中国医疗机构评审组织评审与监督委员会"，该委员会可以由国家评审认可监督管理委员会、国家卫生健康委员会、高等院校、科研院所、行业协会等单位共同发起成立。该委员会的主要职能是对国内所有开展医院评审评价业务的机构、标准和评审员进行评审认可，确保医院评审评价机构具有较强的公信力。

（六）推动医院评审评价制度获得国际评审

国际卫生保健质量协会、国际医疗质量协会外部评估协会等对医院评审项目有一些基本要求，包括评审机构、标准和评审专家培训等，我国医院评审项目可以借鉴这些标准，推出具有中国特色的国际化医疗机构评审项目，推动我国评审项目得到国际认可，增加我国评审的价值、可信度和可靠性。依托"一带一路"倡议的实施，推广中国经验，增强中国医院评审评价体系的国际话语权。达到国际认可的评审标准的另一个动机是发展国际医疗旅游项目，医疗旅游减少了国外患者等待时间，大幅降低了其获得优质医疗服务的成本，并改善了治疗。对于国内医疗机构来说，增加先进的手术技术和医疗设备的采用。而建立国际患者的信任需要医疗机构遵守各种国际质量标准。如果我国评审项目得到国际的认可，那么这些被评审的医疗机构或将成为国际医疗旅游目的地。这将为医院和当地经济提供额外收入。

第三节　医院评审促进高质量发展

一、高质量发展背景

经过改革开放40多年来医疗服务体系建设、20年来医院能力建设、10年来深化医药卫生体制改革的实践探索，公立医院已经到了从"量的积累"转向"质的提升"的关键期，必须把发展的着力点放到提升质量和效率上。

2017年，党的"十九大"首次提出"高质量发展"的表述，表明中国经济由高速增长阶段转向高质量发展阶段。2020年10月，党的十九届五中全会提出，"十四五"时期经济社会发展要以推动高质量发展为主题，这是根据我国发展阶段、发展环境、发展条件变化做出的科学判断。国务院办公厅发布于2021年6月发布了《关于推动公立医院高质量发展的意见》，旨在推动公立医院高质量发展及更好满足人民日益增长的医疗卫生服务需求。

（一）医疗服务高质量发展

医疗服务高质量发展这个话题其实很早就提出了。尤其是从2016年《医疗质量管理办法》发布以来，我国的医疗质量取得了较大提升。2018年8月，国家卫健委与中医药管理局联合发布《关于坚持以人民健康为中心推动医疗服务高质量发展的意见》，对如何推动医疗服务高质量发展确定了四项基本原则和四个方面16条具体要求。

1. 基本原则　坚持以人民健康为中心，坚持以质量安全为底线，坚持以保障权益为重点，坚持以改革发展为动力。

2. 具体要求

（1）大力推动医疗服务高质量发展：持续优化医疗服务，改善患者就医体验；落实分级诊疗制度，引导患者科学就医；提升县域服务能力，方便患者就近就医；持续提升医疗质量，保障患者医疗安全。

（2）依法保障医务人员基本权益：合理安排医务人员休息休假；切实改善医务人员薪酬待遇；继续加强医务人员劳动安全卫生保护；有效保障医务人员享有社会保险与福利。

（3）营造调动医务人员积极性的良好环境：不断完善医疗机构民主管理制度建设；进一步加强医务人员的人文关怀；着力创造更加安全的执业环境；扎实做好医务人员的培养培训。

（4）加强组织领导：提高思想认识，确保责任落实；坚持问题导向，实现医患满意；持续深化医改，创造发展条件；抓好宣传引导，营造良好氛围。

（二）公立医院高质量发展

2020年10月，党的十九届五中全会审议通过了《中共中央关于制定国民经济和社会发展第十四个五年规划和2035远景目标的建议》。《建议》指出，公立医院是我国医疗服务体系的主体，是全面推进健康中国建设的重要力量。提高卫生健康供给质量和服务水平，必须把公立医院高质量发展放在更加突出的位置。2021年2月，中央全面深化改革委员会第十八次会议，审议通过了《关于推动公立医院高质量发展的意见》。《意见》明确指出：推动公立医院高质量发展，坚持以人民健康为中心，加强公立医院主体地位，坚持政府主导、公益性主导、公立医院主导，坚持医防融合、平急结合、中西医并重，以建立健全现代医院管理制度为目标，强化体系创新、技术创新、模式创新、管理创新，加快优质医疗资源扩容和区域均衡布局，力争通过5年努力，公立医院发展方式从规模扩张转向提质增效，运行模式从粗放管理转向精细化管理，资源配置从注重物质要素转向更加注重人才技术要素，为更好提供优质高效医疗卫生服务、防范化解重大疫情和突发公共卫生风险、建设健康中国提供有力支撑。

面向"十四五"乃至更长时期，推动公立医院高质量发展重点推进6个方面工作。

一是构建新体系。建设国家医学中心和区域医疗中心，推动国家医学进步，带动全国医疗水平提升。建设省级区域医疗中心，补齐短板，提升省域诊疗能力，减少跨省就医。发展紧密型城市医疗集团和县域医共体，按照网格化布局，探索一体化管理，为居民提供预防、治疗、康复、健康促进等连续性服务，推动从以治病为中心转向以健康为中心，促进优质资源下沉、工作重心下移，推动分级诊疗。建立健全分级分层分流的重大疫情救治体系。

二是引领新趋势。以满足重大疾病临床需求为导向，重点发展重症、肿瘤、心脑血管、呼吸等临床专科。面向生命科学、生物医药科技前沿，加强基础和临床研究，开展关键核心技术攻关，推动科技成果转化。推广多学科诊疗、日间手术、责任制整体护理等服务模式。推动新一代信息技术与医疗服务深度融合，大力发展远程医疗和互联网诊疗，建设智慧医院。

三是提升新效能。健全以经济管理为重点的科学化、规范化、精细化运营管理体系，引导医院回归功能定位，提高效率、节约费用。加强全面预算管理，完善内部控制制度，提高资源配置和使用效率。坚持和强化公益性导向，健全绩效评价机制，不断提高医疗质量、运行效率、可持续发展能力和患者满意度。

四是激活新动力。合理制定并落实公立医院人员编制标准，建立动态核增机制。建立主要体现岗位职责和知识价值的薪酬体系，实行以岗定责、以岗定薪、责薪相适、考核兑现。健全医务人员培养评价制度，探索在岗位设置合理、人事管理完善、具有自主评审意愿的三级公立医院试点自主开展高级职称评审。建立灵敏有序的医疗服务价格动态调整机制，提高医疗服务收入（不含药品、耗材、检查、化验收入）占医疗收入的比例。深化医保支付方式改革，探索对紧密型医疗联合体实行总额付费，加强监督考核，结余留用、合理超支分担。按规定落实政府对符合区域卫生规划的公立医院投入政策。

五是建设新文化。大力弘扬伟大抗疫精神和崇高职业精神，激发医务人员对工作极端负责、对人民极端热忱、对技术精益求精的不竭动力。强化患者需求导向，持续改善医疗服务，做好医患沟通交流，增进理解与信任。关心关爱医务人员，关心年轻医务人员成长，维护医务人员合法权益，坚决保护医务人员安全。

六是坚持和加强党对公立医院的全面领导。全面执行和落实党委领导下的院长负责制，充分发挥公立医院党委把方向、管大局、作决策、促改革、保落实的领导作用，健全完善医院党委会和院长办公会议事决策制度，把党的领导融入医院治理全过程各方面各环节。加强公立医院领导班子和干部人才队伍建设。全面提升公立医院党组织和党员队伍建设质量。落实公立医院党建工作责任。

二、等级评审促进医院高质量发展

等级评审是促进医院管理标准化、专业化、科学化的重要手段，高质量发展是新阶段公立医院改革发展的根本遵循。两项工作都是深化医药卫生体制改革、提高医院管理的重要举措。如何将两项工作有机地融合、相互促进，将是医院管理人员后期必须思考和践行的重要课题。

等级评审是对医院工作的全面检阅，是提高服务水平和管理质量、保证患者安全的有效手段。在2011年之后，我国卫生健康事业发展迅速，随着政策和制度要求、远程医疗、智慧医院、绩效考核等新要求出现，新颁布的《标准（2020版）》充分反映了现代医院管理形势下新的要求和新的行动方向。但是，无论考核评价原则、标准、方式、指标如何变化，想要获得理想的成绩都必须脚踏实地。等级评审也是指引医院强化质量安全、规范服务行为、提高管理水平的重要抓手，重结果更重过程、重周期性"评"更重日常性"建"，这样才能通过评审评价不断给医院带来新变化、新气象，实现新改进、新提升。例如，《标准（2020版）》增加的监测指标，就是直接反映医院的配置和经营情况。数据化指标比例的增加使得以前"考结果"转变为现在的"考过程"，这就要求三级医院必须做到事前预警、事中管控，注重数据的收集与填报。

等级评审工作是一个质量持续改进的过程，将等级评审工作日常化，日常工作按照等级评审的要求执行，持续改进，才能确保医院实现真正意义上的管理和医疗高质量发展。因此，在高质量发展新要求下，面对新颁布的《标准（2020版）》，所有医院都应不断深化内涵建设，明确质量管理标准，构建组织架构，明晰人员职责，建立涵盖医疗、护理、院感、总务、后勤等反映医院运行和医院质量管理与控制的指标体系，提高医疗质量的管理效能，运用数据指标监测信息化功能，降低医疗质量的管理成本。运用评审评价的抓手守住医院质量安全的底线，实现常态化、信息化和标准化医院管理和服务，为医院高质量发展筑牢基础。

（一）促进医院管理体系建设和完善

等级评审可以看作是对医院进行的一次全面质量管理，具有全员参与、全流程覆盖、管理对象全面性、管理方法全面性和经济社会效益全面性的特点。为做好等级评审工作，医院管理体系建设至关重要。管理提升，制度先行，决策层高瞻远瞩根据医院的发展轨迹制定发展战略，控制层和执行层根据整体战略制定符合工作实际的制度及操作流程。行政文件解读和制度文件制定与培训，指标体系设置、收集、分析、改进，各委员会讨论，总结分析改进效果、提出建议，质量管理目标完成情况进行绩效奖惩等是院级管理层面；科室制度制定，质控指标收集、分析、改进，质控小组讨论分析改进，绩效指标完成情况及改进和科室绩效二次分配是科室管理层面。以制度为纲、以培训为底、以督查为盾，这样自上而下、自下而上，始于全院发展战略，落地于临床与保健业务，通过反复的实践和完善、不断持续改进的PDCA精神，可以推进形成符合医院实际又具有可操作性的高效管理制度。

同时，等级评审也可以引导医院完善质量管理体系构建、更新质量管理指标。促进医院关注工作强度（负荷工作量及高强度工作）、工作难度（高技术含量的工作负荷）、医疗行为（过程指标、行为指标、通过指标引导医疗行为改变）、创新能力（技术创新、服务创新、流程创新、管理创新）等。

（二）推动医疗质量安全高质量发展

医疗质量管理是一个永恒的话题，医疗质量的优劣关系到患者的生命安全、医务人员的人身安全和医院治安的稳定，很多医院管理制度齐全、管理方法众多，但是医疗纠纷和事故仍然频发，究其原因就是在管理的规范性上存在问题。医院评审是促进医疗质量持续改进的有效手段，且《标准（2020版）》的主线是"医疗质量安全"，而公立医院高质量发展的关键恰恰就是质量内涵和过程管理，因此医院评审势必会大大推进医疗质量安全的高质量发展。

医疗安全方面：从新政融入来看，《标准（2020版）》在保持2011年版标准延续性的基础上，融入《医疗质量管理办法》《医疗质量安全核心制度要点》等近年来颁布实施的法律、条例、规章相关内容，以及分级诊疗体系建设、现代医院管理制度等改革要求。从具体实施来看，《标准（2020版）》中明确指出要：①实施电子病历的医院，应当建立电子病历的建立、记录、修改、使用、存储、传输、质控、安全等级保护等管理制度。②强化基于电子病历的医院信息平台建设。③建立信息安全管理制度。④实施国家信息安全等级保护制度，实行信息系统按等级保护分级管理，保障网络信息安全，保护患者隐私。由此可见，医疗质量安全保护是三级医院评审中的重要项。《评审标准》的实施将加强各大医疗机构在医疗安全建设上的倾注。

医疗质量方面：《标准（2020版）》第二章医院质量指标则包括年度国家医疗质量安全目标改进情况、患者住院总死亡率、新生儿患者住院死亡率、手术患者住院死亡率、住院患者出院后0~31天非预期再住院率、手术患者术后48小时/31天内非预期重返手术室再次手术率和115个ICD低风险病种患者住院死亡率等。除了年度国家医疗质量安全目标改进情况及手术患者术后48小时、31天内非预期重返手术室再次手术率两项指标，其他指标都能由首页数据统计得出，分别从不同角度反映医院医疗服务质量。国家卫生健康委颁发的《医疗质量管理办法》指出："医疗机构应当熟练运用医疗质量管理工具开展医疗质量管理与自我评价，根据卫生计生行政部门或者质控组织发布的质控指标和标准完善本机构医疗质量管理相关指标体系，及时收集相关信息，形成本机构医疗质量基础数据。"随着《标准（2020版）》的发布与实施，医院管理者也应调整工作思路，用数据驱动等级医院评审工作的落地，持续改进医疗质量，实现医院高质量发展，这也是等级医院评审的核心。

医疗质量管理是一个永恒的话题，医疗质量的优劣关系到患者的生命安全、医务人员的人身安全和医院治安的稳定，很多医院管理制度齐全、管理方法众多，但是医疗纠纷和事故仍然频发，究其原因就是在管理的规范性上存在问题。通过等级医院的评审，大部分医院都深刻体会到等级医院评审标准和细则的合理性、必要性和重要性，值得每家医院学习和执行；而且这些标准、细则涉及到医院的方方面面，要求我们医务人员的每一个医疗操作都要规范、都要遵守流程、每一个可能发生的应急事件都要有预案、有演练，每一个制度的落实都要有检查、有记录、有整改、有追踪。

（三）加强党对公立医院的全面领导

现阶段，公立医院普遍面临较大运营压力，必须积极拓展业务实现收支平衡。但如果过度注重经济杠杆运用，难免淡化公益属性，导致片面追求自身增长而加剧群众"看病难、看病贵"的痛感。作为政府举办的公益性事业单位，公立医院必须始终坚持"一切以人民健康为中心"的办院方向，努力提供人民群众放心满意的医疗健康服务。这离不开医院党委的领导作用。《标准（2020版）》明确了"公立医院加强党的建设"的要求，既是顶层设计的鲜明信号，也是推进医院管理工作的有力抓手。

2018年6月，中共中央办公厅印发《关于加强公立医院党的建设工作的意见》，明确要求"把党的领导融入医院治理各环节，使党建工作要求得到充分体现"。《标准（2020版）》也对"公立医院加强党的建设"提出了明确要求，涉及明确党委职责、发挥党委领导作用、实行党委领导下的院长负责制、健全党政班子议事决策制度等方面。另外，随着公立医院层级的"纪委"陆续完成了转职能、转方式、转作风，监督执纪问责力度将会进一步加大，《标准（2020版）》在第一部分"前置要求"中规定了"公益性责任和行风诚信"的内容，就体现了这种导向。

医药卫生体制改革已进入攻坚阶段，公立医院面临药品耗材加成取消、医保支付制度优化、运营成本增加、诊疗收入和薪酬结构调整等多重挑战。"分级定等"是医院的大事，等级评审标准应当发挥"指挥棒"作用，促进党建职责深入履行并与医疗业务工作深度融合，引导公立医院坚定不移地当好改革"拥护者"和"实干家"，确保党的决策部署得到医务人员理解支持，转化为群众共享的卫生健康发展红利。

（四）推动医院严格依法执业

2018年8月，国务院办公厅印发的《关于改革完善医疗卫生行业综合监管制度的指导意见》明确指出，加强党对医疗卫生行业综合监管的领导，强化政府主导责任，明确部门职责，坚持谁审批、谁监管、谁主管、谁监管。

2020年9月，国家卫健委与中医药管理局联合下发《关于印发医疗机构依法执业自查管理办法的通知》明确要求，国务院卫生健康行政部门负责全国医疗机构依法执业自查工作的管理。医疗机构依法自查工作坚持政府指导、机构负责、全员参与、奖惩并重的原则。

依法办院、依法执业是新时代必然要求，更是医院生存的根基。我国是一个法制不断健全的国家，特别是目前社会主义新阶段，依法办院、依法执业是时代的要求。医院法制建设是全面依法治国的必然要求，是建设"健康中国"的重要组成部分，也是建立现代医院管理制度的必由之路，是医院管理的重要任务。关注医院安全、科室安全、职工安全、医疗安全、患者安全是医院常态化运营的保障。这一点在《标准（2020版）》前置部分充分体现，医院自上而下所有人员都必须高度关注（表8-3）。

表8-3 《标准（2020版）》与《标准（11版）》在依法执业部分的对比

序号	2020版	2011版
1	医院规模和基本设置未达到《医疗机构管理条例》《医疗机构基本标准（试行）》所要求的医院标准	依法取得《医疗机构执业许可证》，按照卫生行政部门核定的诊疗科目执业，医院及科室命名规范，无院中院
2	违反《中华人民共和国基本医疗卫生与健康促进法》《医疗机构管理条例》，伪造、变造、买卖、出租、出借《医疗机构执业许可证》；医院命名不符合《医疗机构管理条例实施细则》等有关规定，未按时校验、拒不校验或有暂缓校验记录，擅自变更诊疗科目或有诊疗活动超出诊疗科目登记范围；政府举办的医疗卫生机构与其他组织投资设立非独立法人资格的医疗卫生机构；医疗卫生机构对外出租、承包医疗科室；非营利性医疗卫生机构向出资人、举办者分配或变相分配收益	在国家医疗卫生法律、法规、规章、诊疗护理规范的框架内开展诊疗活动
3	违反《中华人民共和国执业医师法》《医疗机构管理条例》《护士条例》，使用非卫生技术人员从事医疗卫生技术工作	由具备资质的卫生专业技术人员为患者提供诊疗服务，不超范围执业
4	违反《中华人民共和国药品管理法》《医疗器械监督管理条例》，违法违规采购或使用药品、设备、器械、耗材开展诊疗活动，造成严重后果；未经许可配置使用需要准入审批的大型医用设备	
5	违反《中华人民共和国母婴保健法》，未取得母婴保健技术服务执业许可证开展相关母婴保健技术	
6	违反《人体器官移植条例》，买卖人体器官或者从事与买卖人体器官有关的活动，未经许可开展人体器官获取与移植技术	

续　表

序号	2020版	2011版
7	违反《中华人民共和国献血法》，非法采集血液，非法组织他人出卖血液，出售无偿献血的血液	
8	违反《中华人民共和国传染病防治法》，造成传染病传播、流行或其他严重后果；或其他重大医疗违规事件，造成严重后果或情节严重；卫生健康行政部门或监督执法机构近两年来对其进行传染病防治分类监督综合评价为重点监督单位（以两年来最近一次评价结果为准）	
9	违反《医疗纠纷预防和处理条例》《医疗事故处理条例》，篡改、伪造、隐匿、毁灭病历资料，造成严重后果	
10	违反《医疗技术临床应用管理办法》，将未通过技术评估与伦理审查的医疗新技术、禁止类医疗技术应用于临床，造成严重后果	
11	违反《麻醉药品和精神药品管理条例》《易制4毒化学品管理条例》《处方管理办法》，违规购买、储存、调剂、开具、登记、销毁麻醉药品和第一类精神药品，使用未取得处方权的人员或被取消处方权的医师开具处方，造成严重后果	
12	违反《放射诊疗管理规定》，未取得放射诊疗许可从事放射诊疗工作，造成严重后果	
13	违反《中华人民共和国职业病防治法》，未依法开展职业健康检查或职业病诊断、未依法履行职业病与疑似职业病报告等法定职责，造成严重后果	
14	违反《中华人民共和国广告法》《医疗广告管理办法》，违规发布医疗广告，情节严重	按照规定申请医疗机构校验、发布医疗广告
15	其他重大违法、违规事件，造成严重后果或情节严重	
		有完整的医院管理的规章制度和岗位职责，并能及时修订完善，职工熟悉本岗位职责及相关规章制度

（五）DRG推进医院在高质量发展过程中完成等级评审

DRG和DIP作为深化医保支付方式改革的重要工具，是推动公立医院改革、实现公立医院高质量发展的重要抓手；DRG评价是《标准（2020版）》的核心评价指标、公立医院绩效考核的要求和国家医保部门付费方式的要求，所有医院必须高度重视。

DRG作为公立医院改革的切入点，通过打包支付，彻底破除了药品耗材层层加价的现象，改变了医院的创收模式，由原来以药耗和检查为主，变成通过降低成本、优化流程来提高收入；同时，DRG是一个系统工程，对医院的基础信息标准、信息系统、管理能力、流程再造都具有极高的要求，促使医院优化资源配置，提高精细化管理水平。另外，使用统一的术语集，提高了疾病诊断的准确性。

与《标准（11版）》相比，《标准（2020版）》的第二部分主要增加了医院资源配置、质量、安全、服务、绩效等指标监测以及DRG评价、单病种质控和重点医疗技术等日常监测数据的比重，并大量应用DRG评价体系。可以说，DRG是贯穿整个《标准（2020版）》第二部分的核心主线。

《标准（2020版）》的医疗服务能力指标中包括收治病种数量（ICD-10四位亚目数量）、住院术种数量（ICD-9-CM-3四位亚目数量）、DRG-DRGs组数、DRG-CMI、DRG时间指数和DRG费用指数等六项指标，这些指标均与DRG直接相关。医院质量指标则包括年度国家医疗质量安全目标改进情况、患者住院总死亡率、新生儿患者住院死亡率、手术患者住院死亡率、住院患者出院后0~31天非预期再住院率、手术患者术后48小时、31天内非预期重返手术室再次手术率和115个ICD低风险病种患者住院死亡率等指标，这些指标或多或少也与DRG存在关联。由此可见，在《标准（2020版）》中，DRG被提高到了核心工具的地位。这意味着我国所有二级、三级医院在医院下阶段发展中都需要尽快熟悉并推动DRG工具在院内的应用。

公立医院高质量发展要求"深化医保支付方式改革"。科学制定医保总额预算，合理确定、动态调整按病种、按床日、按人头等的付费标准。作为一种管理工具，DRG兼具"控费"与"质量管理"两大用途。控费方面，DRG作为支付工具，可以使原来的创收项目变成本支出；同时，在收入、支出、医保三者间找到平衡点，提升运营收益。质量管理方面，DRG不仅可以提高首页质控水平，还有益于医院大数据治理，帮助医院管理者精准了解医院患者分布、病种分布、服务能力、服务效率、学科业务能力、服务效率、医疗质量；治疗组及主诊医生服务能力、服务效率和医疗质量，推进医院精细化管理。

本章小结

本章介绍了《三级医院评审标准（2020年版）》的修订原则、主要内容，总结新版标准的评审特点；介绍了医院评审发展过程中主体的变迁、方法的持续改进，并对未来发展方向做出展望；基于高质量发展新要求，从互融、互促角度出发，探讨医院评审对医院高质量发展的推动作用。

（马　昕　王惠英）

References
参考文献

［1］陈同鉴.国际医院评审经验与我国医院评审思路的转变［J］.解放军医院管理杂志，2004，11（1）：1-4.

［2］陈晓红，王吉善.医院评审评价准备指南.北京：科学技术文献出版社，2015.

［3］陈育德，张拓红.卫生服务研究——理论与实践［M］.北京：北京大学医学出版社，2013.

［4］郭红丽，袁道唯.客户体验管理：体验经济时代客户管理的新规则［M］.北京：清华大学出版社，2010.

［5］刘庭芳，刘勇.中国医院评审评价追踪方法学操作手册.北京：人民卫生出版社，2012.

［6］陆韬宏.我国医疗机构评审工作的发展设想［J］.卫生经济研究，2008（8）：6-7.

［7］罗胜强.管理学问卷调查研究方法［M］.重庆：重庆大学出版社，2014.

［8］马丽平，梁铭会，吴奇飞.泰国医院评审对我国医院评审的启示［J］.中国医院管理，2010，30（10）：27-29.

［9］马丽平.中外医院评审研究与实践.北京：人民军医出版社，2014.

［10］颜艳，王彤.医学统计学［M］.5版.北京：人民卫生出版社，2020.

［11］张振伟，陈晓红，王吉善.特定（单）病种质量管理手册（4.0版）.北京：科学技术文献出版社，2015.

［12］赵怀峰.对浙江省医院评审第一周期运作的评价［J］.中国医院管理，1999，19（3）：22-24.

［13］周军，李岩.医院现场评价-评审员工作手册.北京：北京大学医学出版社，2013.

［14］Cooperation for Transparency and Quality in Healthcare. KTQ-Hospital Manual and Catalogue［M］. Berlin: Matthias Grimm, 2009.

［15］Joint Commission International. Joint Commission International Accreditation Standards for hospitals［M］.4th Edition. Chicago: Joint Commission Resources, 2010.

［16］Joint Commission on Accreditation of Healthcare Organization. Shared Visions New

Pathways: Essentials for Healthcare [M] . Oakbrook Terrace, IL: Joint Commission, 2004.

[17] Joint Commission on Accreditation of Healthcare Organizations. Joint Commission International Accreditation Standards for Hospital [M] . 4th Edition, Joint Commission, 2010.

[18] Thomas S A. KTQ Guideline and Catalogue [M] . Berlin: Fachverlar Grim Publishing Company, 2009.